GUIDE D'ANTIBIOTHÉRAPIE PRATIQUE

Chez le même éditeur

Médecine tropicale, par M. Gentilini

Médecine tropicale et parasitologie, par W. Peters

Pratique clinique en bactériologie, mycologie et parasitologie, par W.J. Spicer

Prise en charge médicale des personnes infectées par le VIH. Recommandations du groupe d'experts. Rapport 2008

Atteintes neurologiques et infection par le VIH, par S. Mréjen et A. Moulignier

Le livre de l'interne. Pathologie infectieuse, par P. Yeni

Atlas de poche en couleurs de pathologie infectieuse, par N.J. Beeching et F.J. Nye

Atlas de poche des maladies sexuellement transmissibles, par A. Wisdom et D.A. Hawkins

Traité de médecine, par P. Godeau, S. Herson et J.-Ch. Piette

Principes de médecine interne Harrison, par E. Braunwald, A.S. Fauci, D.L. Kasper, S.L. Hauser, D.L. Longo et J.L. Jameson

La Petite Encyclopédie médicale Hamburger, par M. Leporrier

Guide du bon usage du médicament, par G. Bouvenot et C. Caulin

Le Flammarion médical, par M. Leporrier

Dictionnaire français-anglais/anglais-français des termes médicaux et biologiques et des médicaments, par G.S. Hill

L'anglais médical : spoken and written medical english, par C. Coudé et X.-F. Coudé

ÉLISABETH BOUVET

GUIDE D'ANTIBIOTHÉRAPIE PRATIQUE

Médecine-Sciences
Flammarion

AVERTISSEMENT

La médecine est une science en mouvement permanent. À mesure que les nouvelles découvertes et l'approfondissement de l'expérience clinique élargissent le champ du savoir, la thérapeutique et les traitements médicamenteux doivent évoluer. Les auteurs et l'éditeur de ce travail ont exploité des sources qu'ils jugent dignes de foi, dans leur volonté de fournir des informations exhaustives et, si possible, en accord avec les connaissances reconnues au moment de la publication. Toutefois, compte tenu de l'éventualité d'une erreur humaine et du progrès des connaissances dans le domaine médical, ni les auteurs, ni l'éditeur, ni aucune autre personne physique ou morale ayant participé à la préparation de ce livre ne peuvent garantir que les informations publiées ici sont en tout point exactes ou complètes. Nous encourageons nos lecteurs à vérifier, auprès d'autres sources, les informations imprimées dans ces pages.

Direction éditoriale : Emmanuel Leclerc
Édition : Béatrice Brottier
Couverture : Isabelle Godenèche

Composition : Nord Compo, Villeneuve-d'Ascq
Impression et façonnage : Chirat, Saint-Just-la-Pendue

ISBN : 978-2-257-20400-4

11, rue Lavoisier
75008 Paris

LISTE DES COLLABORATEURS

Antoine ANDREMONT, Professeur des Universités, Praticien hospitalier, laboratoire de Bactériologie, hôpital Bichat-Claude Bernard, Paris.

Bruno BAUNE, Praticien hospitalier, Chef du service de Pharmacie clinique, hôpital Bretonneau, Paris.

Christine BONNAL, Praticien hospitalier, équipe opérationnelle Hygiène, hôpital Bretonneau, Paris.

Antoine BOURRILLON, Professeur des Universités, Praticien hospitalier, service de Pédiatrie générale, hôpital Robert-Debré, Paris.

Élisabeth BOUVET, Professeur des Universités, Praticien hospitalier, service des Maladies infectieuses et tropicales, hôpital Bichat-Claude Bernard, Paris.

Enrique CASALINO, Professeur des Universités, Praticien hospitalier, service d'Accueil des urgences, hôpital Bichat-Claude Bernard, Paris.

Sylvain DIAMANTIS, Assistant hospitalo-universitaire, unité d'Hygiène et de Lutte contre l'infection nosocomiale, hôpital Bichat-Claude Bernard, Paris.

Bruno FANTIN, Professeur des Universités, Praticien hospitalier, service de Médecine interne, hôpital Beaujon, Clichy.

Sylvie LARIVEN, Praticien hospitalier, service des Maladies infectieuses et tropicales, hôpital Bichat-Claude Bernard, Paris.

Jean-Christophe LUCET, Professeur des Universités, Praticien hospitalier, unité d'Hygiène et de Lutte contre l'infection nosocomiale, hôpital Bichat-Claude Bernard, Paris.

Emmanuelle PAPY, Praticien hospitalier, service de Pharmacie, hôpital Bichat-Claude Bernard, Paris.

Christophe RIOUX, Praticien hospitalier, service des Maladies infectieuses et tropicales, hôpital Bichat-Claude Bernard, Paris.

Benoît SCHLEMMER, Doyen de la Faculté de Médecine, université Paris-Diderot, Président du Comité national de suivi du plan « Antibiotiques », Paris.

Martine SINÈGRE, Professeur des Universités, Praticien hospitalier, service de Pharmacie, hôpital Beaujon, Clichy.

SOMMAIRE

Antibiothérapie selon les situations

1

PRÉSERVER L'AVENIR DES ANTIBIOTIQUES ET CELUI DE NOS PATIENTS

B. SCHLEMMER

La France a entrepris depuis près de dix ans de promouvoir le bon usage des antibiotiques, en contribution à un programme d'actions plus large, destiné à assurer la maîtrise des résistances bactériennes aux antibiotiques.

La voie dans laquelle elle s'est engagée est une action de santé publique. Celle-ci se justifie en effet en termes de qualité des soins et de sécurité pour les malades. Face au risque infectieux que représente la progression de la résistance aux antibiotiques, qui compromet l'activité des traitements, dès aujourd'hui et surtout pour le futur, il n'y a pas de choix. En l'absence, et pour longtemps, de nouveaux antibiotiques, il est impératif de considérer ceux qui sont à notre disposition comme un bien rare, indispensable aux soins, dont l'activité doit être préservée pour le bénéfice de l'ensemble de la population. *Ce ne sont donc pas des médicaments comme les autres... !*

Notre pays détenait, il y a dix ans, un record de consommation des antibiotiques, particulièrement en médecine ambulatoire, avec des chiffres, rapportés à la population générale, excédant de trois à quatre fois ce qui était observé dans d'autres pays européens. Le programme lancé en 2002, sous l'égide du Plan national d'action pour préserver l'efficacité des antibiotiques, a permis de réduire de plus de 20 p. 100 l'usage « communautaire » global de ces médicaments, de plus du tiers chez l'enfant de moins de 15 ans. En parallèle, et en conjonction avec d'autres mesures, des résultats encourageants ont été obtenus vis-à-vis des résistances de certaines espèces bactériennes aux antibiotiques : pour le pneumocoque et pour *Staphylococcus aureus*, par exemple.

Les efforts ne doivent cependant pas s'arrêter là. La progression récente de la résistance d'*Escherichia coli* tant aux fluoroquinolones qu'aux céphalosporines de 3e génération, deux classes thérapeutiques particulièrement utilisées dans la prise en charge de l'infection urinaire, par exemple, est une préoccupation majeure, puisqu'elle compromet la qualité de la prise en charge des malades dans des infections fréquentes et banales, parfois graves.

L'usage des antibiotiques « en ville » représente près de 90 p. 100 du total de la consommation des antibiotiques dans notre pays. Cela ne veut pas dire que l'hôpital doit se désintéresser du sujet. Contribuer à la formation de l'ensemble des médecins, particulièrement à celle de nos jeunes confrères exerçant en milieu de médecine « ambulatoire », est cependant l'objectif que se sont assigné les auteurs de cet ouvrage. Les messages qu'ils portent n'ont cependant pas de spécificité sur le fond. La promotion du bon usage des antibiotiques est un tout, qui concerne tant la médecine hospitalière que la médecine communautaire.

L'impact qu'exercent les antibiotiques, comme un effet secondaire obligatoire, sur les flores bactériennes endogènes, en y favorisant la croissance des bactéries qui leur sont résistantes, justifie que leur usage soit partout réservé aux seules indications pour lesquelles leur bénéfice thérapeutique est assuré, et leurs risques sont acceptables. La réduction de l'usage des antibiotiques, parce qu'elle réduit l'exposition aux antibiotiques de chaque individu, mais également de la population en général, doit être encouragée. Trop de traitements inutiles sont encore institués. Ils ne sont jamais anodins. Encourager la meilleure recherche du diagnostic, donner des éléments permettant d'informer les patients (ou leurs parents, quand il s'agit d'enfants) de la pathologie en cause, ne pas choisir la « fuite en avant », limiter les indications à ce qui est réellement bénéfique doit être une exigence de la pratique quotidienne.

Lorsqu'ils sont indiqués, les antibiotiques doivent être prescrits avec un souci de la qualité du traitement qui vise à assurer le bénéfice thérapeutique maximal pour le moindre risque associé. Le choix de l'antibiotique à administrer, sa posologie, les rares situations où il est légitime de recourir à un traitement parentéral, les durées de traitement à préconiser, les conditions visant à assurer la meilleure observance de la part du patient, sont autant de points à considérer.

L'antibiothérapie ne peut être banalisée. Elle est une thérapeutique bien plus complexe à manier qu'on a pu le penser pendant des dizaines d'années. Une formation initiale insuffisante, une formation continue défaillante, beaucoup de laisser-aller, une information commerciale longtemps sans contre-pouvoir expliquent que nous soyons parvenus à détenir des records en termes de résistance bactérienne aux antibiotiques et de consommation d'antibiotiques.

Dans le monde entier, les responsables de santé ont, avec les spécialistes en épidémiologie, en microbiologie, en santé publique, et avec les cliniciens les plus exposés pour leurs patients, les pharmaciens les plus attachés à la microbiologie clinique ou au bon usage du médicament, développé des actions visant à assurer aux générations futures le maintien d'antibiotiques actifs et la persistance de l'effet miraculeux de ces médicaments irremplaçables.

Ici, des enseignants de tous bords, dont c'est la mission, ont œuvré pour que les lecteurs trouvent dans cet ouvrage de quoi mieux comprendre le bien-fondé de toutes ces actions. Ils ont voulu expliquer, faire comprendre, en se préoccupant à la fois des principes du bon usage des antibiotiques et des situations concrètes rencontrées chaque jour en médecine praticienne. Je les remercie de leur enthousiasme et de la qualité du travail accompli.

Je souhaite que leurs efforts soient récompensés par le plaisir et l'intérêt que le lecteur prendra à se laisser guider par cet ouvrage, à y trouver une réponse à ses interrogations, à en tirer une amélioration de ses pratiques. Un devoir pour chaque médecin, une exigence pour notre société.

DES ANTIBIOTIQUES
À L'ANTIBIOTHÉRAPIE

2

LES ANTIBIOTIQUES : UNE PRESCRIPTION PAS COMME LES AUTRES

J.-Ch. LUCET

La mise à disposition des antibiotiques a révolutionné la prise en charge des maladies infectieuses au début des années 1940. Rappelons les circonstances dans lesquelles la pénicilline a été utilisée pour la première fois à large échelle en décembre 1942. Lors de l'incendie d'un club, plusieurs centaines de personnes sont décédées des suites de brûlures, mais plusieurs centaines d'autres ont été sauvées grâce à l'utilisation de liquides de remplissage vasculaire et de plasma, dont l'utilisation avait été mise au point quelques années auparavant, et à la pénicilline. Cette dernière a permis d'éviter les infections disséminées à *Staphylococcus aureus* qui étaient régulièrement une cause d'évolution fatale chez les brûlés.

Cet événement a eu un impact important dans les milieux médicaux et les médias et a très vite conduit à la production à large échelle de la pénicilline. L'euphorie qui a suivi la découverte et la mise à disposition de cet antibiotique « miracle » a cependant été un peu refroidie. En quelques années, la résistance de *S. aureus* à la pénicilline a été décrite. Actuellement, presque toutes les souches y sont résistantes. Mais la machine était lancée : en même temps que des pénicillines semi-synthétiques (pénicillines M, méticilline et oxacilline) ont été créées, d'autres antibiotiques naturels ou de synthèse ont été développés.

Cette période faste s'est poursuivie et amplifiée jusque la fin des années 1980, que l'on pourrait qualifier de « quarante glorieuses ». L'industrie pharmaceutique a mis à disposition des nouveaux antibiotiques, de plus en plus actifs et de mieux en mieux tolérés. Surtout, ces nouveaux antibiotiques avaient toujours un temps d'avance sur le développement des résistances bactériennes : la course de vitesse entre les nouveaux antibiotiques et les nouvelles résistances étaient alors à l'avantage des premiers. On évoquait même l'éradication de certaines maladies infectieuses grâce aux antibiotiques, au même titre que la vaccination. Quant aux infections nosocomiales à bactéries résistantes, elles n'étaient considérées que comme un avatar du soin, que les antibiotiques permettraient de guérir.

La situation a changé depuis vingt ans. Tout d'abord, les dernières familles originales d'antibiotiques, notamment les fluoroquinolones, ont été mises sur le marché au milieu des années 1980. La panoplie des antibiotiques hospitaliers n'a pas non plus beaucoup évolué ces vingt dernières années, depuis la mise à disposition des carbapénèmes, eux aussi au milieu des années 1980. Tout récemment, quelques molécules actives sur les cocci à Gram positif grâce à des mécanismes d'action nouveaux ont été introduites, mais l'arsenal des antibiotiques à activité anti-Gram négatif n'a pas profondément changé.

Il est largement question dans un autre chapitre de ce livre des résistances bactériennes aux antibiotiques (*voir* Chapitre 3). Sans entrer dans les détails qui y sont présentés, deux points marquants sont à relever. Le premier est la poursuite de l'évolution des résistances bactériennes, si bien que la résistance devance maintenant les nouveaux antibiotiques. Le second élément est le développement dans les hôpitaux, notamment dans les services de réanimation prenant en charge des patients immunodéprimés, d'infections à bactéries « pan-résistantes », qui amènent à utiliser les molécules de dernier recours et en particulier à remettre à la mode des molécules que l'on avait perdu l'habitude d'utiliser en raison de leur toxicité potentielle, comme la colistiméthate sodique (Colimycine®). Certains ont même pu écrire que l'on retournait à l'ère pré-antibiotique.

CARACTÉRISTIQUES DES ANTIBIOTIQUES PARMI LES AUTRES MÉDICAMENTS

Avant l'arrivée de la vaccination, puis des antibiotiques, les maladies infectieuses étaient la première cause de décès infantile. Aux infections endémiques s'ajoutaient les épidémies et les pandémies, l'exemple de la peste ou de la variole reste un souvenir fort dans la mémoire collective.

La vaccination et les antibiotiques n'ont pas la même image. L'impact de la vaccination n'est pas immédiat et se mesure sur une ou plusieurs générations. L'intérêt de certains vaccins a ainsi été remis en cause, au titre qu'ils peuvent eux-mêmes provoquer des effets secondaires, par exemple l'association – non confirmée – du vaccin de l'hépatite B à des neuropathies démyélinisantes. C'est oublier que le vaccin antivariolique était aussi responsable d'effets secondaires parfois graves. Mais la communauté considérait le bénéfice collectif comme supérieur aux effets secondaires individuels.

L'impact des antibiotiques apparaît au contraire immédiatement, en guérissant des infections survenant chez des personnes en pleine santé et qui, pour certaines (méningite à méningocoque), avaient une mortalité supérieure à 80 p. 100. Et tout cela est obtenu presque sans effets secondaires. On comprend bien que certaines vaccinations puissent être remises en cause, mais pas les médicaments qui donnent de tels résultats.

On conçoit aisément que les antibiotiques soient considérés comme des produits « miracles » quand ils permettent de guérir, de façon spectaculaire et en quelques jours, des maladies autrefois mortelles chez des enfants ou des adultes en bonne santé. Mais cette classe de médicament se distingue des autres. En plus des trois partenaires autour du médicament – le patient, le médecin et la maladie –, il en existe un quatrième : la bactérie et l'impact écologique de l'antibiothérapie.

Les bactéries sont présentes sur la terre depuis quelque milliards d'années et dans tous les milieux vivants ou inertes, et ont su s'adapter à leur environnement souvent hostile grâce à une remarquable plasticité et fécondité, et survivre aux cataclysmes qui ont fait disparaître une partie des espèces animales. *Homo sapiens* n'est sur terre que depuis quelques dizaines de milliers d'années et les antibiotiques depuis 60 ans, un instant dans la vie bactérienne. Malgré les avancées technologiques des dernières décennies, il était présomptueux de croire que les bactéries étaient vaincues.

Les antibiotiques, y compris ceux à spectre dit étroit ou prescrits pour une courte durée, ont un impact sur les flores commensales et facilitent le développement de bactéries résistantes et/ou leur implantation. Le meilleur exemple en est l'antibioprophylaxie chirurgicale, capable de favoriser la résistance malgré l'utilisation de molécules à spectre étroit (céphalosporines de 1re ou 2e génération) et pour des durées inférieures à 48 heures.

Cette émergence de résistance n'est habituellement pas visible : le traitement antibiotique, au mieux, guérit une infection s'il est indiqué, au pire est inutile sur une infection bactérienne minime ou inefficace en cas d'infection virale. Mais dans les deux cas, les flores commensales sont modifiées et des bactéries résistantes y sont à tout coup sélectionnées. Cette flore résistante peut être transmise aux proches et causer une nouvelle infection chez le porteur. Un bon exemple en France est illustré par la surveillance de la résistance d'*E. coli* aux antibiotiques dans les laboratoires de ville (réseau AFORCOPI) : la résistance aux fluoroquinolones ou à l'amoxicilline des colibacilles responsables d'infection est très significativement associée à une prise de ces molécules dans les six mois précédents.

De plus, les effets secondaires des antibiotiques ne sont pas si rares pour un médicament perçu comme bien toléré. L'analyse récente des effets indésirables graves liés aux médicaments, amenant le patient aux urgences, montrait que 20 p. 100 étaient dus aux antibiotiques. Mais il est vrai que les effets secondaires sont généralement bénins et que le prescripteur se sent souvent plus à l'aise pour prescrire un antibiotique qu'un médicament de la sphère cardiologique ou un antidiabétique, et à plus forte raison une chimiothérapie.

ÉVOLUTION DE LA PRESCRIPTION EN FRANCE ET EN EUROPE

Les données globales sur la prescription antibiotique en France sont les suivantes :

– la moitié des volumes est utilisée pour la consommation animale, l'autre moitié pour la consommation humaine ;

– en journées de traitement, 90 p. 100 des traitements sont faits en ville et moins de 10 p. 100 à l'hôpital (mais le rapport des coûts n'est que de 4 à 1, en raison des coûts supérieurs des antibiotiques à l'hôpital) ;

– en 2005, 70 millions de prescriptions étaient faites par an en ville, pour 530 millions de journées de traitement ;

– deux tiers des prescriptions concernaient des infections ORL ou respiratoires ;

– au début des années 2000, les angines étaient traitées par antibiotiques dans 93 p. 100 des cas, les bronchites et les otites dans 80 p. 100, les pharyngites et rhinopharyngites dans 40 p. 100. Ces taux avaient chuté en 2005 à respectivement 85, 70-75 et 15 p. 100.

Le réseau de surveillance européen ESAC (European Surveillance of Antimicrobial Consumption) produit des données précieuses, et permet de comparer les chiffres d'un pays à l'autre (Figure 2-1). Nous ne ferons ici le point que sur les consommations des antibiotiques en ville, où les données sont les plus solides. Les taux sont calculés selon une méthode identique, définie par l'OMS, la DDJ ou dose définie journalière (ou DDD, *defined daily dose* en

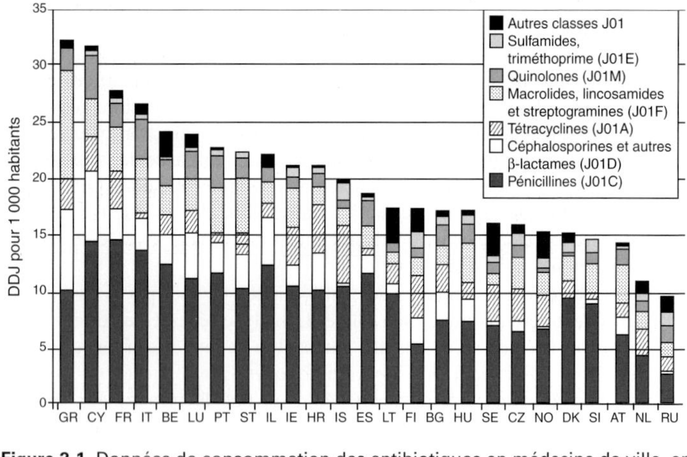

Figure 2-1. Données de consommation des antibiotiques en médecine de ville, en Europe en 2006. (Données du réseau ESAC, http://www.esac.ua.ac.be/.)

anglais). Les volumes vendus en poids sont convertis en journées de traitement selon une posologie quotidienne fixe et sont rapportés pour 1 000 habitants et par jour. Ce calcul, s'il permet des comparaisons entre pays ou périodes, comporte des biais potentiels :

– la posologie quotidienne est variable d'une molécule à l'autre et ne correspond pas toujours à la posologie habituelle. Ainsi la posologie OMS de l'amoxicilline est-elle de 1 g/j alors que des posologies supérieures sont habituellement utilisées en France ;

– il ne permet pas de rendre compte des ajustements de posologie nécessaires si l'excrétion urinaire ou hépatique est diminuée ou, au contraire, quand les posologies sont augmentées pour des infections profondes (méningites) ou des volumes de distribution élevés ;

– si un patient reçoit une association d'antibiotiques, deux DDJ sont comptées ;

– les posologies pour les traitements des enfants ne sont pas prises en compte.

D'autres problèmes sont inhérents à un mode de recueil variable d'un pays à l'autre :

– données de ventes, de prescription ou de remboursement (qui ne comprend donc pas les ventes libres d'antibiotiques dans certains pays, comme en Espagne et en Grèce, par exemple) ;

– les doses vendues ou prescrites ne correspondent pas exactement aux doses consommées ;

– certains pays (Grèce, Chypre, Lituanie) produisent des données agrégées entre ville et hôpital.

À ces réserves près, la DDJ est un remarquable outil de comparaison. Les points notables de la surveillance européenne sont les suivants :

– la consommation varie en 2006 entre 10 et 30 DDJ pour 1 000 habitants et par jour ; autrement dit, chaque habitant reçoit entre 3,6 et 11 jours d'antibiotiques par an selon le pays ;

– la consommation la plus faible (< 15 DDJ pour 1 000 habitants par jour) est observée dans les pays scandinaves et en Hollande ;

– la consommation la plus élevée (> 25 DDJ pour 1 000 habitants par jour) est relevée en France, en Grèce et en Italie,

– la moitié de la consommation est due aux pénicillines, avec une relative homogénéité entre les pays ;

– une réduction de la consommation en France, de 33 à 26 DDJ pour 1 000 habitants par jour entre 2001 et 2006 a été notée.

POURQUOI DES DIFFÉRENCES DE CONSOMMATION ?

À la lecture des consommations, il faut s'interroger sur les différences d'un pays à l'autre. Pourquoi entre des pays avec un niveau de développement social et culturel équivalent, par exemple la France et la Hollande, des consommations varient-elles du simple au triple ? Pourquoi un tel gradient entre l'Europe du Nord et l'Europe du Sud ?

Un travail explorant les différences entre l'Allemagne et la France fait ressortir plusieurs points. À la fin des années 1990, le recours à la visite du médecin était plus fréquent en France : le taux de consultation pour une pharyngite et un syndrome grippal était respectivement plus de 3 fois et plus de 10 fois plus élevé en France (136 versus 51 et 253 versus 19 pour 1 000 habitants) et conduisait plus fréquemment à une prescription antibiotique (95 versus 70 p. 100 et 49 versus 8 p. 100).

Les déterminants de la prescription sont complexes, interagissent entre eux, mais peuvent être classés en quatre groupes : ceux liés aux patients, au prescripteur, au contexte social de la demande et enfin au système de santé.

Patients

Les différences peuvent être expliquées par les connaissances ou la perception de l'utilité des antibiotiques et donc de l'attente par le patient d'en recevoir lors de la visite. Lors d'une enquête par sondage de la CNAMTS en 2002, avant la campagne nationale de sensibilisation, les patients se représentaient les antibiotiques avec une image d'efficacité et de puissance, tout en les considérant comme des médicaments familiers et d'usage courant, à la différence des médicaments de la sphère neuropsychiatrique (anxiolytiques, antidépresseurs) et plus encore des médicaments de cardiologie ou de diabétologie (Figure 2-2). Leur niveau d'information était faible, puisque 37 p. 100 pen-

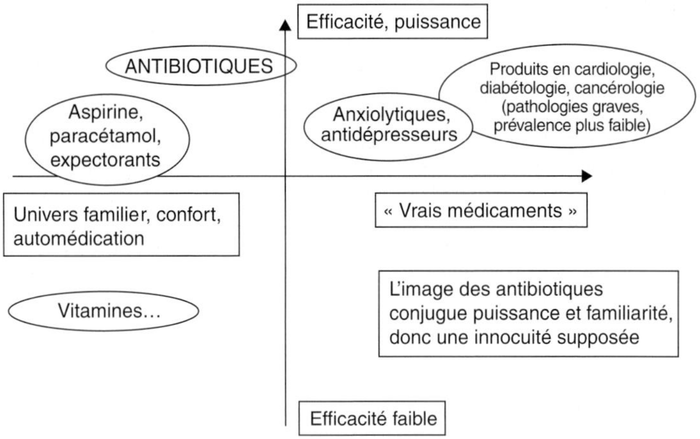

Figure 2-2. Représentation des antibiotiques dans la population. (Enquête nationale CNAMTS/IPSOS 2002, « Regards croisés médecins/patients sur les antibiotiques ».)

saient que les antibiotiques étaient actifs sur les virus, 39 p. 100 que les antibiotiques faisaient baisser la fièvre et 64 p. 100 que les antibiotiques permettaient un rétablissement plus rapide ; 35 p. 100 n'avaient jamais entendu parler des résistances. En 2006, leur niveau de connaissances avait évolué : les problèmes de résistance en cas d'utilisation élevée étaient cités par 67 p. 100 des répondants (55 p. 100 en 2002), les antibiotiques n'étaient actifs que pour les seules bactéries pour 40 p. 100 (30 p. 100 en 2002) et ne permettaient un rétablissement plus rapide que dans 54 p. 100 des cas (contre 64 p. 100 en 2002).

Au cours d'une enquête européenne, la demande d'antibiotique en cas de syndrome grippal était la plus élevée en France, où plus de 50 p. 100 des personnes interrogées demanderaient de recevoir un antibiotique dans ce cas, et 82 p. 100 des mères en demanderaient pour des douleurs d'oreille chez leur enfant.

Il existe aussi un sentiment écologique fort en Allemagne et dans les pays scandinaves. Un bon exemple est le développement bien supérieur des énergies « vertes » et de l'habitat écologique dans ces pays. Pour la santé, l'attention est portée sur les défenses naturelles et, plus souvent qu'en France, sur les médecines « douces ». Pour ces raisons, les médecins allemands ont une approche plus attentiste, peuvent demander au patient de revenir consulter après quelques jours en l'absence d'amélioration. Ils réalisent aussi plus souvent des examens complémentaires pour poser un diagnostic. À l'inverse, si un antibiotique est prescrit, il l'est à des posologies plus élevées en Allemagne, avec un risque moindre d'émergence de résistance.

Contexte social

Le contexte social de la demande est aussi essentiel. L'accueil en communauté des enfants en France est plus développé qu'en Allemagne, où le travail des femmes n'est pas la norme. Et cet accueil débute très tôt, dès le troisième mois en crèche. Tous les enfants français vont en école maternelle, mais très peu d'enfants allemands. Ces communautés sont un lieu d'échange de bactéries – parfois résistantes – et de virus. Et l'on a vu des responsables de ces communautés considérer parfois la prise d'antibiotiques comme nécessaire pour permettre le retour dans la collectivité en cas de fièvre.

Un autre aspect est la culture de la prévention. Dans les pays d'Europe du Nord, la santé collective prime sur la santé individuelle. Un remarquable exemple est donné par la Suède, qui, pour contrôler une augmentation de la résistance du pneumocoque à la pénicilline, a institué en 1995 une recherche de portage pharyngé de pneumocoque de sensibilité diminuée à la pénicilline en cas de fièvre infantile. Si la recherche était positive, l'enquête était élargie (famille, contacts proches, enfants et assistantes maternelles de crèche) et tous les porteurs étaient suivis par un prélèvement hebdomadaire. Les enfants porteurs de souches de sensibilité diminuée étaient gardés à la maison, et la garde par leurs parents remboursée par la Sécurité sociale. Associées à un encadrement des antibiothérapies inappropriées, ces mesures ont permis une stabilisation de la résistance du pneumocoque à 4 p. 100 des souches. À l'inverse, le système de santé français est longtemps resté tourné vers le traitement curatif, beaucoup moins vers la prévention. Par exemple, les campagnes de prévention du cancer (sein, prostate, côlon) ne datent que de quelques années dans notre pays.

Système de santé

Le système de santé participe aux différences. Dans un pays où les consultations sont rémunérées à l'acte, leur nombre sera plus important et la prescription antibiotique plus fréquente que dans un pays où la médecine est salariée. Il existe des pays (Corée) où le médecin prescripteur peut aussi délivrer le médicament (et toucher un bénéfice sur la vente). La majorité des pays, à l'inverse, dont certains en Europe, autorise le pharmacien à vendre des antibiotiques sans ordonnance. Dissocier la prescription de la vente permet de réguler un système qui, autrement, serait principalement orienté vers le profit.

La difficulté d'accès aux soins participe aussi à l'utilisation des antibiotiques. En Grande-Bretagne, il est plus difficile de consulter immédiatement un médecin qu'en France. Si la consultation a lieu quelques jours après le début des symptômes, la pathologie virale sera déjà guérie et conduira moins souvent à une prescription antibiotique.

Prescripteur

La formation initiale des médecins sur les maladies infectieuses est orientée vers les infections sévères, nécessitant un traitement rapide et une hospitalisation. En revanche, les aspects écologiques, l'impact des antibiothérapies sur les flores étaient pas ou peu enseignés jusqu'à ces dernières années. La formation continue institutionnelle n'est pas structurée, elle est généralement soutenue par les firmes pharmaceutiques pour les études post-universitaires. L'intervenant, consciemment ou inconsciemment, aura un message positif sur les antibiotiques dans une réunion consacrée aux pathologies infectieuses. Et il n'est pas très facile pour les médecins de l'assurance maladie de tenir un propos différent dans un contexte moins convivial !

Les firmes pharmaceutiques sont donc en France la principale source d'information des médecins. Ce sont des sociétés à but lucratif, et le rôle des visiteurs médicaux est de faire prescrire des antibiotiques. La politique de prix bas des antibiotiques dans notre pays est une incitation pour les laboratoires à en faire une promotion plus agressive. Heureusement, avec l'absence de nouveaux antibiotiques et la généralisation des génériques, les antibiotiques sont une classe de médicaments dont la promotion est moins forte auprès des médecins, au profit des médicaments des pathologies chroniques.

CONCLUSION

Les antibiotiques sont une classe de médicaments à part. Ils sont en même temps familiers, banalisés dans leur utilisation et sont longtemps apparus de manipulation simple ; mais leur prescription est l'une des plus complexes : le diagnostic de l'infection est souvent clinique, plus que biologique ou radiologique, et la majorité des infections sont traitées en ville de façon présomptive. La notion de « produit miracle » reste attachée à leur utilisation, avec le souvenir de l'époque où les maladies infectieuses étaient la première cause de décès des enfants et des adultes jeunes. L'impact écologique des antibiotiques enfin est encore trop méconnu du corps médical et de la population. La prescription antibiotique est bien une prescription « pas comme les autres ».

3

LE SPECTRE DE L'ANTIBIOTHÉRAPIE ET SON IMPACT SUR L'ÉCOLOGIE DE LA RÉSISTANCE. CORRÉLATION RÉSISTANCE-CONSOMMATION

A. ANDREMONT

Il est habituel de classer les antibiotiques en deux catégories distinctes, celle des antibiotiques à spectre « large », actifs sur de très nombreuses espèces bactériennes, et celle des antibiotiques à spectre « étroit », qui ne sont actifs que sur un petit nombre d'entre elles. Cette distinction date des années 1950 et est fondée sur des antibiotiques dont l'activité n'a pas grand chose à voir avec celles des antibiotiques dont nous disposons aujourd'hui. Il n'est pas certain qu'en termes de sélection de résistance, au sens général du terme, la différence soit si importante entre ces deux catégories, ni très pertinente aujourd'hui à la lumière de ce que l'on sait des mécanismes d'émergence de la résistance des bactéries aux antibiotiques.

IMPACT DES ANTIBIOTIQUES SUR LES FLORES COMMENSALES

L'émergence des bactéries résistantes pathogènes est majoritairement le résultat de l'impact des antibiotiques sur les flores commensales. En effet, l'émergence de la résistance au sein des bactéries pathogènes n'est pas, le plus souvent, le résultat d'une sélection directe de mutants résistants au sein d'un foyer infectieux. Ce mécanisme de résistance est, certes, bien réel dans un certain nombre de cas, mais ceux-ci sont peu nombreux pour trois raisons principales :

– le nombre total de bactéries au sein des foyers infectieux est relativement faible et donc relativement peu propice à la sélection de mutants résistants, sauf cas particuliers ;

– la plupart des foyers infectieux sont monomicrobiens, ce qui élimine toute émergence de résistance par transfert horizontal à partir d'une deuxième espèce, par exemple naturellement résistante ;

– enfin, une telle émergence ne peut se concevoir que chez les patients authentiquement porteurs d'un foyer infectieux. Or on sait que la plupart des malades traités par antibiotiques le sont sans qu'une infection bactérienne caractérisée soit réellement présente.

On pense aujourd'hui que l'émergence de la résistance se fait en pratique en deux temps. Un premier temps est constitué par la sélection et la multiplication de bactéries résistantes dans les flores commensales du sujet traité et un deuxième temps est constitué par la dissémination de ces bactéries commensales et le transfert de leur mécanisme de résistance à des bactéries pathogènes.

Ce processus en deux temps est favorisé par :

– le très grand nombre de bactéries présentes dans les flores commensales et la multiplicité des espèces qui y sont présentes. Cela permet non seulement la sélection facile de mutants, mais également les transferts horizontaux entre espèces de gènes de résistance ;

– le fait que cet impact survient chez tous les sujets traités et non pas uniquement chez ceux porteurs d'un foyer infectieux bactérien caractérisé.

FACTEURS DE L'IMPACT SUR LES FLORES COMMENSALES

L'intensité de l'impact sur les flores commensales dépend de caractéristiques autres que les concentrations et l'activité sériques de l'antibiotique administré. La catégorisation des antibiotiques entre molécules à large spectre et molécules à spectre étroit fait référence à leur activité contre les bactéries pathogènes, aux concentrations présentes au site de l'infection ou dans le sérum des patients. Ces concentrations n'ont pas grand chose à voir avec celles obtenues au niveau des flores commensales, et notamment du tube digestif où elles sont souvent plusieurs centaines de fois supérieures. Dès lors, un antibiotique inactif aux concentrations sériques sur telle ou telle espèce (donc inutilisable en clinique pour les infections dues à cette espèce) peut être très actif au niveau des flores commensales sur cette même espèce, en raison des concentrations très élevées qui sont obtenues.

En outre, les mécanismes de résistance aux antibiotiques sont souvent multiples et associés chez une même bactérie, rendant les phénomènes de co-sélections fréquents. Un seul antibiotique peut donc sélectionner pour des résistances à plusieurs familles d'antibiotiques différentes. Ce phénomène de co-sélection des mécanismes de résistance rend assez flou la notion de largeur du spectre.

Il existe toutefois probablement des différences importantes dans les capacités de sélection et de promotion d'émergence de la résistance de telle ou telle molécule antibiotique. En particulier, il est démontré qu'au sein d'une même famille, par exemple celle des céphalosporines de 3e génération, ce sont les molécules qui sont fortement éliminées par voie biliaire qui ont le plus d'impact sur la flore intestinale par rapport à celles qui sont peu éliminées par cette voie. Toutefois, les données comparatives de l'impact de différents antibiotiques au niveau des flores commensales manquent dans de très nombreux cas. Par exemple, on sait que certaines fluoroquinolones ont une élimination biliaire beaucoup plus importante que d'autres (par exemple, 30 p. 100 pour la ciprofloxacine et 5 p. 100 pour l'ofloxacine et la lévofloxacine), mais leur potentielle différence d'impact sur la flore n'a jamais été formellement mesurée. Dans ces conditions, il ne semble pas raisonnable de faire le choix d'un antibiotique dit étroit d'après les critères classiques de l'activité in vitro sur les bactéries pathogènes aux concentrations obtenues dans le sang. Ces critères sont, en fait, inadaptés pour se dédouaner du risque de sélection de bactéries résistantes au cours des traitements. La seule attitude raisonnable reste la restriction de l'utilisation des antibiotiques aux patients authentiquement porteurs d'infections bactériennes, très suspects ou à très haut risque de l'être.

CORRÉLATION ENTRE RÉSISTANCE ET CONSOMMATION

Bien que le mécanisme de sélection des bactéries résistantes pathogènes soit indirect, comme on l'a vu, par l'intermédiaire des flores commensales, il n'en reste pas moins qu'il existe une corrélation très forte entre la consommation globale de tel ou tel type d'antibiotique et la résistance des bactéries pathogènes à cet antibiotique. Cela est particulièrement bien démontré pour le pneumocoque et pour les streptocoques du groupe A. Plus la consommation d'antibiotiques est élevée et plus la résistance est importante dans le pays considéré. On suspecte actuellement qu'il en soit de même pour la consommation des céphalosporines et l'émergence de la résistance aux céphalosporines de 3e génération par production de β-lactamases à spectre élargi (BLSE) sans que cela soit encore formellement démontré. Là encore, il s'agit d'un argument fort pour réduire la consommation des antibiotiques de la façon la plus importante possible. Rappelons qu'aux Pays-Bas la consommation des antibiotiques par habitant en ville est d'environ un tiers de celle de la France. Il est donc tout à fait possible de maintenir une population à haut niveau de vie dans un état sanitaire de qualité tout en utilisant beaucoup moins d'antibiotiques que ce n'est le cas en France actuellement.

LES ANTIBIOTIQUES : UNE RESSOURCE RARE À PRÉSERVER

Depuis quinze ans, les grandes firmes pharmaceutiques se sont progressivement désinvesties de la recherche en antibiothérapie. Il ne faut pas espérer que des antibiotiques radicalement nouveaux arrivent en clinique prochainement. Devant cet état de fait et la montée des résistances, il devient indispensable de considérer l'antibiothérapie comme une ressource limitée à utiliser avec parcimonie. Une telle attitude représente un changement radical de nos habitudes thérapeutiques, prophylactiques et empiriques. Elle ne concerne pas seulement la médecine humaine mais aussi la médecine vétérinaire et l'agriculture, qui consomment des quantités d'antibiotiques plus importantes encore.

Nous avons la chance d'avoir pu prendre conscience de ce problème avant que n'éclosent de larges épidémies à bactéries totalement résistantes aux antibiotiques disponibles. La question est donc encore, et heureusement, essentiellement de nature écologique. Toutefois, des phénomènes comme l'explosion actuelle des BLSE dans de nombreuses régions du monde aboutit à ce que le choix thérapeutique soit réduit à une seule classe de molécules, les carbapénèmes, pour un nombre croissant de patients, tant en ville qu'à l'hôpital. L'utilisation des carbapénèmes chez ces patients est de plus en plus aisée, car des molécules nouvelles sont apparues sur le marché et les plus anciennes commencent à être largement génériquées. Il faut cependant prendre garde à ce qu'une consommation inconsidérée de ces molécules n'aboutisse à la promotion des mécanismes de résistance aux carbapénèmes, qui sont déjà bien répertoriés et dont la grande diffusion réduirait dramatiquement nos possibilités thérapeutiques. Dès lors, la résistances des bactéries aux antibiotiques ne serait plus un simple problème écologique mais deviendrait un problème majeur de santé publique.

Devant la montée des résistances et les périls épidémiques qui y sont associés, et qui commencent à apparaître au grand jour, il faut se rendre à l'évidence : « L'avenir de l'antibiothérapie se joue lors de chacune de nos prescriptions. » Nous sommes donc tous directement concernés.

4

DONNÉES DE PHARMACOLOGIE DES ANTIBIOTIQUES PRESCRITS EN VILLE

B. FANTIN

Le choix initial d'un traitement antibiotique en médecine de ville est le plus souvent empirique et doit prendre en compte de nombreux paramètres différents que sont :

– la *gravité de l'infection*, qui conditionne la possibilité de traiter le patient en ville ou son hospitalisation ;

– les *germes suspectés* en fonction du foyer infectieux et de l'histoire clinique du patient, afin de choisir un antibiotique actif sur le(s) germe(s) présumé(s) ;

– la *nature du foyer infectieux*, afin de choisir un antibiotique qui diffuse dans ce foyer ;

– le *terrain sous-jacent* (âge, immunodépression, corticothérapie au long cours, tares viscérales, diabète, allergies), qui conditionne le choix d'un antibiotique toléré par le patient, à une posologie adaptée à son poids et ses fonctions excrétrices.

Le premier paramètre est purement clinique, les autres reposent essentiellement sur la connaissance de la pharmacologie des antibiotiques. En effet, la pharmacologie des antibiotiques décrit la relation entre les doses administrées chez un patient et l'effet antibactérien. Cette relation est complexe et peut être divisée en deux composantes distinctes (Figure 4-1) : la pharmacocinétique et la pharmacodynamie.

La *pharmacocinétique* permet de décrire la relation entre la dose administrée d'un médicament et les concentrations sériques ou tissulaires obtenues. La pharmacocinétique est donc ce que l'organisme humain fait subir à l'antibiotique : elle comprend l'absorption, la distribution et l'élimination des

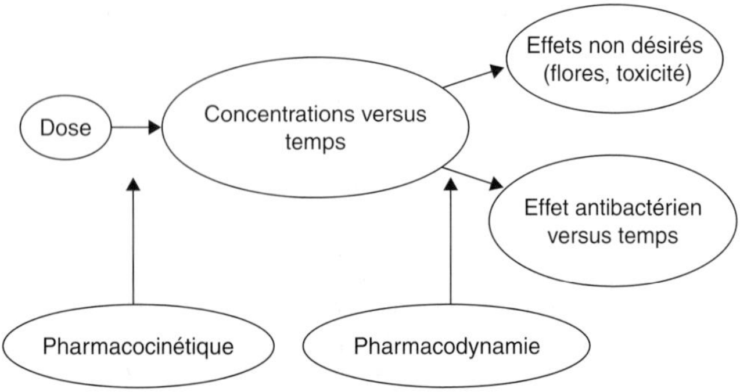

Figure 4-1. Pharmacologie des antibiotiques.

médicaments après une éventuelle métabolisation, et détermine ainsi les concentrations dans le temps de l'antibiotique dans le plasma et les tissus, mais également au site infectieux. La pharmacocinétique explique aussi pourquoi les posologies devront être adaptées en fonction de l'âge, du poids, du site infectieux visé et des fonctions excrétoires du patient.

La *pharmacodynamie* permet d'étudier la relation entre les concentrations d'un antibiotique et ses effets. La pharmacodynamie des antibiotiques est donc ce que l'antibiotique fait subir à l'hôte. Malheureusement, l'effet pharmacodynamique d'un antibiotique n'est pas seulement l'effet antibactérien attendu contre le germe responsable de l'infection, mais il comporte d'autres effets non désirés :

– les *effets secondaires* au sens habituel du terme, résultant d'effets allergisants ou toxiques sur les cellules eucaryotes de l'hôte ;

– l'*impact écologique* sur les flores commensales, constant chez tous les patients, bien que silencieux le plus souvent, qui résulte de l'effet antibactérien sur les bactéries commensales de la peau, de la gorge et du tube digestif essentiellement et qui conduit à la sélection de germes résistants après chaque antibiothérapie. Ce dernier point explique donc que toute antibiothérapie, indiquée ou non, a un coût écologique pour le patient et la collectivité, justifiant la politique de bonne prescription des antibiotiques.

DONNÉES DE PHARMACOCINÉTIQUE GÉNÉRALE DES ANTIBIOTIQUES

Absorption

Après l'administration d'un antibiotique, qu'elle soit orale, intramusculaire, sous-cutanée ou intraveineuse, la phase d'absorption conduit à une augmentation progressive des concentrations, plus ou moins rapide en fonction de la voie d'administration, jusqu'à l'obtention d'un pic de concentration sérique.

Il est important de savoir que la fraction d'antibiotique absorbée par voie orale (ou biodisponibilité) varie considérablement d'un antibiotique à l'autre, allant de 0 p. 100 pour la vancomycine et les aminosides par exemple, à près de 100 p. 100 pour certaines fluoroquinolones comme l'ofloxacine ou la lévofloxacine. Cette notion a un impact majeur sur les choix du mode d'administration des antibiotiques. Ainsi par exemple :

– l'absence totale d'absorption de la vancomycine peut être utilisée à des fins thérapeutiques dans les formes graves de diarrhée à *Clostridium difficile* en raison des fortes concentrations de vancomycine dans les selles ;

– l'absorption moyenne de certaines β-lactamines rend nécessaire l'utilisation de fortes doses intraveineuses pour le traitement d'infections sévères ;

– à l'inverse, l'utilisation de la voie injectable n'a aucun intérêt pour les fluoroquinolones dont la biodisponbilité est de 100 p. 100, puisque des concentrations comparables sont obtenues par voie orale ou intraveineuse.

Diffusion

Dans le plasma, les antibiotiques sont liés en partie aux protéines plasmatiques. Cette fixation aux protéines peut être la source d'interactions médicamenteuses. La partie non liée aux protéines, ou fraction libre, peut immédiatement diffuser dans les tissus et éventuellement dans les cellules. Cette diffusion est très variable en fonction des différentes classes d'antibiotiques et des tissus (Tableau 4-I).

Tableau 4-I. Diffusion des principales classes d'antibiotiques dans les différents tissus.

Antibiotiques	*Os*	*Bile*	*LCR*	*Poumon*	*Prostate*	*Végétations*
Pénicilline G	–	+	±(1)	+	–	+
Pénicilline M	+		±(1)	+	–	+
Pénicilline A	–	–	±(1)	+	±	+
Céphalosporines de 3e génération	+	+	+	+	+	+
Aminosides		–	–	+		+
Fluoroquinolones	+	+	+	+	+	+
Macrolides	±		–	+	+	+
Synergistines	+		–	+		±
Tétracyclines	+	+	–	+	+	+
Rifampicine	+	+	+	+		+
Cotrimoxazole		+	+	+	+	ND

(1) Pénétration en cas d'infection méningée.
ND : non documenté.

En ce qui concerne la pénétration intracellulaire, indispensable pour les traitements des pathogènes intracellulaire exclusifs (*Chlamydia*, *Legionella*, *Mycoplasma*...), les antibiotiques ayant la meilleure diffusion intracellulaire sont les macrolides et apparentés, les cyclines, la rifampicine et les fluoroquinolones. À l'inverse, certains antibiotiques ne diffusent pas du tout dans les cellules, comme les β-lactamines et les aminosides.

Métabolisation

Avant leur élimination, les antibiotiques peuvent subir une métabolisation. Celle-ci est essentiellement hépatique. Elle a trois conséquences potentielles :

– la nécessité d'une surveillance toute particulière en raison de la toxicité potentielle d'un antibiotique fortement métabolisé chez l'insuffisant hépatique sévère (par exemple, les macrolides, les synergistines, les kétolides) ;

– la possible interaction médicamenteuse avec d'autres médicaments métabolisés par le foie (par exemple, les macrolides, les synergistines, les kétolides) ;

– le risque d'inactivation de l'antibiotique du fait de sa métabolisation.

Élimination

L'élimination, ou clairance, des antibiotiques se fait essentiellement par deux voies : hépatique ou rénale. Un antibiotique peut être éliminé en partie par voie hépatique et en partie par voie rénale, ou de façon exclusive par l'une ou l'autre voie. Le mode d'élimination préférentiel des antibiotiques est indiqué dans le tableau 4-II.

Ces informations sont importantes à considérer pour deux raisons :

– l'insuffisance rénale ou hépatocellulaire a un impact sur l'élimination des antibiotiques concernés par l'émonctoire déficient. Un ajustement posologique est alors indispensable pour éviter un surdosage thérapeutique ;

Tableau 4-II. Mode d'élimination principal des antibiotiques utilisés en ville.

Hépatobiliaire
Macrolides Lincosamides Synergistines Télithromycine Tétracyclines Rifampicine Ceftriaxone
Rénal
Pénicillines G, M et A Céphalosporines de 3e génération, sauf ceftriaxone Aminosides Fluoroquinolones : ofloxacine, lévofloxacine Cotrimoxazole Métronidazole

– une forte élimination urinaire ou biliaire peut être un critère de choix d'un antibiotique en cas d'infection dans le site correspondant à son élimination préférentielle.

DONNÉES DE PHARMACODYNAMIE GÉNÉRALE DES ANTIBIOTIQUES

Concentration minimale inhibitrice et spectre antibactérien

L'activité in vitro des antibiotiques est reflétée par la concentration d'antibiotique nécessaire pour empêcher la croissance bactérienne (concentration minimale inhibitrice [CMI]). La classification d'une souche bactérienne comme sensible ou non à un antibiotique dépend non seulement de la CMI, mais aussi des concentrations d'antibiotiques attendues dans le plasma. C'est en fonction de ces données pharmacodynamiques in vitro (CMI) et pharmacocinétiques (concentrations attendues d'antibiotique chez l'homme par rapport à la CMI) que l'on définit le spectre de chaque antibiotique (Tableau 4-III).

Activité temps- ou concentration-dépendante (Figure 4-2)

Pour certains antibiotiques, c'est le temps pendant lequel les concentrations plasmatiques sont supérieures à la CMI qui est associé à l'activité clinique. Ces antibiotiques sont dits *temps-dépendants*. C'est le cas de toutes les β-lactamines notamment. Aussi, pour augmenter l'activité de ces médicaments, est-il important de respecter le rythme d'administration, souvent de 3 fois par jour.

Pour d'autres antibiotiques, c'est le pic sérique ou l'aire sous la courbe de concentration en fonction du temps qui sont associés à l'activité antimicrobienne. Ces antibiotiques sont dits *concentration-dépendants*. C'est le cas notamment des

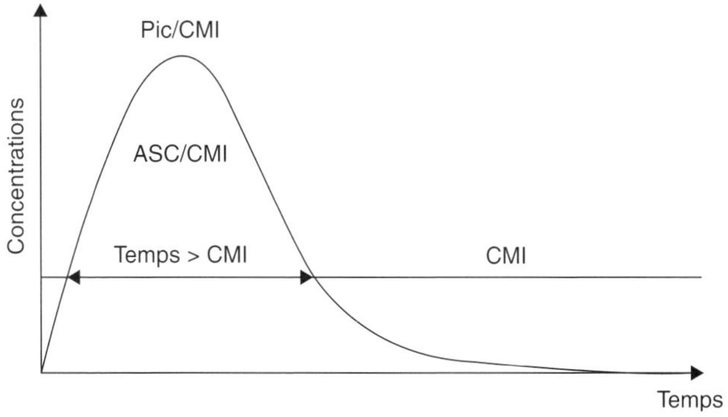

Figure 4-2. Paramètres pharmacologiques corrélés à l'activité des antibiotiques. ASC : aire sous la courbe ; CMI : concentration minimale inhibitrice.

Tableau 4-III. Spectre des antibiotiques.

Antibiotiques / *Germe*	*Pénicilline G*	*Pénicilline M*	*Pénicilline A*	*Céphalosporine de 3e génération*	*Aminosides*	*Fluoroquinolones*	*MLS*	*Tétracyclines*	*Cotrimoxazole*
Streptocoques A, B, C et G	+	+	+	+	0	±	+	±	+
Streptocoques non groupables	+	+	+	+	0	0	+	±	+
Pneumocoque	+	+	+	+	0	±	+	+	+
Entérocoque									
– *fæcalis*	+	0	+	0	S	0	0	0	+
– *fæcium*	±	0	+	0	S	0	0	0	0
Staphylocoque									
– méticilline-sensible	0	+	0	+	+	+	+	+	+
– méticilline-résistant	0	0	0	0	±	±	±	±	±
Listeria monocytogenes	+	0	+	0	S	±	+	+	+
Méningocoque	+	0	+	+	+	+	+	+	+
Gonocoque	0	0	0	+	±	±	±	±	±
M. catarrhalis	0	0	0	+	+	+	+	+	+
H. influenzæ	0	0	±	+	+	+	±	+	±
E. coli	0	0	±	+	+	+	0	+	+
Klebsiella sp.	0	0	0	+	+	+	0	±	+

Tableau 4-III. (*suite*).

Antibiotiques / *Germe*	*Pénicilline G*	*Pénicilline M*	*Pénicilline A*	*Céphalosporine de 3e génération*	*Aminosides*	*Fluoroquinolones*	*MLS*	*Tétracyclines*	*Cotrimoxazole*
Enterobacter sp./ *Serratia* sp.	0	0	0	+	+	+	0	0	±
Salmonella sp./ *Shigella*	0	0	±	+	+	+	0	±	+
Proteus mirabilis	0	0	+	+	+	+	0	0	+
Morganella sp.	0	0	0	+	+	+	0	0	±
Acinetobacter sp.	0	0	0	+	+	+	0	0	±
P. æruginosa	0	0	0	±	+	+	0	0	0
S. maltophila	0	0	0	0	0	0	0	0	+
Yersinia	0	0	0	+	+	+	0	0	+
Legionella sp.	0	0	0	0	0	+	+	±	0
Chlamydia sp./ *M. pneumoniæ*	0	0	0	0	0	+	+	+	0
Actinomyces	+	0	+	+	0	0	+	+	0
Bacteroides fragilis	0	0	0	0	0	0	+ (L)	±	0
C. difficile[(1)]	0	0	0	0	0	0	0	0	0

+ : actif ; ± : intermédiaire ; 0 : résistant ; S : synergique avec les β-lactamines.
MLS : macrolides-lincosamides-synergistines.
(1) Traitement de référence : métronidazole.

fluoroquinolones. Pour ces antibiotiques, c'est la dose totale quotidienne plus que le rythme d'administration qui détermine l'activité antimicrobienne.

Effet bactériostatique et bactéricide

Aux concentrations habituellement obtenues chez l'homme, certains antibiotiques ont un effet bactéricide, c'est-à-dire qu'ils tuent au moins 99,9 p. 100 des bactéries présentes après 24 heures d'exposition. Cependant, il s'agit d'une définition in vitro dont la pertinence clinique est parfois difficile à établir.

Parmi les antibiotiques utilisés en ville, on peut donc distinguer :

– les antibiotiques considérés comme *bactéricides* : les β-lactamines (pénicillines, céphalosporines), les fluoroquinolones, les aminosides injectables ;

– les antibiotiques considérés comme *bactériostatiques* : macrolides, synergistines, télithromycine, cyclines, cotrimoxazole.

Monothérapie ou association

Dans la quasi-totalité des cas, l'antibiothérapie prescrite en ville est une monothérapie. Cela tient à plusieurs facteurs :

– l'infection est le plus souvent de gravité faible à modérée ;

– la quantité de bactéries au site infectieux est faible, limitant le risque de sélectionner des mutants résistants ;

– les germes possèdent peu de mécanismes de résistance.

Cependant, certains antibiotiques ne doivent jamais être utilisés en monothérapie en raison d'un taux de sélection de mutants élevé (Tableau 4-IV) : la

Tableau 4-IV. Antibiotiques non utilisables en monothérapie en raison du risque élevé de sélection de mutants résistants.

Contre-indications absolue à la monothérapie	
Antibiotiques	*Motifs*
Fosfomycine Rifampicine Acide fusidique Aminosides	Taux de mutation élevé
Contre-indications relatives dans certaines situations	
Antibiotiques	*Circonstances*
Fluoroquinolones	Infections à fort inoculum Souches de sensibilité diminuée Corps étranger
Céphalosporines de 3e génération	Germes produisant une céphalosporinase chromosomique (*Pseudomonas*, *Enterobacter*, *Serratia*, *Citrobacter*)

Tableau 4-V. Principaux effets secondaires des antibiotiques utilisés en ville.

Antibiotiques *Effets secondaires*	*Pénicillines*	*Céphalo-sporines*	*Aminosides*	*Fluoro-quinolones*	*MLS*	*Tétracyclines*	*Rifampicine*	*Cotrimoxazole*
Dermatologiques								
– hypersensibilité	+	+						+
– éruption cutanée	+	+					+	
– purpura vasculaire	+	+						+
– érythème pigmenté fixe						+		
– phototoxicité				+		+		
Choc anaphylactique	+							
Néphrotoxicité	NIA		Toxicité tubulaire	Cristallurie			NIA	Toxicité tubulaire
Troubles ioniques	+							
Tendinopathies, arthromyalgies				+				
Ototoxicité			+					
Neurologiques	Convulsions			Insomnie Confusion		Vertige HTIC		
Digestifs								
– gastriques	+				+	+	+	
– diarrhée, CPM	CPM	CPM			CPM	+		
Hépatiques	+				+		+	
Hématologiques	+	↓TP					+	+

CPM : colite pseudo-membraneuse ; HTIC : hypertension intracrânienne ; NIA : néphropathie immuno-allergique.

rifampicine, l'acide fusidique, les aminosides et la fosfomycine. Notons que l'exemple de la fosfomycine est surtout valable pour le traitement des infections graves par voie systémique mais que cet antibiotique est utilisable théoriquement en dose unique pour le traitement des infections urinaires basses non compliquées de la femme jeune (fosfomycine-trométamol [Monuril® ou Uridoz®]).

Les autres causes de contre-indication à la monothérapie mentionnées dans la partie basse du tableau 4-IV sont essentiellement hospitalières.

Effets secondaires et toxicité

Les principaux effets secondaires des différents antibiotiques utilisés en ville sont indiqués dans le tableau 4-V. Dans l'ensemble, les antibiotiques utilisés en ville sont remarquablement bien tolérés. Les principaux effets secondaires cliniques sont d'ordre allergique ou digestif. Les effets écologiques sur la flore digestive sont en revanche constants, bien que non détectables cliniquement, sauf en cas de diarrhée à *Clostridium difficile*.

Tableau 4-VI. Antibiotiques utilisés en ville et grossesse.

Antibiotiques	*1er tri-mestre*	*2e tri-mestre*	*3e tri-mestre*	*Risques*
Amoxicilline	+	+	+	Aucun
Amoxicilline-acide clavulanique	+	+	+	Aucun
Oxacilline	+	+	+	Aucun
Céphalosporines	+	+	+	Aucun
Macrolides	+	+	+	Aucun
Pristinamycine	+	+	+	Aucun
Aminosides	0	0	0	Ototoxicité
Tétracyclines	0	0	0	Coloration des dents
Fluoroquinolones	0	0	0	Atteinte des cartilages
Rifampicine	±	±	±	Tératogénicité animale
Cotrimoxazole	0	0	0	Tératogénicité animale
Métronidazole	+	+	+	Aucun

+ : possible ; 0 : impossible.

Les antibiotiques utilisables ou non pendant la grossesse sont indiqués dans le tableau 4-VI. Les pénicillines, les céphalosporines, les macrolides, la pristinamycine peuvent être prescrits tout au long de la grossesse. Tout nouvel antibiotique est a priori contre-indiqué chez la femme enceinte, les connaissances dans ce domaine reposant essentiellement sur des données empiriques.

5

OUTILS UTILES AU CABINET POUR AIDER À LA PRESCRIPTION ANTIBIOTIQUE

É. BOUVET

Le clinicien peut s'aider de différents outils pour orienter son diagnostic vers une infection bactérienne ou, au contraire, éliminer une infection bactérienne, ce qui a comme conséquence la non-indication des antibiotiques dans la situation en question.

Les outils faciles à utiliser dans le cabinet de ville sont le test de diagnostic rapide du streptocoque A dans la gorge, ou strepto-test, et la bandelette urinaire (Tableau 5-I). D'autres outils d'accès ou de manipulation plus ou moins faciles sont importants à connaître mais permettent rarement d'éviter une antibiothérapie dans l'immédiat. Les résultats de ces examens complémentaires ne sont en général pas connus tout de suite et n'emportent pas la conviction totale pour ou contre l'infection bactérienne

BANDELETTE URINAIRE

La bandelette urinaire n'est utile que chez les patients dépourvus de sonde urinaire. La pratique d'une bandelette urinaire est en général suffisante dans la prise en charge de la cystite de la femme jeune non enceinte.

Elle est moins sensible que l'ECBU (examen cytobactériologique des urines) qui permet l'identification d'un germe et son antibiogramme. Elle peut être utile pour débrouiller des symptômes bâtards ou plus ou moins francs, évocateurs dans des populations à risque comme chez la femme enceinte.

La technique de réalisation est la suivante : l'urine doit être recueillie dans un récipient propre et sec ne contenant pas de traces de détergent, ni d'antiseptique. Le test doit être fait dans les 2 heures maximum après la miction. La

Tableau 5-I. Outils disponibles en ville pour aider à la prescription antibiotique.

Test	*Durée*	*Spécificité*	*Sensibilité/VPN*	*Diagnostic*	*Inconvénient*	*Marques*
Strepto-test	1 à 5 min	> 95 p. 100	> 90 p. 100	Streptocoque A dans la gorge	Faux négatifs : petit enfant	
Bandelette urinaire : leucocytes, nitrites	2 minutes	60 p. 100 pour 1 ou 2 bandes	> 95 p. 100 si les 2 bandes sont positives	Infection urinaire	Inutilisable si sonde vésicale, nitrites négatifs si cocci à Gram positif et *Pseudomonas*	
CRP	Laboratoire : 1 h					
Leucocytes	Laboratoire : 1 h					

VPN : valeur prédictive négative.

bandelette doit être trempée dans l'urine puis retirée immédiatement. La lecture de l'activité de la nitrate réductase se fait entre 1 et 2 minutes selon le fabricant et renseigne sur la présence de bactéries à Gram négatif à une concentration supérieure à 100 000/ml. L'autre bande qui teste la présence de la leucocyte estérase renseigne sur la présence de leucocytes à type de polynucléaires dans les urines avec une sensibilité de 75 à 90 p. 100 et une spécificité de plus de 95 p. 100.

Un faux test négatif peut se voir en cas de présence de sucre ou glycosurie et/ou de protéinurie importante. La combinaison des deux tests augmente la sensibilité et la valeur prédictive négative, ce qui signifie qu'un test négatif pour les nitrites et les leucocytes a une valeur prédictive négative de plus de 95 p. 100 : la probabilité qu'il y ait une infection urinaire en cas de test négatif est extrêmement faible. En revanche, un test positif n'a pas une très bonne valeur prédictive positive : la positivité de l'un ou l'autre test prédit une infection urinaire dans seulement 60 p. 100 des cas. Cela implique la réalisation d'un ECBU en cas de test positif. Celui-ci permet non seulement de confirmer l'infection, mais aussi d'identifier le germe et de déterminer son antibiogramme.

À l'inverse, un test complètement négatif signifie que l'infection urinaire peut être pratiquement éliminée et qu'il n'est pas nécessaire de faire un ECBU.

STREPTO-TEST

Le strepto-test, test de diagnostic rapide (TDR) streptococcique, est utilisé pour faire le diagnostic rapide de l'origine streptococcique d'une angine aiguë érythématopultacée ou érythémateuse. Il se fait par écouvillonnage direct des amygdales ou du pharynx sans contamination des autres éléments de la cavité buccale. La technique de révélation varie selon les kits.

La sensibilité du strepto-test est supérieure à 90 p. 100 et sa spécificité supérieure à 95 p. 100. La valeur prédictive positive est supérieure à 90 p. 100. La positivité du test en présence d'une angine clinique implique une antibiothérapie visant le streptocoque (*voir* Chapitre 4). En revanche, la négativité du test autorise de ne pas prescrire d'antibiotiques sauf sur un terrain à risque de rhumatisme articulaire aigu (antécédents).

NUMÉRATION-FORMULE SANGUINE

L'hyperleucocytose à polynucléaires neutrophiles est évocatrice d'une infection à bactéries pyogènes mais elle peut manquer dans certaines infections graves, au début de l'infection, dans les endocardites bactériennes, les fièvres typhoïdes et d'autres infections à bactéries intracellulaires (rickettsioses, pneumopathies atypiques) qui peuvent requérir un traitement antibiotique.

MARQUEURS DE L'INFLAMMATION

La *vitesse de sédimentation* (VS) est un marqueur d'inflammation retardé et inconstant. L'élévation de la VS n'est pas spécifique des infections bactériennes. La *protéine C réactive* (CRP) est un marqueur de l'inflammation plus précoce et plus sensible que la VS. Elle se normalise plus vite que la VS. La *procalcitonine* sérique n'est pas disponible dans tous les laboratoires. Elle a une moins bonne sensibilité mais une meilleure spécificité que la CRP dans le diagnostic des infections bactériennes

RÉSEAUX DE SURVEILLANCE

Certains réseaux de surveillance sont utilisés par les médecins généralistes et les pédiatres pour transmettre des données qui permettent de repérer des épidémies, en particulier de grippe ou de syndromes grippaux. C'est le cas du réseau sentinelle et des réseaux de surveillance de la grippe. La connexion sur ces réseaux permet de savoir si une épidémie de grippe est en cours et de connaître sa distribution géographique. La notion d'une épidémie de grippe en cours peut aider à ne pas prescrire d'antibiotique devant un tableau clinique compatible.

CLASSIFICATION DES ANTIBIOTIQUES

M. SINÈGRE et E. PAPY

6

POINTS CLEFS POUR OPTIMISER LA LECTURE DES TABLEAUX D'ANTIBIOTIQUES

Pour faciliter la lecture des tableaux, les informations et les principes de précaution figurant dans tous les résumés des caractéristiques du produit (RCP) sont rappelés une seule fois en introduction.

• *Abréviations* : celles utilisées dans le Vidal® sont complétées par les suivantes :

– BD : biodisponibilité ;
– Clcr : clairance de la créatinine ;
– C_{max} : pic sérique de la concentration de l'antibiotique ;
– DO/2 : diviser les doses par 2 ;
– Enf : enfant ;
– Fp : fixation aux protéines plasmatiques (ou liaison protéique) ;
– Gé : générique ;
– NN : nouveau-né ;
– ppi : pour préparations injectables.

• *Génériques* : tous ne figurant pas dans le Vidal® en ligne ou version papier, leur mise à jour peut être consultée en ligne sur www.ameli.com.

• *Interactions* : sont retrouvés dans tous les RCP les problèmes particuliers du déséquilibre de l'INR : « De nombreux cas d'augmentation de l'activité des anticoagulants oraux ont été rapportés chez des patients recevant des antibiotiques. Le contexte infectieux ou inflammatoire marqué, l'âge et l'état général du patient apparaissent comme des facteurs de risque. Dans ces circonstances, il apparaît difficile de faire la part entre la pathologie infectieuse et son traitement dans la survenue du déséquilibre de l'INR. Cependant certaines classes d'antibiotiques sont davantage impliquées : il s'agit notamment des fluoroquinolones, des macrolides, des cyclines, du cotrimoxazole et de certaines céphalosporines. »

• *Mentions légales* :

– pour la grossesse et l'allaitement, les termes du RCP ont été strictement reportés ;

– pour les effets indésirables et précautions d'emploi, quand leur fréquence était disponible (pour les antibiotiques les plus récents), ceux qui sont le plus souvent décrits ont été mentionnés ;

– pour les contre-indications et autres mises en garde, les avertissements et la description des effets indésirables croissent en précision pour les AMM les plus récentes ; pour autant, les risques sont du même ordre pour les principes actifs plus anciennement commercialisés. Il convient donc d'avoir une vigilance identique pour une même sous-famille.

• *Prescription* et *remboursement* :

– les antibiotiques réservés à la prescription initiale hospitalière sont référencés dans le Vidal® et mentionnés à toutes fins utiles ;

– le remboursement par la Sécurité sociale (SS) pour les génériques (Gé) étant automatique, seuls sont signalés les taux de remboursement inférieurs (65 p. 100…).

7

AMINOSIDES

DCI Principe actif (PA)	*Nom de spécialité, présentation (prescription/ remb. SS)*	*Posologies*		*Paramètres pharmacocinétiques utiles*
		Adultes	*Enfants*	
Genta-micine	Gentalline® (Liste I, SS 65 p. 100) Amp, boîte unitaire 10 mg/1 ml 40 mg/2 ml 80 mg/2 ml 160 mg/2 ml	*Normorénal* : 3 mg/kg/j en 2 ou 3 inj IM *Insuffisant rénal* : ajustement posologique obligatoire selon la clairance à la créatinine selon le RCP	NN : 3-6 mg/kg/j Voie IV ou perfusion *Nourrisson et enfant* : 3 mg/kg/j en 3 inj IM	LP ≤ 3 p. 100 Élimination rénale, filtration glomérulaire sous forme inchangée : 60 p. 100 de la dose en 6 h Diffusion humorale, pulmonaire, rénale et biliaire
Nétil-micine	Nétromicine® (Liste I, SS 65 p. 100) Amp injectable IM (IV) Boîte unitaire 25 mg/1 ml 50 mg/2 ml 100 mg/1 ml 150 mg/1,5 ml *Attention* : 10 mg/ml d'alcool benzylique	*Normorénal, curatif* : 4-6 mg/kg/j en 2 ou 3 inj IM *Normorénal, prophylaxie* : 200 mg Dose unique 30 min avant l'intervention *Insuffisance rénale* : ajustement posologique obligatoire selon les valeurs de la clairance de la créatinine ou de la créatinémie selon RCP	*Enfants, nourrissons* : 6-7,5 kg/j, soit 2-2,5 mg/kg toutes les 8 h en IM	*Adulte normorénal* : Pic sérique : 30-60 min 7-10 µg/ml Lp : ≤ 3 p. 100 Demi-vie : 2 h 30 min Élimination rénale : filtration glomérulaire sous forme inchangée *Enfant* : Pic sérique moins élevé Décroissance plus rapide *Insuffisance rénal* : Réduction des dosages ou espacement des administrations (2 à 1 fois/j) Diffusion humorale, pulmonaire, rénale et biliaire
Spectino-mycine	Trobicine® (Liste I, SS 35 p. 100) Poudre et solvant pour solutions injectables Boîte unitaire, 2 g/flacon Solvant eau, alcool benzylique, 28,8 mg	Habituellement 2 g en dose unique Si besoin, 2 g × 2 fois	Sans objet	IM (2 g), pic sérique 1 h : 100 µg/ml 2 IM (4 g), pic sérique 1 h : 160 µg/ml Lp faible Demi-vie : 1 h 15 min Excrétion rénale : 70-90 p. 100
Strepto-mycine sulfate	Streptomycine® (Liste I, SS 65 p. 100) Poudre Voie IM (IV) Boîte unitaire (ou de 50) 1 g/flacon Rétrocession hospitalière	*Voie IM* : Normorénal : 0,5-1,5 g/j Insuffisance rénale : ajustement selon RCP *Voie IV* : en perfusion lente, même dose	*Voie IM* : *Enfant, nourrisson* : 30-50 mg/kg/j (≤ 1 g/24 h)	Voie IM : 0,5-1 g Pic sérique : 1 h C_{max} : 20-40 µg/ml Demi-vie : 2-3 h Diffusion rénale, biliaire, pulmonaire et humorale Diffusion dans le LCR : mauvaise Lp : 20-30 p. 100 Excrétion rénale : 70-90 p. 100 en 24 h

Modalités d'administration, surveillance	*Utilisations, mentions du RCP*		*Contre-indications, précautions d'emploi*	*Principaux effets indésirables*	*Principales interactions*
	Grossesse	*Allaitement*			
Voie IM élective, sinon perfusion IV discontinue de 30-60 min toutes les 8 h 1 mg/kg 1 mg dans 1 ml Nacl 9 p. 1 000 Glucose 5 p. 1 000 Dosages plasmatiques utiles si traitement > 8 j	Déconseillée	Passage dans le lait documenté en faible quantité Allaitement possible si traitement bref	Allergie aux aminosides Myasthénie	Néphrotoxicité et ototoxicité dose-dépendantes	Médicaments néphro- et/ou ototoxiques
Voie IM élective, sinon (si impossible) IV *Patients dialysés* : 2 mg/kg en IV lente à la fin de la séance de dialyse	Déconseillée	Passage dans le lait documenté en faible quantité Allaitement possible si traitement bref	Toxine botulinique Myasthénie Prématurés et NN (alcool benzylique)	Néphrotoxicité et ototoxicité dose-dépendantes	Synergie avec les β-lactamines si souches sensibles à la nétilmicine (20 p. 100 de résistance) Médicaments néphrotoxiques
IM profonde : – 1 injection de 2 g – 2 injections de 2 g : 2 sites différents Agiter soigneusement après reconstitution Utiliser une aiguille ≥ 9-10 mm	Déconseillées	Possible	Allergie à la spectinomycine	Douleur au point d'injection	
Voie IM élective Personnes âgées : surveillance de la fonction rénale	Innocuité non établie	Passage dans le lait	Allergie aux aminosides Myasthénie Sujet avec insuffisance auditive et/ou rénale	Néphrotoxicité et ototoxicité dose-dépendantes	Curares myorelaxants Certains anesthésiques

8

ANTITUBERCULEUX

DCI	*Nom de spécialité de référence, génériques, présentation*	*Posologies*		*Paramètres pharmaco-cinétiques utiles*
		Adultes	*Enfants*	
Éthambutol	Dexambutol®, Myambutol® (Liste I, SS 65 p. 100) Cp 500, 400 mg (sécable), boîte de 50 Amp (Myambutol®) 1 000 mg/10 ml	15-20 mg/kg/j en 1 prise matinale	–	Biodisponibilité : 75-80 p. 100 Demi-vie : 2,5-4 h Distribution : très bonne, LCR (10-50 p. 100/ concentration sanguine, selon inflammation des méninges) Élimination : urinaire (50 p. 100) et biliaire
Pyrazinamide	Pirilène® (Liste I, SS 65 p. 100) Cp sécable 500 mg, boîte de 60	30 mg/kg/j en 1 prise matinale	–	Biodisponibilité : 100 p. 100 Demi-vie : 8-11 h Distribution : très bonne, LCR (85-100 p. 100/ concentration sanguine selon inflammation des méninges) Élimination urinaire (70 p. 100)
Rifampicine	Rifadine®, Rimactan® (Liste I, SS 65 p. 100) Gél 300 mg, boîte de 8, 30 et 60 Susp buvable 2 p. 100 Fl 600 mg IV	Tuberculose > 6 ans : 10 mg/kg/j en 1 prise le matin à jeun (# 20-30 mg/ kg/j en 2 prises pour le traitement des infections bactériennes à Gram positif et négatif)	Tuberculose Susp buvable (> 1 mois et enfant jusqu'à 6 ans, 25 kg) : 10-20 mg/kg/j en 1 prise NN (< 1 mois) : 10 mg/kg/j en 1 prise (# 20-30 mg/kg/j en 2 prises, sauf NN < 1 mois : 15-20 mg/kg/j en 2 prises, pour les infections bactériennes à Gram positif et négatif)	Biodisponibilité : 100 p. 100 Demi-vie : 8-11 h Fp : 80 p. 100 Distribution : très bonne, LCR (15-20 p. 100/ concentration sanguine selon inflammation des méninges) Métabolisme : inducteur enzymatique du CYP 450 Élimination urinaire et biliaire

Modalités d'administration		*Utilisation*		*Contre-indications*	*Principaux effets secondaires*	*Principales interactions*
Spécifiques	*Précautions générales*	*Grossesse*	*Allaitement*			
À prendre pendant ou en dehors ou des repas Adaptation des doses si clairance < 50 ml/min	*Voie orale* : la prise doit se faire à jeun, à distance des anti-acides, topiques gastro-intestinaux	Oui	Avis spécialisé	Névrite optique Allergie à l'éthambutol	Nausées, vomissements, migraines, troubles neurologiques (neuropathies périphériques), troubles hématologiques	AVK Anti-acides, topiques gastro-intestinaux (diminution de l'absorption)
À prendre pendant ou en dehors des repas Pas d'adaptation de la posologie à la clairance rénale	*Voie orale* : la prise doit se faire à jeun, à distance des anti-acides, topiques gastro-intestinaux	Non	Non	Insuffisance hépatique, rénale Hyperuricémies Porphyries	Hépatotoxicité Troubles digestifs Hyperuricémie Réactions cutanées Photo-allergie	AVK Médicaments hépatotoxiques (isoniazide, rifampicine…) Anti-acides topiques gastro-intestinaux (diminution de l'absorption)
À prendre en dehors des repas Pas d'adaptation de la posologie à la clairance rénale Adapter la dose si insuffisance hépatique sévère	*Voie orale* : la prise doit se faire à jeun, à distance des anti-acides, topiques gastro-intestinaux	Oui	Avis spécialisé	Enfant (< 6 ans) (forme gél) Allergie Porphyries AVK Inhibiteurs de protéase (sous-dosages)	Hépatotoxicité Troubles digestifs Troubles neurologiques Myopathies Troubles hématologiques Allergie Atteinte rénale aiguë Coloration rouge des sécrétions	AVK Inhibiteurs de protéase : contre-indiqués Inducteurs enzymatiques du CYP450, notamment isoniazide (risque d'hépatites) Anti-acides, topiques gastro-intestinaux (diminution de l'absorption)

DCI	*Nom de spécialité de référence, génériques, présentation*	*Posologies*		*Paramètres pharmaco-cinétiques utiles*
		Adultes	*Enfants*	
Isoniazide	Rimifon® (Liste I, SS 65 p. 100) Cp 50, 150 mg, boîte de 100 Amp IV 500 mg/ 5 ml	4-5 mg/kg/j en 1 prise matinale	5-10 mg/kg/j, sans dépasser 300 mg/j	T_{max} : 1-2 h Demi-vie : 1-6 h (facteur de l'acétylation) Distribution : très bonne, LCR (20-90 p. 100/ concentration sanguine selon l'inflammation des méninges) Métabolisme : acétylation (acétyleurs lents/ rapides) Élimination urinaire

AVK : antivitamine K.

Modalités d'administration		*Utilisation*		*Contre-indications*	*Principaux effets secondaires*	*Principales interactions*
Spécifiques	*Précautions générales*	*Grossesse*	*Allaitement*			
À prendre pendant ou en dehors des repas Pas d'adaptation de la posologie à la clairance rénale Adapter les doses si insuffisance hépatique sévère Les aliments riches en histamine et en tyramine sont théoriquement à prendre avec modération (certains fromages)	*Voie orale* : la prise doit se faire à jeun	Oui	Non	Insuffisance hépatique Allergie à l'isoniazide Allaitement	Hépatoxicité, ↑ avec rifampicine Troubles digestifs Neurotoxicité Neuropathies Anémie Manifestations cutanées (2 p. 100)	AVK Médicaments néphrotoxiques (pyrazinamide, rifampicine) Anti-acides, topiques gastro-intestinaux (diminution de l'absorption) Carbamazépine (augmentation des concentrations plasmatiques)

9

β-LACTAMINES : CÉPHALOSPORINES

DCI	*Nom de spécialité de référence, génériques, présentation*	*Posologies*		*Paramètres pharmacocinétiques utiles*
		Adultes	*Enfants*	
Céfaclor (C1G)	Alfatil®/Gé (Liste I, SS 65 p. 100) Poudre sol buvable 125 mg/5 ml, 250 mg/5 ml Cp LP 375/500 mg, boîte de 8 Gél 250 mg, boîte de 12	7 500-1 500 mg/j en 3 prises	20-40 mg/kg/j Dose maxi. 1 g/j en 3 prises	Biodisponibilité : 80 p. 100 Fp : 25-50 p. 100 Demi-vie : 0,7 h Distribution : dans tout l'organisme, ne passe pas dans le LCR Pas de métabolisation Élimination urinaire
Céfépime (C3G)	Axépim® (Liste I, SS 65 p. 100) Fl 500 mg, 1 g Fl IV 2 g Conditionnement unitaire Prescription hospitalière	2-4 g/j IV en 2 fois (jusqu'à 6 g/j en 3 fois pour les infections sévères) IM possibles si 2 g/j	Enfant, nourrisson > 2 mois : 50 mg/kg IV 3 fois/j	IM : résorption complète Fp : 19 p. 100 Demi-vie : 2 h Distribution : dans tout l'organisme ; dans le LCR : 2-6 mg/l Métabolisation : 7 p. 100 Élimination urinaire
Ceftazidime (C3G)	Fortum®/Gé Fl IM/IV : 1 g Poudre IV : 2 g IM/IV : 250, 500 mg Fortumset®/Gé Fl : 1, 2 g Poudre perf IV : 2 g (Liste I, SS 65 p. 100) Conditionnement unitaire Prescription hospitalière	Discontinue IV lente en 3 injections Adulte : 3-6 g/j (jusqu'à 12 g/j), maxi. 2 g par injection Continue : dose de charge de 2 g, puis 4-6 g/j	Discontinue IV en 3 infections Enfant, nourrison : 50 mg/kg/j, jusqu'à 200 mg/kg/j dans les infections de type méningite NN : 25-50 mg/kg/j	Demi-vie : 1,8 h Fp : très faible C_{max} : 35-40 mg/l (1 g IM), 105-112 mg/l (1 g IVD) Distribution : dans tout l'organisme, LCR : 20-40 p. 100 Pas de métabolisation Élimination urinaire
Ceftriaxone (C3G)	Rocéphine®/Gé (Liste I, SS 65 p. 100) 1 g/10 ml IV, SC, IM 500 mg/5 ml IV, SC, IM	1-2 g/j en 1 injection IVL ou perf ou IM ou SC (hors méningite) Maxi. IM : 1 g par injection	Enfant : 50 mg/kg/j en 1 injection (méningite : 70-100 mg/kg/j en 1 ou 2 injections IV de 60 min) NN : 50 mg/kg/j en 1 injection, quelle que soit l'indication	IM, SC : résorption complète Demi-vie : 8 h Fp : 80-90 p. 100 C_{max} : 75-95 mg/l (1 g IM), 135-155 mg/l (1 g IV) Distribution : dans tout l'organisme, LCR : 4-46 p. 100/sang Métabolisation : faible Élimination : urinaire (60 p. 100), biliaire (40 p. 100)

Modalités d'administration, surveillance		*Utilisations*		*Contre-indications*	*Principaux effets secondaires*	*Principales interactions*
Spécifiques	*Précautions générales*	*Grossesse*	*Allaitement*			
À prendre 1 h après le repas Poudre reconstituée : conservation de 14 j entre 4 et 8 °C	Adaptation des doses en fonction de la clairance rénale Allergie croisée pénicilline/céphalosporine : 5- 10 p. 100	Oui	Oui	Allergie, enfant < 6 mois pour les gél	*Voir* Chapitre 4	AVK Médicaments néphrotoxiques
Perfusion 30 min IM profonde IV lente Compatible G 5 p. 100, NaCl 9 p. 100	Adaptation des doses en fonction de la clairance rénale Allergie croisée pénicilline/céphalosporine : 5-10 p. 100	Oui	Oui	Allergie	*Voir* Chapitre 4	AVK
Forme set IV : dilution 1 g/50 ml Forme IV : dilution 1 g/25 ml Compatible G 5 p. 100, NaCl 9 p. 100	Adaptation des doses en fonction de la clairance rénale Allergie croisée pénicilline/céphalosporine : 5-10 p. 100	Oui	Oui	Allergie	*Voir* Chapitre 4	AVK
IM, SC, IV Compatible G 5 p. 100, NaCl 9 p. 100	Adaptation des doses en fonction de la clairance rénale Allergie croisée pénicilline/céphalosporine : 5- 10 p. 100	Oui	Oui	Allergie Prématuré NN à terme si bilirubinémie et/ou apports calciques (précipitation)	*Voir* Chapitre 4	AVK Médicaments néphrotoxiques Ne pas mélanger avec solutions calciques

DCI	*Nom de spécialité de référence, génériques, présentation*	*Posologies*		*Paramètres pharmacocinétiques utiles*
		Adultes	*Enfants*	
Céfixime (C3G)	Oroken®/Gé (Liste I, SS 65 p. 100) Poudre pour susp buvable nourrisson : 40 mg/5 ml Poudre pour susp buvable enfant : 100 mg/5 ml Cp 200 mg, boîte de 8	400 mg/j en 1 ou 2 prises (1 prise pour les urétrites gonococciques)	Enfant > 6 mois : 8 mg/kg/j	Biodisponibilité : 50 p 100 Demi-vie : 3,5 h Fp : 70 p. 100 C_{max} : 3 mg/l pour 200 mg Distribution : dans tout l'organisme, LCR faible Pas de métabolisation Élimination : urinaire (75 p. 100), biliaire (25 p. 100)
Céfuroxime axétil (C2G)	Zinnat®/Gé (Liste I, SS 65 p. 100) Cp 125, 250, 500 mg, boîte de 8 Gran susp buvable enfant et nourrisson : 125 mg, boîte de 8 Gran susp buvable enfant et nourrissons : 125 mg/5 ml (40 ou 80 ml)	500-1 000 mg/j en 2 prises par jour selon indication	< 17 kg : 30 mg/kg/j 2 prises (sphère ORL) < 34 kg : 30 mg/kg/j en 2 prises > 17 kg ou > 34 kg : 500-1 000 mg en 2 prises par jour (selon indication)	Biodisponibilité : 30-40 p. 100 Demi-vie : 1,2 h Fp : 30 p. 100 Distribution : dans tout l'organisme, LCR : passage si méninges enflammées Pas de métabolisation Élimination principalement urinaire
Cefpodoxime proxétil (C3G)	Orelox®/Gé (Liste I, SS 65 p. 100) Cp 100 mg, boîte de 8 Gran susp buvable : 40 mg/5 ml	400 mg/j en 2 prises	Enfant et nourrisson : 8 mg/kg/j	Biodisponibilité : 40-50 p. 100 Demi-vie : 2,4 h Fp : 40 p. 100 Diffusion bonne Métabolisation faible Élimination urinaire majoritaire

AVK : antivitamine K.

Modalités d'administration, surveillance		*Utilisations*		*Contre-indications*	*Principaux effets secondaires*	*Principales interactions*
Spécifiques	*Précautions générales*	*Grossesse*	*Allaitement*			
Pendant ou en dehors des repas	Adaptation des doses en fonction de la clairance rénale Allergie croisée pénicilline/céphalosporine : 5-10 p. 100	Oui	Oui	Allergie	*Voir* Chapitre 4	AVK Médicaments néphrotoxiques
À prendre pendant les repas (augmentation de 25-50 p. 100 avec la nourriture pour la forme cp)	Adaptation des doses en fonction de la clairance rénale Allergie croisée pénicilline/céphalosporine : 5-10 p 100	Oui	Oui	Allergie Gran : phénylcétonurie (aspartam)	*Voir* Chapitre 4	AVK Médicaments néphrotoxiques
Pendant les repas (augmentation de la biodisponibilité), à distance des topiques gastro-intestinaux ou anti-acides (diminution de la biodisponibilité)	Adaptation des doses en fonction de la clairance rénale Allergie croisée pénicilline/céphalosporine : 5-10 p. 100	Oui	Oui	Allergie Phénylcétonurie (aspartam)	*Voir* Chapitre 4	AVK, médicaments néphrotoxiques Topiques gastro-intestinaux ou anti-acides (diminution de la biodisponibilité)

10

β-LACTAMINES : PÉNICILLINES

DCI Principe actif (PA)	*Nom de spécialité, présentation (Prescription/ remb. SS)*	*Posologies*		*Paramètres pharmaco-cinétiques utiles*
		Adultes	*Enfants*	
Phénoxy-méthyl-pénicil-line	Oracilline® (Liste I, SS 65 p. 100) Susp buvable : 250 000 UI/5 ml, fl 120 ml 500 000 UI/5 ml, fl 120 ml 100 000 UI/10 ml, fl 180 ml Cp sécables : 1 MUI/cp Boîte de 12	*Curatif* : 2 à 4 MUI/24 h *Prophylaxie* : 2 MUI/24 h	*Curatif* : 50 000 à 100 000 UI/kg/j *Prophylaxie* : NN et enfant 10 à 40 kg : 50 000 UI/kg/j Ne pas dépasser 100 000 UI/kg/j Liaison protéique : 65-80 p. 100 Diffusion. : Tissus mous : bonne LCR : faible	Biodisponibilité orale : 65 p. 100 Pic plasmatique adulte : 30 à 60 min, plus précoce que chez l'enfant Élimination rénale : 50 p. 100 en 12 h sous forme inchangée Demi-vie : 0,6 à 1 h
Benzathine-pénicil-line	Extencilline® (Liste I, SS 65 p. 100) Fl, poudre et solvant pour suspension injectable IM 2 ml par dose 0,6 MUI : 5,5 mg Na 4 ml par dose 1,2 MUI : 11 mg Na 8 ml par dose 2,4 MUI : 22 mg Na Boîtes unitaires	*Prophylaxie des rechutes de RAA* : 2,4 MUI tous les 15 j *Tréponématose* : 2,4 MUI tous les 8 j, adaptation posologique si insuffisance rénale	*Prophylaxie des rechutes de RAA* : 0,6 à 1,2 MUI tous les 15 j	Pic sérique : 12-24 h Diffusion : tissulaire faible, humorale bonne Bonne élimination rénale majoritaire : J14 après IM 2,4 MUI Taux *sérique* : 0,12 µg/ml à J14 après IM 2,4 MUI
Ertapénem	Invanz® (Liste I, SS 65 p. 100) Prescription initiale hospitalière Rétrocession hospitalière Flacon 1 g, 20 ml, poudre à reconstituer	Adulte et adolescent de 13-17 ans : 1 g/24 h en 1 fois *Prophylaxie* : IV 1 h avant incision	3 mois-12 ans : 15 mg/kg/j Ne pas dépasser 1 g/j en 1 fois *Prophylaxie* : IV 1 h avant incision	C_{max} 1 h, 1 g : 155 µg/ml Liaison protéique : > 92 p. 100 Élimination urinaire : 80 p. 100 de la dose, 50 µg/ml à 12 h Pas d'adaptation posologique chez l'insuffisant rénal si Clcr > 30 ml/min. Abstention au-dessous Métabolisme hépatique
Imipénem, cilastatine	Tienam® (Liste I, SS 65 p. 100) Prescription initiale hospitalière	IM : 500 mg toutes les 12 h IV, normorénal : 1 à 2 g en 3-4 perfusions	IM recommandé, non étudié : 500 mg toutes les 12 h si plus de 3 ans	Liaison protéique : – imipénem : 20 p. 100 – cilastatine : 40 p. 100

Modalités d'adminis-tration, surveillance	*Utilisations, mentions du RCP*		*Contre-indications*	*Principaux effets indésirables*	*Principales interactions*
	Grossesse	*Allaite-ment*			
En 2 à 3 prises/24 h Cuillère mesure : 5 ou 10 ml Contient du saccharose (70 p. 100), de l'alcool Suspension buvable : conservation < 25 °C après ouverture	Oui	Possible pendant traite-ment Passage dans le lait faible	Allergie aux pénicillines β-Lacta-mines : sensibilité croisée dans 5 à 10 p. 100 des cas	Manifestations réversibles à l'arrêt du traitement : – allergiques : fièvre, rash – digestives : nausées, vomissements… – immuno-allergiques : anémie et/ou leucopénie et/ou thrombopénie	Métho-trexate : poten-tialise la néphro-toxicité tubulaire
IM profonde ; réparti-tion aseptique dans l'eau ppi Agiter soigneusement Stabilité : 4 °C < 24 h après reconstitution	Oui si besoin	Possible pendant traite-ment Passage dans le lait faible	Absolue : allergie aux β-lacta-mines	Manifestations réversibles à l'arrêt du traitement : – allergiques : fièvre, rash – digestives : nausées, vomissements… – immuno-allergiques : anémie et/ou leucopénie et/ou thrombopénie	Méthro-trexate : *voir* plus haut
IV, adulte-adolescent : Solubiliser ertapénem par 10 ml d'eau ppi, dissoudre soigneuse-ment la totalité (100 mg/ml) Transférer en poche ou flacon (après avoir retiré 10 ml du flacon) de 50 ml de Nacl 9 p. 1 000 isotonique *IV, 3 mois à 12 ans : voir* Vidal® Stabilité après recons-titution : 6 h à 25 °C	Au cas par cas, selon bénéfice mater-nel/ risque fœtal	Passage dans le lait Allaite-ment à sus-pendre	Hypersensi-bilité aux pénèmes Hypersensi-bilité sévère aux β-lacta-mines	Manifestations : – hématologiques : céphalées, étourdissement – vasculaires : phlébites, thrombophlébite – digestives : nausées, vomissements, diarrhées… – locorégionales : douleur, brûlure au site d'adminis-tration	Acide val-proïque (taux plasma-tiques diminués)
IM : profonde IV : 3-4 perfusions de 30 min/j	À éviter	Passage dans le lait inconnu À éviter	IM : allergie à la lidocaïne ou aux anesthési-ques locaux de type amide	Manifestations décrites avec formes IV : – cutanée : rash…	Positivation du test de Coombs direct

DCI Principe actif (PA)	*Nom de spécialité, présentation (Prescription/ remb. SS)*	*Posologies*		*Paramètres pharmaco-cinétiques utiles*
		Adultes	*Enfants*	
Imipénem, cilastatine (*suite*)	IM : 500 mg – amp 2 ml, par dose – imipénem 500 mg – cilastatine 500 mg – lidocaïne 14 mg – sodium 32 mg IV, 250 mg et 500 mg – fl poudre par dose – imipénem 500 ou 250 mg – cilastatine 500 ou 250 mg – sodium 3,28 mEq pour 1 g	IV, insuffisant rénal : – ClCr ≥ 31 ml/ min : 0,5 g en 3-4 fois/j – ClCr > 11 ml/ min : 0,5 g en 2-3 fois/j – Clcr < 10 ml/ min : 0,25-0,5 g en 2 fois/j	IV : – enfant > 40 kg = adulte – enfant < 40 kg : 60 mg/kg/j en 4 perfusions – 3 mois à 3 ans : 100 mg/kg/j (dose < 2 g/2 h)	Diffusion interstitielle : bonne Dialysable à 80 p. 100 Biodisponibilité IM : 75 p. 100 IV Demi-vie 1 h : – taux > 10 mg/l pendant 8 h – 75 p. 100 de la dose administrée éliminée par le rein en 24 h *IM* : C_{max} 2 h : 6-13 mg/l *IV* : adulte, C_{max} en 20 min : – 250 mg : 12-20 mg/l – 500 mg : 21-58 mg/l – 1 000 mg : 41-83 mg/l
Cloxacilline sodique mono-hydratée	Orbénine® (Liste I, SS 65 p. 100) *Voie orale* : gél 500 mg	Adulte et enfant > 12 ans : 25-250 mg/kg/j 2 gél matin et soir	Voie orale Enfant 6-12 ans : 25-50 mg/kg/j 1 gél matin et soir	Biodisponibilité : voie orale, 70 p. 100 Liaison protéique : 90 p. 100 Diffusion : tissus mous et osseux bonne C_{max} 1 h : dose-dépendante, 9 mg/l pour 500 mg Demi-vie : 45 min Métabolisme faible Diffusion osseuse et synoviale Élimination rénale sous forme active
	Injectable : poudre et solvant IV : fl, 1 g/5 ml, solvant ppi IM : fl, poudre 1 g/5 ml, solvant avec 150 mg d'alcool benzylique	*Curatif* : IM, IV 50-100 mg/kg/j *Prophylaxie* (≤ 24 h) : 2 g IV à l'induction, puis 1 g IV toutes les 2 h jusqu'à la fermeture cutanée	*Curatif* : IM, IV Enfant > 3 ans : 50-100 mg/kg/j *Prophylaxie* (≤ 24 h) : 2 g IV à l'induction, puis 1 g IV toutes les 2 h jusqu'à la fermeture cutanée	C_{max} IV : 20 min, IM : 45 min Diffusion dans les tissus mous et osseux : bonne Élimination urinaire : 75 p. 100 en 6 h, dont 25 p. 100 sous forme active Élimination biliaire : 25 p. 100 sous forme active

Modalités d'adminis-tration, surveillance	*Utilisations, mentions du RCP*		*Contre-indications*	*Principaux effets indésirables*	*Principales interactions*
	Grossesse	*Allaite-ment*			
Agiter 3 min après reconstitution, perfuser seul Conservation 4 h : 25 °C, 24 h : 4 °C Coloration des urines	Données insuffi-santes		BAV IV : allergie aux β-lacta-mines	– digestives : nausées, vomisse-ments… – immuno-allergi-ques : diminution des GR, GB et/ou plaquettes – locorégionales : brûlures au point d'injection – hépatites – encéphalopathies – métaboliques, si surdosage en cas d'insuffisance rénale – neurologiques	Acide valproïque Lactates
Voie orale : 30 min avant le repas 1 gél = 26,4 mg de sodium	Possible	Passage dans le lait	Gél si enfant < 6 ans NN : compéti-tivité avec bilirubine sur pro-téine, risque d'ictère nucléaire Allergie aux pénicillines Croisement avec allergie aux autres β-lacta-mines : 10-20 p. 100	Manifestations : – allergiques : rash… – cutanées : maculopapule… – digestives : nausées, vomisse-ments, diarrhées – hématologiques : diminution des GR, GB, plaquettes	Métho-trexate
Incompatibilités IV et IM nombreuses Administrer seule Solvant IM et IV spécifiques à respecter 52,8 mg Na/g	Possible	Passage dans le lait	IM : si enfant < 3 ans (alcool benzylique) NN : ictère nucléaire	*Idem* voie orale	*Idem* voie orale

DCI Principe actif (PA)	***Nom de spécialité, présentation (Prescription/ remb. SS)***	***Posologies***		***Paramètres pharmaco-cinétiques utiles***
		Adultes	***Enfants***	
Oxacilline	Bristopen® (Liste I, SS 65 p. 100) *Voie orale* : Gél 500 mg Boîte de 12 Poudre pour sirop à 250 mg/5 ml, fl 60 ml *IM, IV* : Fl, poudre 1 g Amp. eau ppi (5 ml) Boîte unitaire 28 mg Na/g 20,9 mg Na/mesure	2 gél 500 mg × 2/j Insuffisance rénale : pas d'adaptation nécessaire	*Voie orale* : Enfant : 2 cuillères mesures 250 mg 2 fois/j Nourrisson : 1 demi-cuillère mesure 250 mg/ 5 kg de poids 2 fois/j Insuffisant rénal : pas d'adaptation nécessaire *IM, IV* : 50-100 mg/kg/j NN : 25-100 mg/ kg/j en IV	Pic sérique : 4 µg/ml en 1 h C_{max} VO : 500 mg Biodisponibilité voie orale : 41 p. 100 Biotransformation hépatique : 45 p. 100 Liaison protéique : 90 p. 100 Diffusion tissulaire : rapide dont liquide amniotique Élimination urinaire 30 p. 100 de la dose administrée en 24 h ; 1 000 µg/ml à 6 h C_{max} IM 500 mg : 11 µg/ml, 30 min C_{max} IV 500 mg : 43 µg/ml, 5 min
Amoxicilline (Forme orale)	Amodex® <u>Gé</u> (Liste I, SS 65 p. 100) Cp dispersible 500 mg boîte de 12 gél Suspension buvable 60 ml : – 500 mg, mesure de 5 ml – 250 mg, mesure de 2,5 ml Bactox® <u>Gé</u> (Commercialisé à l'export) Gél 500 mg Susp buvable : fl 500, 250, 125 mg par mesure Clamoxyl® (Liste I, SS 65 p. 100) Cp dispersible, boîte de 3, 6, 14 cp Gél 500 mg, boîte de 12 gél Susp buvable : fl 500, 250, 125 mg par mesure de 2,5 ou 5 ml Sachets 1 g, boîte de 12	*Normorénal* : 1,5-2 g/j en 2-3 prises *Insuffisant rénal* : Clcr : 10-30 ml/ min : demi-dose chaque 12 h Clcr < 10 ml/min : demi-dose par 24 h Maladie de Lyme : 4 g/j Endocardite : 100-200 mg/kg/j Prophylaxie de l'endocardite bactérienne : 3 g 1 h avant le geste à risque	*Normorénal* : Jusqu'à 30 mois : 50-100 mg/kg/ 24 h toutes les 8 h Plus de 30 mois : 25-50 mg/kg/ 24 h en 3 prises Infections sévères : jusqu'à 150 mg/ kg/j, sans dépasser 6 g/24 h	Biodisponibilité orale : 80 p. 100 Pic sérique à 2 h : 7-10 µg/ml avec 500 mg Élimination rénale : 60 p. 100 en 6 h, 20 p. 100 sous forme inchangée Hémodialysable Diffusion humorale et tissulaire bonne Liaison protéique : 17 p. 100

Modalités d'adminis-tration, surveillance	*Utilisations, mentions du RCP*		*Contre-indications*	*Principaux effets indésirables*	*Principales interactions*
	Grossesse	*Allaite-ment*			
Voie orale : 30 min avant repas Gél : avec eau à partir de 6 ans Suspension pour sirop : compléter avec l'eau minérale ou bouillie au trait gravé du flacon agiter, compléter, vérifier transparence finale Conserver à 4 °C ; la conservation au froid atténue l'amertume à la prise Stabilité : 15 j *IM* : profonde *IV* : lente (3 min)	À envi-sager avec précau-tion	Passage dans le lait Allaite-ment à suspen-dre	Allergie aux pénicillines	Manifestations réversibles à l'arrêt du traitement : – allergiques : fièvre, urticaire, œdème de Quincke… – digestives : nausées – néphrite – élévation des transaminases modérée – hématologiques : diminution des GR, GB, plaquettes	Prise simul-tanée d'autres médica-ment décon-seillée
Voie orale pendant ou hors repas, toutes les 8 h Gél à partir de 3 ans avec un verre d'eau Susp buv en 500, 250 ou 125 mg par mesure de 2,5 ou 5 ml en 3 prises pour enfant < 6 ans toutes les 8 h 1 mesure 5 ml = ±6 mg de sodium 1 flacon = 12 cuillères mesures Surveillance de surdosage (mani-festations neuro-psychiques) Aromatisation : – Bactox Gé cp hydrodispersible : orange, citron – Amodex Gé susp : arôme non renseigné – Bactox Gé susp : arôme fraise, citron – Clamoxyl® susp : arôme pêche, fraise	Oui, si besoin	Passage dans le lait possible	Allergie aux β-lacta-mines Mono-nucléose infectieuse	Manifestations : – allergiques – cutanées – digestives : diarrhées, nausées – immuno-allergique : urticaire, œdème de Quincke – néphrite	Méthotre-xate Interférence avec les tests bio-logiques à fortes concen-trations Faux positifs (glyco-surie, gly-cémie)…

DCI Principe actif (PA)	*Nom de spécialité, présentation (Prescription/ remb. SS)*	*Posologies*		*Paramètres pharmaco-cinétiques utiles*
		Adultes	*Enfants*	
Amoxi-cilline (Forme orale) (*suite*)	Bristamox® <u>Gé</u> (Liste I, SS 65 p. 100) Gél 500 mg, boîte de 12 gél Susp buvable : 500, 250, 125 mg pour 5 ml Hiconcil® (Liste I, SS 65 p. 100) Gél 500 mg, boîte de 12 gél Susp buvable : 500, 250, 125 mg pour 5 ml Fl 60 ml			
Amoxi-cilline (Forme injec-table)	Bactox® <u>Gé</u> (Liste I, réservé à l'export) Clamoxyl® (Liste I, SS 65 p. 100) IM, poudre et solvant fl poudre : 1 g ou 500 mg d'amoxi-cilline + solvant avec alcool benzylique Boîte unitaire IV, poudre pour solution en fl – IV : 2 g – IV, IM : 1 g ou 500 mg, boîtes de 10 fl	*IM* : 2-4 g/24 h en 2 injections *IV* : 2-12 g/24 h selon infection et fonction rénale : – Clcr : 10-30 ml/min : 1 g, puis 500 mg toutes les 12 h – Clcr < 10 ml/min : 1 g, puis 500 mg toutes les 24 h	*IM* : enfant et NN : 50 mg/kg/24 h *IV* : 100-200 mg/kg/j Prématuré : 100 mg/kg/j	Liaison protéique : 17 p. 100 Dialysable Excrétion urinaire plus ou moins 70 p. 100 sous forme active en 6 h Excrétion biliaire : plus ou moins 10 p. 100 Diffusion tissulaire (dont LCR et liquide amniotique) bonne *IM* ; pic sérique en 30-60 min : 22 µg/ml avec 1 g *IV* rapide : C_{max} : 187 µg/ml à 1 min, avec 1 g Pic sérique proportionnel à la dose
Amoxi-cilline (AMX)-acide cla-vulanique (AC) (Forme orale)	Ciblor® (Liste I, SS 65 p. 100) Augmentin® <u>Gé</u> (Liste I, SS 65 p. 100) Cp 500 mg/62,5 mg Boîte de 16 et 24 cp Poudre pour susp buvable	*Normorénal* : 1 prise = 1 sachet 1 g ou 2 cp 200 mg 2 g/j en 2 prises 3 g/j en 3 prises	*Enfant normo-rénal* : 80 mg/kg/j en 3 prises *Nourisson* : 80 mg/kg/j en 3 prises	*Adulte* : Pic sérique : 1 g/125 mg AMX : 13 mg/l à 60 min AC : 3 mg/l à 60 min *Enfant* : Pic sérique : 27 mg/kg/3,3 mg/kg

Modalités d'administration, surveillance	*Utilisations, mentions du RCP*		*Contre-indications*	*Principaux effets indésirables*	*Principales interactions*
	Grossesse	*Allaitement*			
Hiconcil® susp : arôme framboise, fraise Toutes les suspensions contiennent par mesure au moins 2 g de saccharose ± 6 mg de sodium					
IM : Jamais en IV (solvant alcool benzylique) Administration IM immédiate Adulte : < 1 g en 1 fois Enfant : < 50 mg/kg en 1 fois Pas d'IM chez l'enfant < 3 ans (alcool benzylique) *IV* : Jamais en IM Ne jamais mélanger à d'autres administrations IV IV directe lente (3-4 min) : dissolution sur la base de 1 g dans 20 ml ou 2 g dans 40 ml d'eau ppi Perfusion discontinue (30-60 min) : dilution dans NaCl 9 p. 1 000 (stabilité 6 h) ou dans glucose isotonique (stabilité 1 h)	Possible si besoin	Possible ; passage dans le lait faible	*IV* ou *IM* : Allergie aux β-lactamines	*Voir* Amoxicilline (forme orale)	*Voir* Amoxicilline (forme orale)
Formes buvables : – teneur en sodium et glucose, *voir* RCP – stabilité : 7 j à 4 °C En début de repas de préférence	Si besoin	Possible, passage dans le lait faible	Allergie aux pénicillines	Manifestations réversibles à l'arrêt du traitement : – allergiques : fièvre, urticaire, œdème de Quincke…	Prise simultanée d'autres médicament déconseillée Méthotrexate Allopurinol

DCI Principe actif (PA)	*Nom de spécialité, présentation (Prescription/ remb. SS)*	*Posologies*		*Paramètres pharmaco-cinétiques utiles*
		Adultes	*Enfants*	
AMX-AC (Forme orale) (*suite*)	Sachets 1 g/125 mg, 500 mg/62,5 mg, 250 mg/31,25 mg Fl 60 ml ou 30 ml, de 100 mg/12,5 mg la dose à 500 mg/12,5 mg la dose	*Insuffisant rénal* : Clcr 10-30 ml/min : 1 g toutes les 12 à 24 h Clcr < 10 ml/min : à ajuster	*Insuffisant rénal* : Clcr 10-30 ml/ min : 15 mg/kg/ prise en 2 fois Clcr < 10 ml/min : ajuster ≤ 15 mg/kg/j	AMX : 13 mg/l AC : 2,5 mg/l Liaison protéique : AMX : 17 p. 100 AC : 22 p. 100 Diffusion humorale et tissulaire : bonne Élimination rénale avec concentration dans les urines : AMX : 65 p. 100 dose AC : 30-45 p. 100 dose
Amoxi-cilline (AMX)-acide cla-vulanique (AC) (Forme injec-table)	Augmentin® <u>Gé</u> (Liste I, SS 65 p. 100) Poudre pour prépa-ration injectable – fl 2 g/200 mg, boîte de 10 – fl 500 mg/50 mg, boîte de 10	*Normorénal* : 1 g 2-4 fois/j *Insuffisant rénal* : Clcr 10-30 ml/min : 1 g, puis 500 mg d'AMX toutes les 12 h Clcr < 10 ml/min : 1 g, puis 500 mg d'AMX/j	Enfant, nourrisson, NN : 100 mg d'AMX/kg/j en 4 fois ; jusqu'à 200 mg/kg/j en 4 fois	IV, C_{max} 1 g/200 mg : – AMX : 99 µg/ml – AC : 2 µg/ml Demi-vie d'élimina-tion : 1 h Liaison protéique : – AMX : 17 p. 100 – AC : 22 p. 100 Diffusion : humorale et tissulaire bonne Élimination rénale avec concentration dans les urines : – AMX : 65 p. 100 de la dose – AC : 30-45 p. 100 de la dose
Aztréonam	Azactam® (Liste I, SS 65 p. 100) Voie injectable Poudre pour voie parentérale, boîte unitaire 1 fl = 1 g	*Normorénal* : Selon infections 1 g IM dose unique 4-6 g/j IM, en 3-4 injections (8 g maxi.) *Insuffisant rénal* : Clcr 10-30 ml/min : demi-dose Clcr < 10 ml/min : quart de dose	Réservé à l'adulte	C_{max} IM 1 g : 46 µg/ml, 1 h C_{max} IV 1 g : 125 µg/ml, 1 h Demi-vie plasma-tique : 1,7 h Diffusion : humorale et tissulaire bonne Liaison protéique : 56 p. 100 Élimination urinaire : 60-70 p. 100 sous forme inchangée Dialysable : réinjecter 1/8e de la dose après la séance

Modalités d'adminis-tration, surveillance	Utilisations, mentions du RCP		Contre-indications	Principaux effets indésirables	Principales interactions
	Grossesse	Allaite-ment			
		Inter-rompre allaite-ment si effets indési-rables chez le NN (diar-rhée…)		– digestives : nausées – néphrite – élévation des transaminases modérée – hématologiques : diminution des GR, GB, plaquettes	
IV très lente (> 3 min) ou perfusion rapide (± 30 min) NaCl 9 p. 1 000 ou Ringer	Si besoin	Possible Inter-rompre l'allaite-ment si diarrhée ou érup-tion chez le NN	Allergie aux pénicillines, à un consti-tuant	Manifestations réversibles à l'arrêt du traitement – allergiques : fièvre, œdème de Quincke… – digestives : nausées – néphrite – élévation des transaminases modérée – hématologiques : diminution des GR, GB, plaquettes	Métho-trexate
IM ou IV (perfusion courte) Ne pas administrer avec d'autres antibiotiques ou médicaments	Oui, selon bénéfice attendu	Possible, passage dans le lait très faible	Allergie à l'aztréo-nam et aux macrolides Insuffisance hépatique sévère Alcaloïdes, ergot de seigle (bro-mocriptine) Par extension, contre-indications aux macro-lides	Manifestations réversibles à l'arrêt du traitement : – digestives	Éviter boissons alcoo-lisées Acide val-proïque, valpro-mide : augmen-tation du risque de crises convul-sives

DCI Principe actif (PA)	*Nom de spécialité, présentation (Prescription/ remb. SS)*	*Posologies*		*Paramètres pharmaco-cinétiques utiles*
		Adultes	*Enfants*	
Pivmecil-linam	Selexid® (Liste I, SS 65 p. 100) Cp 200 mg Boîte de 12	*Normorénal* : 600-800 mg/j en 2-3 prises matin, (midi), soir *Infection sévère* : ne pas dépasser 1 600 mg/j	Non disponible	Biodisponibilité orale : 75 p. 100 du précurseur du mecillinan C_{max} à 60 min pour 200, 400 ou 800 mg : 2,5, 4 et 6,5 µg/ml Diffusion : humorale et tissulaire bonne (foie) Liaison protéique : 10 p. 100 Élimination urinaire : 70 µg/l en 6 h, 40-45 p. 100 de la dose sous forme inchangée
Bénéthamine benzyl-pénicilline	Biclinocilline® (Liste I, SS 65 p. 100) Poudre et solvant ppi (3 ml) Bénéthamine benzylpénicilline : 0,6 MUI Benzylpénicilline : 0,4 MUI Soit : 1 MUI	1-2 MUI/j ou tous les 2 j	< 6 mois : 0,5 MUI tous les 2 j > 6 mois : 1 MUI tous les 2 j	C_{max} après 1 h d'injection unique : taux thérapeutique maintenu pendant 4-5 j

BAV : bloc auriculoventriculaire ; GB : globules blancs ; GR : globules rouges ; NN : nouveau-né ; RAA : rhumatisme articulaire aigu ; SNC : système nerveux central.

Modalités d'adminis-tration, surveillance	*Utilisations, mentions du RCP*		*Contre-indications*	*Principaux effets indésirables*	*Principales interactions*
	Grossesse	*Allaite-ment*			
Insuffisance rénale : adaptation selon IR Clcr après dose 15-30 ml/min : posologie divisée par 2 Clcr < 15 ml/min : posologie divisée par 3	Pas de nocivité à ce jour pendant 2e et 3e trimestres	Passage dans le lait faible	Allergie aux β-lactamines Infection par le groupe des herpès-virus, mononucléose infectieuse Allergiques	Manifestations réversibles à l'arrêt du traitement : – allergiques : fièvre, urticaire, œdème de Quincke… – toxiques directs : foie, SNC – hématologiques : diminution des GR, GB, plaquettes	Allopurinol : augmentation de l'incidence effets cutanés
Allergie croisée aux céphalosporines	Possible	Possible	Allergie aux pénicillines	Manifestations réversibles à l'arrêt du traitement : – allergiques : fièvre, urticaire, œdème de Quincke… – toxiques directs : foie, SNC – hématologiques : diminution des GR, GB, plaquettes	Méthotrexate

11

CYCLINES

DCI Principe actif (PA)	*Nom de spécialité, présentation (prescription/ remb. SS)*	*Posologies*		*Paramètres pharmacocinétiques utiles*
		Adultes	*Enfants*	
Doxy-cycline	Doxy® Gé 100 g 100 mg, boîte de 15 et 30 cp Doxy® Gé 50 g Boîte de 14 et 28 cp Doxylis® Gé 100 mg, boîte de 30 cp Granudoxy® Gé 100 mg, boîte de 5, 15 et 28 cp sécables Spanor® Gé 100 mg, boîte de 5, 15 et 30 cp sécables Tolexine® Gé 50 mg, boîte de 14 et 28 cp 100 mg boîte de 14 et 28 cp Vibramycine® 100 mg, boîte de 5 et 30 cp sécables (Liste I, SS 65 p. 100)	> 60 kg : 200 mg/j < 60 kg : 200 mg/j, puis 100 mg Situation particulière, *voir* RCP	Au-dessus de 8 ans Acné : 4 mg/kg/j Situation particulière, *voir* RCP	Absorption > 90 p. 100 dans le tube digestif C_{max} : 2-4 h Demi-vie : 16-22 h Non modifiée par l'hémodialyse Diffusion : tissulaire et osseuse extracellulaire, concentration biliaire Élimination rénale (40 p. 100) et hépatique (32 p. 100) Concentration urinaire : 10 fois celle plasmatique
Lymé-cycline	Tétralysal® (Liste I, SS 65 p. 100) 150 mg, boîte de 16 et 56 gélules, lactose	600 mg/j	Au-dessus de 8 ans Acné : 300 mg/j pendant au moins 3 mois, diminution des doses possible	C_{max} : 2-3 h Demi-vie : 10 h Diffusion : tissus mous et osseux Élimination urinaire > biliaire en 2 j Lp : non renseignée
Méta-cycline	Lysocline® (Liste I, SS 65 p. 100) VO : 300 mg, boîte de 12 gélules	600 mg/j Acné : pendant 3 mois minimum	Au-dessus de 8 ans 75-150 mg/ 10 kg/j Acné : pendant 3 mois minimum	Absorption : 60 p. 100 de la dose C_{max} : 2-3 h Diffusion : importante (tissus mous, osseux, salive, sauf LCR) Lp : 78 p. 100 Demi-vie : 14 h Élimination rénale (35 p. 100) et hépatique (65 p. 100)

Modalités d'administration, surveillance	*Utilisations, mentions du RCP*		*Contre-indications, précautions d'emploi*	*Principaux effets indésirables*	*Principales interactions*
	Grossesse	*Allaitement*			
Adulte ≥ 60 kg : 200 mg en 1 prise Prise avec liquide (1 verre d'eau) et pendant repas plus de 1 h avant coucher Déséquilibre	1er trimestre : à éviter Contre- indication absolue : 2e et 3e trimestres	Passage dans le lait Déconseillé	Contre- indication absolue : allergie aux cyclines, aux rétinoïdes	Troubles généraux des cyclines : – digestifs – allergiques – photosensibili- sation – hématologiques Enfant et fœtus Hypoplasie Dyschromie de l'émail dentaire	Contre- indications à surveiller Anticoagu- lants oraux Topiques, gastro- intestinaux Didanosine Anticonvulsi- vants inducteurs du méta- bolisme hépatique
En 2 prises/j pendant les repas 2 gél par prise × 2 fois/j Acné : 300 mg/j, 1 gel par prise × 2 fois/j pendant 3 mois Surveillance ; bilan hépatique tous les mois, déséquilibre de l'INR	1er trimestre : à éviter Contre- indication absolue : 2e et 3e trimestres	Passage dans le lait Déconseillé	Contre- indications absolues : allergie aux cyclines, au lactose, aux rétinoïdes Contre- indication relative : insuffisance hépatique	Ceux des cyclines Photosensibilisa- tion : pas d'exposition au soleil, aux UV Dischromie dentaire	Anticoagu- lants oraux Didanosine Sels de fer Mg, Ca
En dehors des repas : 1 verre de liquide en 2 prises/j, soit 1 prise × 2	Passe le placenta, à éviter	Passe dans le lait, à éviter	Contre- indication absolue : allergie aux cyclines, aux rétinoïdes Éviter l'exposi- tion au soleil	Ceux des cyclines : – dyschromie dentaire – troubles gastro- intestinaux, allergiques, hématologiques	Sels de fer (prise espacée de 2 h) Anticoagu- lants oraux Sels de Ca, Mg

DCI Principe actif (PA)	*Nom de spécialité, présentation (prescription/ remb. SS)*	*Posologies*		*Paramètres pharmacocinétiques utiles*
		Adultes	*Enfants*	
Méta-cycline (*suite*)	Physiomycine® (Liste I, SS 65 p. 100)	600 mg/j Acné : pendant 3 mois minimum	75-150 mg/ 10 kg/j Acné : pendant 3 mois minimum	Absorption : 60 p. 100 de la dose Lp : 78 p. 100 Demi-vie : 14 h Élimination rénale (35 p. 100) et hépatique (65 p. 100)
Minocy-cline	Mynocine® (Liste I, SS 65 p. 100) Gél de microgranules 100 mg, boîte de 6 et 15 50 mg, boîte de 28 Cinq génériques	100 mg/j	Au-dessus de 8 ans 4 mg/kg/j	Absorption : 60 p. 100 de la dose C_{max} : 2-3 h Diffusion : importante (tissus mous, osseux, salive, sauf LCR) Lp : 78 p. 100 Demi-vie : 14 h Élimination rénale (35 p. 100) et hépatique (65 p. 100)
	Mestacine® (Liste I, SS 65 p. 100) VO : 100 mg, boîte de 6 et 15 cp pelliculés sécables Minolis® (Liste I, SS 65 p. 100) VO : 100 mg, boîte de 15 gélules 50 mg, boîte de 28 gélules Yelnac® (Liste I, SS 65 p. 100) 50 mg, boîte de 28 gélules 100 mg, boîte de 6 gélules Parocline® Gel à 2 p. 100, seringue	100 mg/j (gonococcie, parasitose, choléra)	Au-dessus de 8 ans 4 mg/kg/j Acné : 4 mg/kg/j	Absorption : 60 p. 100 de la dose Lp : 78 p. 100 Demi-vie : 14 h Élimination rénale (35 p. 100) et hépatique (65 p. 100)

Voir les RCP dans le Vidal® et le site www.adeli.com pour la liste exhaustive des génériques.

Modalités d'administration, surveillance	*Utilisations, mentions du RCP*		*Contre-indications, précautions d'emploi*	*Principaux effets indésirables*	*Principales interactions*
	Grossesse	*Allaitement*			
En dehors des repas, 1 verre de liquide en 2 prises/j, soit 1 prise × 2	Passe le placenta, à éviter	Passe le placenta, à éviter	Contre-indication absolue : allergie aux cyclines, aux rétinoïdes Éviter l'exposition au soleil	Ceux des cyclines : – dyschromie dentaire – troubles gastro-intestinaux, allergiques, hématologiques	
100 mg/j en 1 prise pendant 7 jours Milieu de repas	1er trimestre : contre-indication absolue 2e trimestre : déconseillé	Passage dans le lait Déconseillé	Contre-indication absolue : allergie aux cyclines, aux rétinoïdes	Troubles hématologiques, auditifs, gastro-intestinaux, musculo-squelettiques, hépatobiliaires et cutanés	Pansements gastriques AVK Sels de fer, Mg, Al, Ca Didanosine : diminution de l'absorption des cyclines
100 mg/j en 1 prise au milieu des repas Acné : 100 mg/j pendant 15 j, puis 50 mg/j	1er trimestre : contre-indication absolue 2e trimestre : déconseillé	Passage dans le lait Déconseillé	Contre-indication absolue : allergie aux cyclines, aux rétinoïdes	Troubles hématologiques, auditifs, gastro-intestinaux, musculo-squelettiques, hépatobiliaires, cutanés (syndrome lupique) Syndrome ébrieux (éviter la conduite de machines)	

12

FOSFOMYCINE TROMÉTAMOL ET ACIDES PHOSPHONIQUES

DCI	*Nom de spécialité de référence, génériques, présentation*	*Posologies*		*Paramètres pharmacocinétiques utiles*
		Adultes	*Enfants*	
Fosfomycine, sous forme de trométamol	Monuril® (Liste I, SS 65 p. 100) Granulés pour solutions buvables Sachet unitaire	Dose unique de 3 g Femme de moins de 65 ans	Sans objet	Biodisponibilité : 50 p. 100 C_{max} : 20-30 µg/ml en 2-2,5 h Concentrations maximales urinaires : 2-4 h Efficacité bactériologique : 36-48 h
Acide fusidique	Fucidine® (Liste I, SS 65 p. 100) Cp 250 mg, boîte de 10 Susp buvable 100 mg/2 ml, 250 mg/5 ml	1-1,5 g/j en 2 ou 3 prises	Cp : 30-50 mg/kg/j Susp buvable : 40-60 mg/kg/j	Biodisponibilité : 90 p. 100 Demi-vie : 15 h Fp : 90 p. 100 Distribution : dans la plupart des tissus, faible dans le LCR Métabolisation : oui Élimination biliaire (90 p. 100)

Modalités d'administration		*Utilisation*		*Contre-indications*	*Principaux effets secondaires*	*Principales inter-actions*
Spécifiques	*Précautions générales*	*Grossesse*	*Allaitement*			
	À distance des repas (2-3 h) Absorption ralentie par la prise de nourriture	Quel que soit le terme	Déconseillé (passe dans le lait)	Hypersensibilité à la fosfomycine Si Clcr < 10 ml/min	Troubles réversibles Effets gastro-intestinaux Éruption cutanée	Absorption ralentie par le métoclopramide
Pas d'adaptation de la posologie à la clairance rénale	À prendre pendant les repas	Oui, avis spécialisé	Oui, avis spécialisé	Allergie Insuffisance hépatique	*Voir* Chapitre 4	AVK Statines : augmentation du risque de rhabdomyolyse Ciclosporine, autres immuno-suppresseurs : augmentation des concentrations plasmatiques

13

GLYCOPEPTIDES

DCI	*Nom de spécialité de référence, génériques, présentation*	*Posologies*		*Paramètres pharmaco-cinétiques utiles*
		Adultes	*Enfants*	
Vanco-mycine	Vancocine®/Gé (Liste I, SS 65 p. 100) Fl IV 500, 1 000, 250, 125 mg Conditionnement unitaire Rétrocession hospitalière (prescription hospitalière)	Perfusion discontinue adulte : 2 g/j (30 mg/kg/j) en 2 à 4 perfusions Perfusion continue : 15 mg/kg/j, puis 40-60 mg/kg/j	Enfant : 40 mg/kg/j en 4 perfusions NN de 0-7 jours : 30 mg/kg/j (15 mg/kg en perfusion de 30 min/12 h) en dose de charge, puis 10 mg/kg/12 h NN de 7-30 jours : 45 mg/kg/j (15 mg/kg en perfusion/8 h)	Biodisponibilité : pas de résorption C_{min} : 15-20 mg/l (1 g perfusion) Demi-vie : 5-11 h Distribution : 0,2-1,25 l/kg, LCR faible Métabolisation : absence Élimination urinaire
Teico-planine	Targocid®/Gé (Liste I, SS 65 p. 100) Fl IV/IM 100, 200, 400 mg Conditionnement unitaire Rétrocession unitaire (prescription hospitalière)	6 mg/kg/12 h pendant 1-4 jours, puis 6 mg/kg/j en 1 injection	10 mg/kg/12 h pour les 3 injections, puis 10 mg/kg/j	Biodisponibilité : pas de résorption C_{min} : 10-30 mg/l Demi-vie : 70-100 h Distribution : bonne, sauf dans le LCR Métabolisation : aucun métabolite identifié Élimination rénale

Modalités d'administration, surveillance		*Utilisations*		*Contre-indications*	*Principaux effets secondaires*	*Principales interactions*
Spécifiques	*Précautions générales*	*Grossesse*	*Allaitement*			
Adaptation des doses en fonction de la clairance rénale Voie per os : dissoudre 500 mg dans 6 ml d'eau sucré ou jus de fruit	Adaptation des doses suivant le contrôle plasmatique Perfusion continue : l'objectif de concentration est compris entre 20 et 30 mg/l Perfusions discontinues : 15-20 mg/l	Avis spécialisé	Non	Allergie Injection intraveineuse directe	*Voir* Chapitre 4	AVK Médicaments néphrotoxiques
Adaptation des doses en fonction de la clairance rénale	Adaptation des doses suivant le contrôle plasmatique	Avis spécialisé	Non	Allergie NN	*Voir* Chapitre 4	AVK Médicaments néphrotoxiques

14

MACROLIDES, LINCOSAMIDES, SYNERGISTINES

DCI	Nom de spécialité de référence, génériques, présentation	Posologies		Paramètres pharmacocinétiques utiles
		Adultes	Enfants	
Spiramycine	Rovamycine®/Gé (Liste I, SS 65 p.100) Cp 3 MUI, boîte de 10 ou 16 Cp 1,5 MUI, boîte de 16 Susp buvable 0,375 MUI/5 ml	6-9 MUI en 2 à 3 prises/j	1,5-3 MUI/10 kg/j en 2 à 3 prises	Biodisponibilité : correcte Demi-vie : 8 h Distribution : bonne, mais ne pénètre pas dans le LCR Métabolisation : importante Élimination biliaire prépondérante
Josamycine	Josacine®/Gé (Liste I, SS 65 p. 100) Cp dispersibles 1 000 mg, boîte de 10 Sachets 1 000 mg, boîte de 10 Cp 500 mg, boîte de 20 Susp buvable 500, 250, 100 mg/5 ml	1-2 g/j en 2 prises	50 mg/kg/j en 2 prises (maxi. 2 g/j)	Résorption digestive : rapide, meilleure à jeun Demi-vie : 2 h Distribution : bonne avec forte affinité tissulaire et pénétration intracellulaire élevée Métabolisation : 40-50 p. 100 Élimination fécale prépondérante (90 p. 100)
Roxythromycine	Rulid®, Claramid®/Gé (Liste I, SS 65 p. 100) Cp 150 mg, boîte de 10 ou 16 Cp séc pour susp buvable : 50 mg, boîte de 10 ou 16	300 mg/j en 2 prises	5-8 mg/kg/j en 2 prises	Biodisponibilité : correcte T_{max} : 2,2 h (adulte) et 1,6 h (enfant) Fp : 96 p. 100 Demi-vie : 10,5 h (adulte) et 20 h (enfant) Distribution : bonne Métabolisation : faible Élimination fécale prépondérante

Modalités d'administration, surveillance		*Utilisations*		*Contre-indications*	*Principaux effets secondaires*	*Principales interactions*
Spécifiques	*Précautions générales*	*Grossesse*	*Allaitement*			
Pas d'adaptation de la posologie à la clairance rénale	À prendre pendant ou en dehors des repas	Oui	Non	Allaitement Allergie	*Voir* Chapitre 4	AVK Diminution des concentrations plasmatiques de la lévodopa
Pas d'adaptation de la posologie à la clairance rénale	À prendre avant les repas	Oui	Oui	Allergie Associations à des médicaments donnant des torsades de pointes (troubles du rythme) Dérivés de l'ergot de seigle (ischémie) Cp dispersibles : phénylcétonurie (aspartam)	*Voir* Chapitre 4	AVK Dérivés de l'ergot de seigle : contre-indiqués Médicaments donnant des torsades de pointes : contre-indiqués Immunosuppresseurs, carbamazépine, colchicine, théophylline, agonistes dopaminergiques : augmentation des concentrations plasmatiques
Pas d'adaptation de la posologie à la clairance rénale	À prendre avant les repas	Avis spécialisé	Avis spécialisé	Allergie Dérivés de l'ergot de seigle (ischémie) Cisapride (troubles du rythme)	*Voir* Chapitre 4	AVK Cisapride : contre-indiqué Dérivés de l'ergot de seigle (ischémie) : contre-indiqués Colchicine : augmentation des concentrations plasmatiques (risque de surdosage)

DCI	*Nom de spécialité de référence, génériques, présentation*	*Posologies*		*Paramètres pharmacocinétiques utiles*
		Adultes	*Enfants*	
Clarithromycine (C)	Naxy®, Zeclar®/Gé (Liste I, SS 65 p. 100) Cp 250, 500 mg, boîte de 10, 14, 16, 30 Susp buvable 50, 25 mg/ml Mononaxy®, Monozeclar® (Liste I, SS 65 p. 100) Cp LP 500 mg, boîte de 5 ou 10	500-2 000 mg/j en 2 prises selon les indications Cp LP : 500-1 000 mg/j en 1 prise	15 mg/kg/j en 2 prises (maxi. 1 000 mg/j)	Biodisponibilité : 55 p. 100 Demi-vie : 3,8 h (C) et 5,8 h (14-OH-C) LP : 67-72 p. 100 (C) et 48-57 p. 100 (14-OH-C) Distribution : dans tout l'organisme, concentration dans le LCR < concentrations thérapeutiques Métabolisation : saturable aux posologies élevées, 3 métabolites, 14-OH-C majoritaire avec activité antibactérienne Élimination : urinaire (40 p. 100) et fécale (40 p. 100)
Azithromycine	Zithromax®/Gé (Liste I, SS 65 p. 100) Cp 250 mg, boîte de 6 Susp buvable 40 mg/ml Monodose : cp 250 mg, boîte de 4 Azadose® (Liste I, SS 65 p. 100) Cp 600 mg, boîte de 8	500 mg/j en 1 prise ou 500 mg le 1er jour puis 250 mg/j Monodose : 1 000 mg en 1 prise Azadose® : 1 200 mg/sem	> 25 kg : 500 mg/j < 25 kg : 20 mg/kg/j en 1 prise	Biodisponibilité : 45 p. 100 T_{max} : 1-2 h Demi-vie : 11-68 h Fp : 20 p. 100 Distribution : très bonne diffusion tissulaire Métabolisation : 35 p. 100 par le foie en composés inactifs Élimination : biliaire (50 p. 100) et rénale (15 p. 100)

Modalités d'administration, surveillance		*Utilisations*		*Contre-indications*	*Principaux effets secondaires*	*Principales interactions*
Spécifiques	*Précautions générales*	*Grossesse*	*Allaitement*			
Adaptation des doses en fonction de la clairance rénale	À prendre pendant les repas	Non	Non	Allergie Dérivés de l'ergot de seigle (ischémie) Médicaments donnant des torsades de pointes (troubles du rythme) Simvastatine (rhabdomyolyse)	*Voir* Chapitre 4	AVK Médicaments donnant des torsades de pointes : contre-indiqués Dérivés de l'ergot de seigle : contre-indiqués Simvastatine : contre-indiquée Immunosuppresseurs, carbamazépine, colchicine, digoxine, agonistes dopaminergiques : augmentation des concentrations plasmatiques Rifabutine : augmentation des uvéites
Pas d'adaptation de la posologie à la clairance rénale	À prendre pendant ou en dehors des repas	Avis spécialisé pour le 1er trimestre 2e et 3e trimestres : envisageable	Avis spécialisé	Allergie Dérivés de l'ergot de seigle (ischémie) Médicaments donnant des torsades de pointes (troubles du rythme)	*Voir* Chapitre 4	AVK Médicaments donnant des torsades de pointes : contre-indiqués Dérivés de l'ergot de seigle : contre-indiqués Simvastatine : contre-indiquée Immunosuppresseurs, carbamazépine, colchicine, théophylline, agonistes dopaminergiques : augmentation des concentrations plasmatiques

DCI	Nom de spécialité de référence, génériques, présentation	Posologies		Paramètres pharmacocinétiques utiles
		Adultes	Enfants	
Télitromycine	Ketek® (Liste I, SS 65 p. 100) Cp 400 mg, boîte de 10	800 mg/j en 1 prise	> 12 ans : posologies adultes	Biodisponibilité : 57 p. 100 Demi-vie : 3 h Fp : 70 p. 100 Distribution : importante au niveau de l'épithélium alvéolaire, de la muqueuse bronchique, des amygdales et des sinus Métabolisation : importante par les CYP450 (3A4) Élimination : essentielle fécale (80 p. 100), élimination tri-exponentielle avec demi-vie terminale de 10 h
Pristinamycine	Pyostacine®/Gé (Liste I, SS 65 p. 100) Cp 250, 500 mg, boîte de 16	2-3 g/j en 2 ou 3 prises	50 mg/kg/j	Biodisponibilité : bonne Demi-vie : 6 h Distribution : bonne dans les divers tissus, absence au niveau du LCR Métabolisation : existe, mais mal connue Élimination essentiellement biliaire
Clindamycine	Dalacine®/Gé (Liste I, 65 p. 100) Gél 300, 150, 75 mg, boîte de 16 ou 12	600-2 400 mg/j en 2, 3 ou 4 prises	> 1 mois : 8-15 mg/kg/j	Biodisponibilité : 90 p. 100 Demi-vie : 1,9-2,1 h Fp : 80-94 p. 100 Distribution ; bonne diffusion dans les liquides extra- et intracellulaires, diffusion dans le LCR très faible Métabolisation : 60-80 p. 100 Élimination : rénale et biliaire

AVK : antivitamine K.

Modalités d'administration, surveillance		*Utilisations*		*Contre-indications*	*Principaux effets secondaires*	*Principales interactions*
Spécifiques	*Précautions générales*	*Grossesse*	*Allaitement*			
Adapter la posologie pour une clairance < 30 ml/min	À prendre pendant ou dehors des repas	Non	Non	Myasthénie Allergie Médicaments donnant des torsades de pointes (troubles du rythme) Dérivés de l'ergot de seigle (ischémie) Statines, sauf pravastatine (rhabdo-myolyse) Insuffisance hépatique/rénale sévère	*Voir* Chapitre 4	AVK Dérivés de l'ergot de seigle, médicament donnant des torsades de pointe, statines (sauf pravastatine) : contre-indiqués Inhibiteur puissant du cytochrome (inhibiteurs de protéase) ou inducteurs : surdosage ou perte d'efficacité (surveillance)
Pas d'adaptation de la posologie à la clairance rénale	À prendre pendant les repas	Avis spécialisé	Non	Allergie Intolérance au gluten	*Voir* Chapitre 4	AVK Ciclosporine, autres immuno-suppresseurs : augmentation des concentrations plasmatiques
Pas d'adaptation de la posologie à la clairance rénale	À prendre pendant les repas, à distance (2 h) des pansements gastriques ou anti-acides	Avis spécialisé	Non	Allergie Nourrisson < 1 mois Allaitement	*Voir* Chapitre 4	AVK Ciclosporine, autres immuno-suppresseurs : augmentation des concentrations plasmatiques Pansements gastriques, anti-acides (diminution de l'absorption)

15

NITRO-5-IMIDAZOLÉS, NITROFURANES

DCI	*Nomde spécialité de référence, génériques*[1], *présentation*	*Posologies*		*Paramètres pharmaco-cinétiques utiles*
		Adultes	*Enfants*	
Métro-nidazole	Flagyl® (Liste I, SS 65 p. 100) *Voie orale* : Cp 250 mg, boîte de 20 Cp 500 mg, boîte de 4 et 14 Fl 120 ml, 4 p. 100, 1 mesure = 125 mg *Ovules* : 500 mg, boîte de 10 *IV* : poches, 100 ml, 0,5 p. 100	Voie orale : 1,5 g/j Voie vaginale : 500 mg/24 h	Voie orale : 20-40 mg/kg/j Voie vaginale : sans objet	Fp ≤ 10-20 p. 100 Diffusion : importante dans les tissus mous, le LCR, les sécrétions Taux urinaire : 80-100 p. 100 mg/l Élimination rénale : 40-60 p. 100
Métro-nidazole-spira-mycine	Rodogyl® (Liste I, SS 65 p. 100) Cp 125 mg/ 750 000 UI, boîte de 20	4-6 cp en 2 à 3 prises	6-10 ans : 2 cp/j 10-15 ans : 3 cp/j	Métronidazole, *voir* ci-dessus Spiramycine : – Lp : ≤ 10 p. 100 – diffusion : tissus mous si important métabolisme hépatique – élimination fécale (90 p. 100)
Ornidazole	Tibéral® (Liste I, SS 65 p. 100) Cp 500 mg, boîte de 10 et 50	1-1,5 g/j Trichomonase, lambiase : 1 g/j pendant 5 j en 2 prises	20-30 mg/kg/j Amibiase : – 30 mg/kg/j – 40 mg/kg/j (en fonction de l'âge)	Demi-vie : 12-14 h C_{max} : 3 h Métabolisme : foie (95 p. 100), LCR, placenta Lp : ≤ 15 p. 100 Élimination : urinaire (65 p. 100) et biliaire
Secnidazole	Secnol® (Liste I, SS 65 p. 100) Microgranules Sachet 1 g, dose unique	Amibiase : 1,5 g/j pendant 5 j Autres : 2 g en prise unique	30 mg/kg/j, en prise unique Si hépatite : 30-40 mg/j	C_{max} : 3 h Demi-vie : 25 h Élimination lente, 50 p. 100 en 120 h
Tinidazole	Fasigyne® (Liste I, SS 65 p. 100) Cp 500 mg, boîte de 4	Amibiase : 1,5 g/j pendant 5 j Autres parasitoses : 2 g en prise unique	Lambliase : 50-70 mg/kg/j Dose totale : ≤ 2 g	C_{max} : 2 h Demi-vie : 12-14 h Élimination : rénale (60 p. 100) et biliaire Lp : 8-12 p. 100

(1) Génériques : voir sur le site www.ameli.fr/ le répertoire conventionnel des génériques.
(2) Voir aussi les sites du Vidal® et d'Adeli.

Modalités d'administration, surveillance	*Utilisation*		*Contre-indications*	*Principaux effets secondaires*	*Principales interactions*
	Grossesse	*Allaitement*			
Cp : 3 prises pendant les repas, espacées de 8 h Forme buvable : utiliser la cuillère Mesure de 4 ml = 125 mg	Possible, si besoin	Passage dans le lait, déconseillé	Alcool, disulfirame	Troubles digestifs Troubles du SNC : vertiges, céphalées Rash cutané Glossite Pancréatite réversible	Effet antabuse avec l'alcool Les anticoagulants oraux colorent les urines en rouge
À prendre pendant les repas de préférence	Possible, quel que soit le terme	Passage dans le lait des deux principes actifs, déconseillé	Métronidazole, *voir* ci-dessus Spiramycine : déficit en G-6-PD Hypersensibilité à l'un des deux principes actifs	Troubles digestifs : pour les deux principes actifs Spiramycine : allongement de l'espace QT chez l'enfant traité au long cours	Métronidazole, *voir* ci-dessus Spiramycine : déficit en G-6-PD, lévodopa
Traitement initial ou en relais de la voie IV (réservée à l'usage hospitalier) ou prophylaxie préopératoire (500 mg 12 h avant, puis toutes les 12 h pendant 3 jours)	Déconseillé, sauf nécessité	Passage dans le lait, déconseillé sauf nécessité	Alcool, disulfirame Hypersensibilité aux imidazolés	Troubles digestifs Troubles du SNC : ataxie, confusion réversible…	*Voir* Métronidazole
Dose unique en une fois Au début du repas Si anticoagulant oral, risque hémorragique, à surveiller (INR)	Passe le placenta, à éviter	Passe dans le lait, contre-indiqué	Hypersensibilité aux imidazolés	Ceux des imidazolés	Ceux des imidazolés
À prendre en dehors des repas Risque hémorragique sous AVK : diminution de la dose d'anticoagulant Pas d'adaptation si insuffisance rénale Autres	Évaluation bénéfices/risques (passage placentaire)	Passe dans le lait, contre-indiqué	Hypersensibilité aux imidazolés	Ceux des imidazolés	Ceux des imidazolés

16

OXAZOLIDINONES, -DIONES

DCI	*Nom de spécialité de référence, génériques, présentation*	*Posologies*		*Paramètres pharmaco-cinétiques utiles*
		Adultes	*Enfants*	
Linézolide	Zyvoxid® (Liste I, SS 65 p. 100) Cp 600 mg, boîte de 10 Susp buvable 100 mg/5 ml Sol perf 2 mg/ml/300 ml Rétrocession hospitalière (prescription hospitalière)	PO : 1 200 mg/j en 2 prises IV : 600 mg × 2/IV/j	Contre-indiqué	Biodisponibilité : 100 p. 100 T_{max} : 1-1,5 h Demi-vie : 5-7 h Fp : 31 p. 100 Distribution : dans tout l'organisme Métabolisation : oxydation et formation de composé inactif Élimination rénale

Modalités d'administration		*Utilisations*		*Contre-indications*	*Principaux effets secondaires*	*Principales interactions*
Spécifiques	*Précautions générales*	*Grossesse*	*Allaitement*			
Pas d'adaptation de la posologie à la clairance rénale	À prendre pendant et en dehors des repas	Non	Non	Allergie Phénylcétonurie (susp buvable) HTA non contrôlée Carcinomes Troubles psychiatriques Inhibiteurs de la recapture de la sérotonine, antidépresseurs tricycliques, $5\text{-}HT_1$, triptans, sympathomimétiques, médicaments dopaminergiques, péthidine, buspirone, IMAO (syndrome sérotoninergique)	*Voir* Chapitre 4	AVK IMAO : contre-indiqués Antidépresseurs tricycliques, $5\text{-}HT_1$, triptans, sympathomimétiques directs et indirects, médicaments dopaminergiques, péthidine, buspirone : contre-indiqués

17

QUINOLONES
ET FLUOROQUINOLONES

DCI	*Nom de spécialité de référence, génériques, présentation*	*Posologies*		*Paramètres pharmacocinétiques utiles*
		Adultes	*Enfants*	
Norfloxacine	Noroxine®/Gé (Liste I, SS 65 p. 100) Cp 400 mg, boîte de 10	800 mg/j en 2 prises	Contre-indiquée	Biodisponibilité : 35-40 p. 100 Demi-vie : 3-4 h Fp : 15 p. 100 Distribution : faible (rein, bile, liquide prostatique, amniotique) Élimination urinaire (35-40 p. 100) et fécale
Ofloxacine	Oflocet®/Gé Cp 200 mg, boîte de 10 Monoflocet® Cp 200 mg, boîte de 2 (Liste I, SS 65 p. 100)	Traitement minute : 400 mg en 1 prise 400 mg/j en 2 prises, augmentation possible à 600-800 mg/j (infection sévère)	Contre-indiquée	Biodisponibilité : 90 p 100 T_{max} : 30-60 min Fp : 10 p. 100 Distribution : dans tout l'organisme, LCR : 30-50 p. 100/cc sanguines Métabolisation faible Élimination urinaire
Ciprofloxacine	Uniflox® (Liste I, SS 65 p. 100) 500 mg (prise unique) Ciflox®/Gé (Liste I, SS 65 p. 100) Cp 250, 500 mg, boîte de 12 Susp buvable 500 mg/5 ml IV 200 mg/100 ml, 400 mg/200 ml (prescription hospitalière)	PO : 1 000-1 500 mg/j en 2 prises IV : 400 mg/j en 2 prises à 600 mg/j en 3 prises et, pour les infections très sévères, jusqu'à 1 200 mg/j maxi. (400 mg 2 ou 3 fois/j)	Contre-indiquée	Biodisponibilité : 52-84 p. 100 T_{max} : 30 min-1 h 30 Fp : 40 p. 100 Distribution dans tout l'organisme, LCR et tissus peu vascularisés : faible Métabolisation : 14 p. 100 Élimination urinaire : faible

Modalités d'administration, surveillance		*Utilisations*		*Contre-indications*	*Principaux effets secondaires*	*Principales interactions*
Spécifiques	*Précautions générales*	*Grossesse*	*Allaitement*			
Adaptation de la dose pour clairance < 30 ml/min	À distance des produits lactés, pansements gastriques et des oligo-éléments (Zn, Fe, Ca) Protection solaire nécessaire	Non	Non	Allergie Antécédent de tendinopathie Grossesse Allaitement Enfant	*Voir* Chapitre 4	AVK Topiques gastro-intestinaux ou pansements gastriques ou oligo-éléments (diminution de la biodisponibilité)
Adaptation de la dose pour clairance < 30 ml/min	À distance des produits lactés, pansements gastriques et oligo-éléments (Zn, Fe, Ca) Protection solaire nécessaire	Non	Non	Allergie Antécédent de tendinopathie Grossesse Allaitement Enfant	*Voir* Chapitre 4	AVK Topiques gastro-intestinaux ou pansements gastriques ou oligo-éléments (diminution de la biodisponibilité) Théophylline (augmentation de la concentration plasmatique)
Adaptation de la dose pour clairance < 30 ml/min	Voie orale : à distance des produits lactés, pansements gastriques et des oligo-éléments (Zn, Fe, Ca) Protection solaire nécessaire	Non	Non	Allergie Antécédent de tendinopathie Grossesse Allaitement Enfant Épilepsie Suspension buvable : intolérance au fructose, malabsorption du galactose, déficit en sucrase-isomaltase	*Voir* Chapitre 4	AVK Topiques gastro-intestinaux ou pansements gastriques ou oligo-éléments (diminution de la biodisponibilité) Théophylline (augmentation de la concentration plasmatique)

DCI Principe actif (PA)	*Nom de spécialité, présentation (Prescription/ remb. SS)*	*Posologies*		*Paramètres pharmaco-cinétiques utiles*
		Adultes	*Enfants*	
Moxi-floxacine	Izilox® (Liste I, SS 65 p. 100) Cp 400 mg, boîte de 5 ou 7	400 mg en 1 prise	Contre-indiquée	Biodisponibilité : 91 p. 100 T_{max} : 2 h Demi-vie : 9-16 h Distribution : bonne diffusion tissulaire (tissu abdominal, muqueuse bronchique, LCR) Métabolisation : 50 p. 100 glucuro-conjugaison et sulfoconjugaison Élimination rénale (20 p. 100 sous forme inchangée) et fèces (25 p. 100)
Lévo-floxacine	Tavanic® (Liste I, SS 65 p. 100) Cp 500 mg, boîte de 5	500-1 000 mg en 1 ou 2 prises/j	Contre-indiquée	Biodisponibilité : 100 p. 100 Demi-vie : 6-8 h T_{max} : 1,1 h Fp : 30-40 p. 100 Distribution : dans tout l'organisme Métabolisation : très faible Élimination rénale

Modalités d'administration, surveillance		***Utilisations***		***Contre-indications***	***Principaux effets secondaires***	***Principales interactions***
Spécifiques	***Précautions générales***	***Grossesse***	***Allaitement***			
Pas d'adaptation de la posologie selon la clairance rénale	À distance des produits lactés, pansements gastriques et oligo-éléments (Zn, Fe, Ca) Protection solaire nécessaire	Non	Non	Allergie Antécédent de tendinopathie Grossesse Allaitement Enfant Troubles cardiaques Médicament donnant des torsades de pointes	*Voir* Chapitre 4	AVK Topiques gastro-intestinaux ou pansements gastriques ou oligo-éléments (diminution de la biodisponibilité) Médicaments donnant des torsades de pointes (contre-indications)
Adaptation de la dose pour clairance < 50 ml/min	À distance des produits lactés, pansements gastriques et oligo-éléments (Zn, Fe, Ca) Protection solaire nécessaire	Non	Non	Allergie Antécédent de tendinopathie Grossesse Allaitement Enfant Épilepsie Déficit en G-6-PD	*Voir* Chapitre 4	AVK Topiques gastro-intestinaux ou pansements gastriques ou oligo-élements (diminution de la biodisponibilité)

18

SULFAMIDES ET SULFONES

DCI	*Nom de spécialité de référence, génériques, présentation*	*Posologies*		*Paramètres pharmacocinétiques utiles*
		Adulte	*Enfant*	
Sulfamides				
Sulfaméthoxazole-triméthoprime (SMX-TMP)	Bactrim® (Liste I, SS 65 p. 100) Pdr sol buv, 200/40 mg Cp, 400/80 mg Bactrim® IV, 400/80 mg Réservé à l'usage hospitalier	*Curatif* : 4 cp/j en 2 prises, jusqu'à 6 cp/j en 2 ou 3 prises *Traitement de Pneumocystis carinii* : 80-100 mg/kg/j de SMX et 16-20 mg/kg/j de TMP *Prévention de Pneumocystis carinii* (VIH+) : 1 cp/j *Infections urinaires, prostatites, infections digestives, infections ORL et sinusites sur documentation bactériologique et infections à Listeria en alternative au traitement de référence* : 2 cp adulte toutes les 12 h	*Enfant* : 30 mg/kg/j de SMX et 6 mg/kg/j de TMP en 2 prises/j *Traitement de Pneumocystis carinii* : 100 mg/kg/j de SMX et 20 mg/kg/j de TMP en 2 prises/j *Prévention de Pneumocystis carinii* (VIH+) : 20-30 mg/kg/j de SMX et 4-6 mg/kg/j de TMP 3 fois/sem à 1 fois/j	Biodisponibilité : 90 p. 100 Fp : 66 p. 100 (SMX) et 45 p. 100 (TMP) Demi-vie : 9-11 h (SMX) et 10-12 h (TMP) Distribution dans tout l'organisme, passe dans le LCR Élimination : essentiellement urinaire
	Bactrim Forte® (Liste I, SS 65 p. 100) Cp : 800/160 mg	2-3 cp/j en 2 à 3 prises *Traitement de Pneumocystis carinii* : 80-100 mg/kg/j de SMX et 16-20 mg/kg/j de TMP *Prévention de Pneumocystis carinii* (VIH+) : 1 cp 3 fois/sem à 1 cp/j *Infections urinaires, prostatites, infections digestives, infections ORL et sinusites sur documentation bactériologique et infections à Listeria en alternative au traitement de référence* : 1 cp toutes les 12 h		
Sulfadiazine	Adiazine® (Liste I, SS 65 p. 100) Cp, 500 mg	*Toxoplasmose, nocardiose* : 8-12 cp/j *Prévention des rechutes de toxoplasmose viscérale de l'immunodéprimé adulte* : 2 g/j en association à la pyriméthamine en 4 à 6 prises	*Toxplasmose, nocardiose* : Enfant > 10 kg : 150 mg/kg/j	Biodisponibilité : 70 p. 100 Fp : 50 p. 100 Demi-vie : 13 h Distribution dans tout l'organisme, passe dans le LCR Métabolisation : 30 p. 100 Élimination : essentiellement urinaire

Modalités d'administration		*Utilisations*		*Contre-indications*	*Principaux effets indésirables*	*Principales interactions*
Spécifiques	*Précautions générales*	*Grossesse*	*Allaitement*			
À prendre pendant le repas de préférence	Adaptation des doses en fonction de la clairance rénale	Envisageable au 2e et 3e trimestres (sur avis spécialisé)	Contre-indiqué	Allergie Prématurés et NN Méthotrexate Allaitement Phénytoïne Déficit en G-6-PD	*Voir* Tableau 4-V	Méthotrexate : contre-indiqué (toxicité hématologique) Phénytoïne : contre-indiquée Hyperkaliémiants : déconseillés AVK
Enfant < 6 ans : les cp doivent être écrasés ; il est préférable de les mélanger à un aliment (jus de fruit…)	Adaptation des doses en fonction de la clairance rénale	Oui	Contre-indiqué	Déficit en G-6-PD Allergie Insuffisance hépatique Insuffisance rénale sévère Clairance de la créatinine < 30 ml/min Allaitement Intolérance au gluten	*Voir* Tableau 4-V	AVK

DCI	Nom de spécialité de référence, génériques, présentation	Posologies		Paramètres pharmacocinétiques utiles
		Adulte	Enfant	
Sulfones				
Disulone (+ oxalate de fer)	Dapsone® (Liste I, SS 65 p. 100) Cp, 100 mg	*Traitement des dermatoses bulleuses auto-immunes* : 100 mg/j *Traitement de la polychondrite atrophiante* : 100-300 mg/j *Prophylaxie primaire et secondaire de la pneumocystose en cas d'intolérance au SMX-TMP* : 50-100 mg/j	Ne pas dépasser la dose de 2 mg/kg/j	Biodisponibilité : 100 p. 100 Fp : 50 p. 100 Demi-vie : 28 h Distribution : large Élimination : essentielle urinaire

Modalités d'administration		*Utilisations*		*Contre-indications*	*Principaux effets indésirables*	*Principales interactions*
Spécifiques	*Précautions générales*	*Grossesse*	*Allaitement*			
Enfant < 6 ans : les cp doivent écrasés ; il est préférable de les mélanger à un aliment (jus de fruit…) Patient diabétique : sous-évaluation du dosage de l'hémoglobine glycosylée L'adjonction d'oxalate de fer est destinée à réduire le risque d'anémie hypochrome lié à l'usage prolongé de la disulone	Adaptation des doses en fonction de la clairance rénale	Avis spécialisé	Avis spécialisé	Allergie (allergie au blé) Anémie Methémoglobinémie	*Voir* Tableau 4-V	AVK

ANTIBIOTHÉRAPIE SELON LES PATHOLOGIES

Les chapitres suivants exposent la prise en charge à mettre en œuvre selon le type de pathologie en fonction d'un fil conducteur commun, constitué d'une série de questions/réponses posées à partir d'un cas clinique. Ces questions portent sur le diagnostic et les outils qui permettent de le poser, l'attitude thérapeutique et le choix d'une antibiothérapie, la durée du traitement et sa surveillance.

Dans la mesure du possible, les recommandations présentées ici sont issues de références médicales opposables ; en l'absence de données référentielles, elles représentent l'expérience et la pratique des auteurs.

19

SEPSIS ET ENDOCARDITE

C. RIOUX

SEPSIS, SEPTICÉMIE ET BACTÉRIÉMIE

Le *sepsis* est l'association d'un syndrome de réponse inflammatoire systémique (SIRS) à une infection confirmée au moins cliniquement :

– le SIRS n'est pas spécifique de l'infection et est l'association d'au moins deux facteurs parmi : une température supérieure à 38 °C (ou < 36 °C), un rythme cardiaque supérieur à 90 batt/min, une polypnée supérieure à 20/min, des leucocytes supérieurs à 12 000/mm^3 (ou < 4 000/mm^3) ;

– l'infection peut concerner n'importe quel organe et être bactériémique ou non.

Le terme de septicémie ne devrait plus être utilisé. On peut le définir comme un sepsis avec une infection se manifestant entre autres par une bactériémie.

On distingue différents stades du sepsis de gravité croissante :

– le sepsis « simple » ;
– le sepsis grave ;
– le choc septique ;
– le syndrome de défaillance multiviscérale.

Le *sepsis grave* se définit comme l'apparition d'un dysfonctionnement d'organe, d'une hypoperfusion ou d'une hypotension avec, cliniquement, des signes tels qu'une dyspnée, la notion d'une oligurie, une confusion, une hypotension, des marbrures. À ce stade, et indépendamment du type d'infection, le patient doit être adressé le plus rapidement possible dans une structure de soins adaptée et par un transport adapté (ambulance, SAMU).

La constatation de signes de gravité impose la majoration de la bactéricidie et du spectre de l'antibiothérapie, notamment par l'adjonction d'aminosides pendant 1 à 3 jours. Notons que la présence de bactéries dans le sang n'est pas un facteur de gravité en soi et ne justifie pas à elle seule, dans la grande majorité des cas, de majorer le traitement antibiotique.

Une *localisation infectieuse secondaire* doit être recherchée en cas de persistance de signes infectieux et ou d'hémocultures positives malgré le contrôle du foyer initial. Le risque de greffe valvulaire cardiaque est augmenté en cas de valvulopathie pré-existante, mais peut survenir sur des valves saines. Une échographie cardiaque doit être demandée à la moindre suspicion de localisation secondaire, et une échographie transthoracique normale doit être théoriquement complétée par une échographie transœsophagienne. Les autres sites de greffes secondaires posant problème – car non traités par le traitement du foyer initial – sont l'os et le cerveau. Les germes les plus souvent responsables de localisations secondaires problématiques sont les staphylocoques, les streptocoques, les entérocoques, mais tout germe peut être responsable de localisation secondaire.

ENDOCARDITE

Il s'agit de l'infection d'une valve cardiaque souvent pathologique, que l'anomalie soit connue ou non. La *porte d'entrée* de l'endocardite n'est identifiée que dans la moitié des cas : il peut s'agir d'un foyer infectieux non ou mal traité (foyer dentaire, cutané, infection urinaire...), un geste à risque (chirurgie buccodentaire, toxicomanie intraveineuse, endoscopie), une lésion colique (polype, cancer).

Les *germes* le plus souvent impliqués sont les staphylocoques, les streptocoques et les entérocoques (70 à 80 p. 100 des cas), mais tout germe peut être impliqué et, dans 10 p. 100 des cas, les hémocultures restent négatives.

L'association d'une fièvre et d'un souffle cardiaque doit faire évoquer le *diagnostic*, d'autant plus si le souffle n'était pas connu antérieurement ou s'il s'est majoré. Il faut alors adresser sans délai le patient dans un centre permettant de faire le diagnostic. Celui-ci nécessite la réalisation de plusieurs hémocultures, si possible au moment des pics fébriles et avant de débuter tout traitement antibiotique, et d'une échographie cardiaque transthoracique et souvent transœsophagienne. Il est important de ne pas céder à la tentation de prescrire un traitement antibiotique à l'aveugle pour ne pas décapiter l'infection sans la traiter et compliquer ou retarder le diagnostic.

Le *traitement antibiotique* doit être administré à fortes doses, en intraveineux, le plus souvent en association. Il sera adapté aux données bactériologiques et d'une durée prolongée (2 à 6 semaines) en fonction du type de germe et du type de valve (native ou prothétique).

Une évaluation chirurgicale est nécessaire pour déterminer l'indication d'une chirurgie prothétique qui sera, si possible, décalée afin de permettre le contrôle de l'infection mais qui doit parfois se faire en urgence, en milieu septique.

RÉFÉRENCES

Antibiothérapie probabiliste des états septiques graves. Recommandations. 2004.

ESC. Prevention, diagnosis and treatment of infective endocarditis. Conférence de consensus. 2009.

Prise en charge initiale des états septiques graves. Recommandations. 2007.

20

PRESCRIPTION EN URGENCE DES ANTIBIOTIQUES EN MÉDECINE DE VILLE

E. CASALINO

La notion d'urgence implique une dimension de temps, donc de priorité. Elle implique également des conséquences ; si c'est urgent, c'est grave ou potentiellement grave, il existe donc un risque prévisible de complications en termes de morbidité et de mortalité. Si, devant une situation urgente, nous ne prenons pas la bonne la décision, nous pouvons craindre une perte de chance pour le patient.

Préciser des situations cliniques en maladies infectieuses pour lesquelles nous pouvons retenir des indications à une antibiothérapie en urgence en médecine de ville nécessite de prendre en considération ces dimensions de temps, de risque de complications et d'éventuelle perte de chance.

Nous ne pouvons alors retenir que des situations cliniques pour lesquelles un retard à la mise en route d'une antibiothérapie est associé à un risque accru de morbidité et de mortalité.

La figure 20-1 présente la conception actuelle de l'évolution des états infectieux. Il montre bien que le retard à la prise en charge adaptée grève le pronostic du patient dont l'état clinique se dégrade progressivement dans un processus physiopathologique et un continuum clinique. La prescription d'une antibiothérapie en urgence s'inscrit dans cette analyse.

Devant un tableau clinique compatible avec un processus infectieux la prescription d'une antibiothérapie repose sur des éléments cliniques progressivement complexes.

- Infection : oui/non ?
- Étiologie bactérienne : oui/non ?
- Présence d'un foyer infectieux : ORL, pulmonaire, urinaire ?

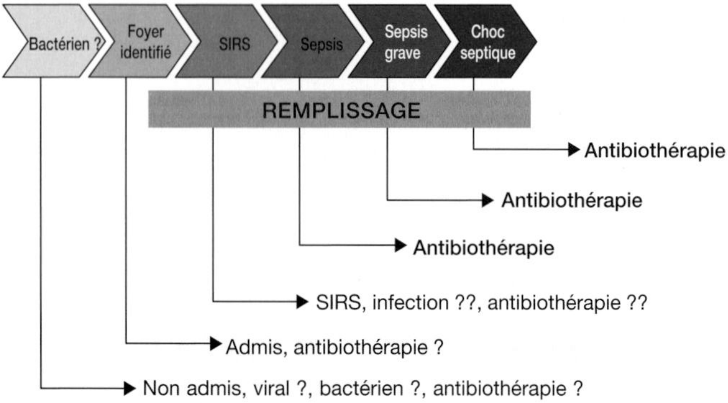

Figure 20-1. Physiopathologie du sepsis.

La prescription des antibiotiques repose essentiellement sur l'évaluation clinique du médecin généraliste, et le choix définitif d'une antibiothérapie, sur les recommandations émanant des sociétés savantes et de la Haute Autorité de santé (HAS) en France qui précisent les indications des antibiothérapies probabilistes.

☛ Le doute sur la présence d'un point d'appel intra-abdominal ou méningé impose la réalisation d'examens complémentaires non réalisables en ville. L'orientation d'emblée de ces patients vers des structures hospitalières semble indispensable.

☛ De même, la présence de signes de gravité (SIRS ou sepsis, purpura), un terrain affaibli (sujet âgé, sujet immunodéprimmé [splénectomie, corticothérapie, neutropénie, maladies hématologiques, traitement immunosuppresseur, infection par le VIH, cirrhose]) imposent une orientation vers une structure de soins plus lourde.

Nous ne devons pas mésestimer l'importance que la réalisation des prélèvements bactériologiques revêt dans la prise en charge des tableaux cliniques infectieux graves.

L'indication à une antibiothérapie probabiliste en médecine de ville doit être réservée aux cas où la réalisation d'hémocultures et/ou le transport vers une structure de soins pouvant effectuer les prélèvements bactériologiques retarderaient la prise en charge des patients de 1 à 4 heures selon le tableau et la gravité initiale constatée.

Le choix de la molécule à proposer repose alors sur une stratégie plus complexe (Figure 20-2). Il faut prendre en compte le foyer clinique identifié et les données cliniques permettant d'évoquer un germe particulier (« pari bactériologique »), mais aussi le risque de colonisation/infection par un germe résistant (« pari de résistance »). C'est sur ce double pari que repose le choix de la molécule à proposer.

- Données cliniques → hypothèse étiologique

  → *Pari bactériologique*
- Risque de résistance aux antibiotiques

  → *Pari de résistance*

} Choix de l'antibiotique

Figure 20-2. Critères de choix pour la prescription des antibiotiques.

Les situations cliniques en médecine de ville pouvant relever d'une antibiothérapie en urgence sans retard sont exposées dans la suite de ce chapitre.

ÉTATS SEPTIQUES

Le syndrome de réponse inflammatoire systémique (SIRS) est défini par la présence d'au moins deux des variables suivantes, et le sepsis est défini par la présence d'un SIRS et des arguments cliniques ou biologiques en faveur d'un processus infectieux :

– température supérieure à 38 °C ou inférieure à 36 °C ;

– fréquence cardiaque supérieure à 90/min ;

– fréquence respiratoire supérieure à 20/min ou $PaCO_2$ inférieure à 32 mmHg ;

– leucocytes supérieurs à 12 000/mm^3 ou inférieurs à 4 000/mm^3, ou plus de 10 p. 100 de formes immatures.

Le diagnostic aux stades les plus précoces de son évolution est indispensable à une bonne prise en charge. Le concept et les définitions ont évolué, pour reconnaître les notions de *sepsis sévère* (sepsis associé à un dysfonctionnement d'organe, une hypoperfusion ou une hypotension), d'*hypotension induite par le sepsis* et de *choc septique* (hypotension induite par le sepsis réfractaire à un remplissage vasculaire adapté et associée à des stigmates d'hypoperfusion d'organe). Le *sepsis grave* comporte des signes cliniques d'atteinte d'organes, à savoir :

– poumon : hypoxie ;

– rein : atteinte de la fonction rénale définie par une créatinine supérieure à 176 µmol/l, à plus de 2 fois la normale ou une oligurie, une oligo-anurie ;

– sang (en tant qu'organe) : coagulopathie, thrombocytopénie (< 100/mm^3), coagulation (INR > 1,5) ;

– foie : atteinte de la fonction hépatique définie par un INR supérieur à 4, une bilirubine supérieure à 78 µmol/l ;

– cerveau : encéphalopathie aiguë ou trouble de la vigilance mesuré par l'échelle de Glasgow avec un score inférieur à 13.

L'identification des états précoces du sepsis, la mise en place d'interventions thérapeutiques adaptées et des thérapies innovantes pourraient permettre une prise en charge plus rapide, d'autant que leur impact sur le pronostic des patients semble clairement favorisé par une mise en place précoce.

Le sepsis est très fréquent, 0,36 à 0,46 p. 100 des passages aux urgences sont liés à un sepsis. L'incidence dans la population générale est estimée entre 1 et 3,4 pour 1 000 personnes par année, avec dans certaines études une augmentation de l'incidence au cours des vingt dernières années. En France, 16 à 18 millions de personnes consultent chaque année dans les services d'urgence hospitaliers, nous pouvons donc estimer que 50 000 à 60 000 épisodes de sepsis sont vus chaque année aux urgences en France.

La Surviving Sepsis Campaign a fixé les principes de la nouvelle approche thérapeutique du sepsis, et des équipes ont démontré l'intérêt d'une stratégie agressive d'intervention thérapeutique rapide.

De façon schématique, la *prise en charge* des sepsis repose aujourd'hui sur :

– le diagnostic précoce des états septiques ;

– l'administration précoce des antimicrobiens appropriés après des prélèvements bactériologiques permettant de documenter l'infection. Dans une étude récente, le retard à la mise en route de l'antibiothérapie majore la mortalité des patients au cours de chaque demi-heure de retard. L'objectif est d'administrer une antibiothérapie adéquate au plus tard dans l'heure après la prise en charge du patient ;

– l'optimisation précoce de l'état hémodynamique avec essentiellement le remplissage vasculaire et, en cas d'échec, le recours aux drogues vasoactives ;

– les nouvelles thérapies des états septiques (par exemple, drotrécogine alfa activé, mais aussi corticothérapie dans certains cas).

L'antibiothérapie des états septiques en urgence doit reposer sur la connaissance des données bactériologiques, l'évaluation du risque de colonisation/infection par un germe résistant, la nécessité d'une antibiothérapie probabiliste maximaliste permettant d'assurer la sensibilité du germe suspecté au schéma antibiotique proposé, l'administration rapide des antibiotiques et l'intégration de cette stratégie dans une politique globale de la qualité de la prescription des antibiotiques.

Le tableau 20-I résume le choix de l'antibiothérapie des états septiques en fonction du foyer éventuellement documenté ou suspecté et de la colonisation connue ou suspectée.

En médecine de ville, le rôle du praticien est essentiel. Le diagnostic précoce, l'orientation rapide via le SAMU vers un établissement de soins, la mise en route si possible d'un remplissage vasculaire, la précision sur un éventuel portage ou des facteurs de risque de portage ou de colonisation par un germe multirésistant permettant d'orienter le choix de l'antibiothérapie probabiliste sont des éléments essentiels dans une stratégie d'optimisation de la prise en charge des patients septiques. Il est difficile de proposer une antibiothérapie sans avoir obtenu les prélèvements bactériologiques (au moins deux hémocultures en moins de 30 minutes et prélèvement de tout foyer infectieux suspect). Les recommandations actuelles insistent sur la nécessité d'administrer les antibiotiques dans les 30 à 60 minutes après l'arrivée aux urgences.

Tableau 20-I. Indications à une antibiothérapie en urgence chez le patient présentant un sepsis.

Patient connu ou suspect d'être colonisé par	*Pas de point d'appel infectieux évident*	*Méningite*	*Pneumopathie*	*Infection urinaire*	*Infection intra-abdominale*	*Infection cutanée*
Aucun germe résistant	C3G	C3G	C3G + macrolide, *ou* Fluoroquinolone antipneumocoque	C3G	C3G, *ou* Pipéracilline-tazobactam	Amoxicilline-acide clavulanique
S. aureus résistant à la méticilline (SARM)	Vancomycine (ou daptomycine)		Vancomycine (ou daptomycine)	Vancomycine (ou daptomycine)	Vancomycine (ou daptomycine)	Vancomycine (ou daptomycine ou linézolide)
Bacille à Gram négatif producteur d'une β-lactamase à spectre élargi (BLSE)	Carbapénème, *ou* C4G (céfépime) (+ aminoside à discuter)		Carbapénème, *ou* C4G (céfépime)	Carbapénème, *ou* C4G (céfépime)	Carbapénème, *ou* C4G (céfépime)	
P. æruginosa ou *Acinetobacter baumannii*	Carbapénème + ciprofloxacine		Carbapénème + ciprofoxacine	Carbapénème + ciprofloxacine	Carbapénème + ciprofloxacine	
Entérocoque résistant à la vancomycine (VRE)	Ampicilline/sulbactam, *ou* Daptomycine		Ampicilline/sulbactam, *ou* Daptomycine	Ampicilline/sulbactam, *ou* Daptomycine	Ampicilline/sulbactam, *ou* Daptomycine	
Pneumocoque résistant à la pénicilline	C3G + macrolide ou fluoroquinolone	C3G	C3G			

PNEUMOPATHIES GRAVES

Les pneumopathies bactériennes sont l'une des premières causes de sepsis sévère, elles expliquent environ 30 à 40 p. 100 des sepsis sévères. Il est estimé qu'environ 10 p. 100 des patients admis pour une pneumopathie communautaire aiguë sont transférés en réanimation, que 34 p. 100 des patients admis en réanimation pour pneumopathie avaient, dès leur arrivée au service des urgences, un tableau de sepsis sévère et 2 p. 100 un tableau de choc septique, et que ces chiffres atteignent 50 et 5 p. 100 respectivement en cours d'hospitalisation.

Dans le cadre des pneumopathies sévères ou associées à un sepsis, la réalisation de prélèvements respiratoires pour une documentation bactériologique doit être proposée systématiquement, avec des tests urinaires pour l'antigène de *L. pneumophila* et des prélèvements respiratoires par des techniques endobronchiques.

Le retard à la mise en route d'une antibiothérapie adaptée est associé à une surmortalité (augmentation du risque de décès de 2 à 3 fois) chez les patients âgés ou présentant des tares, notamment une insuffisance respiratoire chronique, une cirrhose, un traitement par des immunosuppresseurs. Il est actuellement reconnu par les sociétés savantes que, dans le cadre de l'urgence, l'antibiothérapie des pneumopathies doit être débutée dans les 4 heures qui suivent l'arrivée des patients. Il n'existe pas de recommandation pour la médecine de ville, mais il semble évident que, chez des patients fragiles, l'antibiothérapie doit être débutée au plus vite.

INFECTIONS URINAIRES HAUTES

Des séries publiées sur les infections urinaires hautes, nous pouvons estimer le taux de positivité des ECBU à plus de 97 p. 100 et celui des hémocultures entre 10 et 29 p. 100. Chez les personnes âgées, le taux de positivité des hémocultures sur des foyers urinaires est plus élevé, et 50 p. 100 des épisodes de septicémie chez les patients âgés institutionnalisés sont à point de départ urinaire. Le tableau d'infection urinaire peut être très sévère, avec dans certaines séries 25 à 80 p. 100 de sepsis, 15 p. 100 de sepsis sévère et 5 p. 100 de choc septique.

Les pyélonéphrites peuvent alors être considérées comme une urgence thérapeutique, notamment chez des patients fragiles ou âgés. Il n'existe pas de recommandations concernant le délai de prescription des antibiotiques, mais par analogie, le délai maximal de 4 heures proposé pour les pneumopathies semble raisonnable.

MÉNINGITES BACTÉRIENNES

Les méningites bactériennes sont une cause fréquente de consultation aux urgences et de morbidité et de mortalité, chez l'adulte et l'enfant. L'importance des délais d'administration des antibiotiques, mais aussi des corticoïdes, sur le pronostic fonctionnel et vital permet aujourd'hui d'affirmer une indication absolue à un diagnostic précoce et à l'administration en urgence des antibiotiques et d'une corticothérapie.

Chez l'adulte, l'incidence des méningites bactériennes, principalement liées à *S. pneumoniæ* et à *N. meningitidis* est de 2,6 à 6 cas pour 100 000 habitants par année. Les signes classiques – céphalées, fièvre, raideur méningée et troubles de la conscience – ont une faible sensibilité, raison pour laquelle il est conseillé de réaliser une ponction lombaire chaque fois que le diagnostic est suspecté. L'indication d'une imagerie cérébrale avant la réalisation de la ponction lombaire doit être limitée aux patients présentant des signes d'atteinte encéphalique (crise comitiale, troubles de la conscience modérés à sévères, signes d'engagement cérébral) ou aux sujets immunodéprimés ou porteurs d'une coagulopathie.

Le retard à la mise en route de l'antibiothérapie aux urgences (délai supérieur à 4 heures, généralement en raison de l'indication préalable d'une TDM cérébrale) est associé à des pronostics fonctionnel et vital péjoratifs. Il est actuellement proposé de débuter l'antibiothérapie dans les plus brefs délais, dès la réalisation de la ponction lombaire et la mise en évidence d'un liquide trouble. En cas d'indication à une imagerie cérébrale avant la ponction lombaire, il est conseillé d'administrer les antibiotiques dès que deux hémocultures à 15 minutes d'intervalle ont été prélevées et avant même la réalisation de la TDM et de la ponction lombaire.

EN CONCLUSION

Le rôle du médecin généraliste dans le diagnostic et la prise en charge précoces des infections graves ou potentiellement graves est essentiel. La gravité d'une infection est en grande partie donnée par le terrain (sujet âgé, sujet immunodéprimé), le foyer clinique identifié (pneumopathie, méningite) et la présence de signes de sepsis et/ou d'hypoperfusion (troubles de la conscience, marbrures, purpura, anurie, tachycardie, hypoxie).

En cas d'impossibilité d'administrer des antibiotiques et de débuter un remplissage vasculaire en cas de sepsis, le patient doit être transféré dans un établissement de santé (appel du 15). S'il est impossible de réaliser immédiatement des hémocultures (deux hémocultures à 15 minutes d'intervalle), si le temps nécessaire au transfert du patients est estimé supérieur à 1 à 4 heures (1 heure pour les sepsis et 4 heures pour les pneumopathies), une antibiothérapie probabiliste doit être proposée.

Le choix de l'antibiothérapie probabiliste repose à son tour sur un pari bactériologique. Il doit prendre en compte deux éléments :

– le point d'appel infectieux identifié ;
– la colonisation connue ou probable par un germe résistant.

Cette situation de portage de germes résistants est devenue de plus en plus fréquente, notamment en milieu gériatrique, dans les structures de moyen et long séjour. Les facteurs cliniques prédictifs de portage d'un germe résistant sont une hospitalisation récente ou répétée en milieu de soins (notamment en réanimation), une antibiothérapie à large spectre au cours des six derniers mois, un patient dépendant pour les actes de la vie courante, un patient porteur de sonde (urinaire, trachéotomie, nutrition entérale), un cathéter au long cours, des stomies, des plaies ou des escarres.

L'adéquation de l'antibiothérapie initiale au foyer clinique et à la colonisation probable par un germe résistant est essentielle à sa réussite, au même titre que la réduction des délais d'administration au cours des états infectieux sévères, notamment chez les sujets fragiles.

21

INFECTIONS URINAIRES

C. RIOUX

Mme D. 32 ans souffre depuis 24 heures de brûlures urinaires et d'une pollakiurie. Elle a remarqué des urines rouges ce matin et des douleurs sus-pubiennes. Elle a quelques frissons lors de la miction mais n'a jamais eu de fièvre. Elle n'a pas non plus de douleur lombaire. Dans ses antécédents, on note trois épisodes de cystites il y a environ 5 ans. Elle n'a pas pris d'antibiotique depuis au moins 6 mois.

☛ Il s'agit d'une cystite de la femme jeune.

☛ Un traitement minute est permis, utilisant par exemple la fosfomycine per os.

☛ Il n'y a théoriquement pas besoin d'effectuer un ECBU devant un premier épisode.

☛ Il faut rechercher l'existence de facteurs de risque.

Après un traitement minute, la patiente a été totalement soulagée. Un ECBU a été effectué quelques jours après, retrouvant 10^4 leucocytes et 10^5 E. coli *multisensibles. La patiente n'a aucun symptôme. Quelle attitude faut-il adopter ?*

☛ Il s'agit d'une colonisation urinaire sans infection. Il faut au maximum éviter de traiter, tout en étant vigilant et en expliquant la situation à la patiente, il faut revoir les facteurs de risque, augmenter la diurèse, proposer l'acidification des urines (vitamine C, cranberries…) et éventuellement proposer un traitement minute, « au cas où ».

ÉPIDÉMIOLOGIE

L'infection urinaire est l'une des infections les plus fréquentes : elle est la plus fréquente en pathologie liée aux soins, la seconde en pathologie communautaire après les infections respiratoires.

Les germes responsables sont *Escherichia coli* dans la très grande majorité (80 p. 100), puis *Staphylococcus saprophyticus* (5 à 10 p. 100 des cystites), *Proteus* (10 p. 100), puis plus rarement d'autres entérobactéries qu'*E. coli* (*Klebsiella*, *Enterobacter*, *Serratia*), enfin les entérocoques.

L'infection est plus fréquente chez la femme du fait de la faible distance anus-urètre. Il existe d'autres *facteurs favorisants* parfois intriqués : l'activité sexuelle chez les femmes, la ménopause, la grossesse, la modification de la flore vaginale, l'hypertrophie prostatique, le sondage et autres manœuvres endovésicales, les anomalies de l'arbre urinaire, les pathologies vésicales (rétention, incontinence), la constipation, l'alitement...

La *colonisation urinaire* se définit comme la présence de germes à taux significatif dans les urines sans aucun signe clinique évocateur d'infection. Elle est plus fréquente chez la femme en général, chez la personne âgée, chez le diabétique ou en cas d'anomalie urinaire sous-jacente. Certaines colonisations peuvent se transformer en infection et justifier dans certains cas le traitement « préventif » de la colonisation (grossesse, manœuvres urologiques), mais dans la grande majeure partie des cas, le traitement antibiotique n'est pas nécessaire et peut favoriser une accumulation de résistances.

DIAGNOSTIC

Le tableau 21-I rappelle les signes diagnostiques des infections urinaires.

Pour les cystites et les pyélonéphrites, on distingue les infections « compliquées » des infections « non compliquées » selon la présence ou non de certains facteurs de risque d'une infection plus grave :

– les anomalies organiques ou fonctionnelles de l'arbre urinaire, quelles qu'elles soient (résidu vésical, reflux, lithiase, tumeur, acte récent...) ;

Tableau 21-I. Signes diagnostiques des infections urinaires.

Cystite
Pollakiurie, envies impérieuses, brûlures mictionnelles, associées à des urines troubles, malodorantes, éventuellement hématuriques
Absence de fièvre
Pyélonéphrite
Signes de cystite, souvent frustres, parfois absents
Fièvre, frissons
Douleur de la fosse lombaire, le plus souvent unilatérale, augmentée à la palpation et l'ébranlement
Signes digestifs fréquents, parfois trompeurs
Prostatite
Signes fonctionnels d'infection urinaire basse souvent marqués, douleurs pelviennes et périnéales, syndrome infectieux
Toucher rectal : prostate augmentée de volume et douloureuse
Orchi-épididymite
Syndrome infectieux plus ou moins important
Douleur scrotale intense, le plus souvent unilatérale, irradiant vers la région inguinale
Signes locaux allant du nodule de l'épididyme à l'atteinte inflammatoire de l'ensemble de la bourse

– certaines situations pathologiques (diabète, immunodépression, insuffisance rénale…) ;
– certains terrains physiologiques (homme, sujet âgé avec co-morbidité, grossesse).

Chez l'homme

Chez l'homme, toute cystite (sauf cas exceptionnel) et toute pyélonéphrite doivent être considérées et traitées comme des prostatites aiguës.

Les orchi-épididymites peuvent être en relation avec une infection urinaire ou une maladie sexuellement transmissible (*Chlamydia*, gonocoque). Ne sont évoquées dans ce chapitre que les causes « urinaires » ; la recherche systématique d'une prostatite associée est indispensable pour déterminer la durée du traitement. Quelques causes rares mais classiques ne sont pas abordées : l'orchite ourlienne, la brucellose et la tuberculose. Il faut être attentif à éliminer une torsion testiculaire (absence de fièvre) ou une forme inflammatoire de cancer ; une échographie et une prise en charge spécialisée sont nécessaires au moindre doute.

Diagnostic paraclinique

Au *cabinet*, le diagnostic est le plus souvent clinique dans les formes typiques.

La *bandelette urinaire* permet de confirmer la présence de leucocytes et de nitrites, qui sont positifs dans la majorité des infections.

Une bandelette urinaire sans leucocytes ni nitrites positifs doit faire reconsidérer le diagnostic d'infection urinaire. Toutefois, les nitrites sont négatifs en cas d'infection à staphylocoques, entérocoques et *Pseudomonas*. Ils peuvent également être négatifs en cas de dilution des urines.

À l'opposé, une bandelette positive ne doit pas forcément conclure à une infection : un patient porteur chronique d'une colonisation urinaire peut être atteint d'une autre pathologie infectieuse et, devant un tableau atypique, la bandelette positive ne signe pas forcément la présence d'une infection urinaire.

L'*examen cytobactériologique des urines* (ECBU) est *indispensable* devant une suspicion d'infection, sauf dans le cas d'un premier épisode de cystite non compliquée de la femme jeune (15 à 65 ans) où l'on peut donner un premier traitement à l'aveugle.

TRAITEMENT

Ambulatoire ou à l'hôpital ?

L'infection urinaire basse non compliquée de la femme jeune peut, dans la grande majorité des cas, être traitée en ambulatoire, de même que les autres cas de cystites.

Devant toute cystite, il faut prendre la température : une cystite fébrile (température supérieure à 38 °C) doit faire reconsidérer le diagnostic. Par ailleurs, il faut rechercher une douleur lombaire soit spontanée, soit à la percussion des fosses lombaires : sa présence doit faire suspecter une atteinte rénale.

En dehors des cystites, il est recommandé d'orienter le patient vers l'hôpital. Toutefois, en cas de premier épisode de pyélonéphrite sans facteur de risque chez la femme ou de prostatite ou d'orchi-épididymite paucisymptomatiques, et en l'absence de signes de gravité, un traitement ambulatoire peut être envisagé :

– chez un patient sans co-morbidité, coopérant et entouré ;
– si la réalisation rapide d'un ECBU est possible avant le traitement ;
– si le traitement peut être débuté juste après l'ECBU.

Le traitement fera alors appel à une fluoroquinolone per os si le patient n'en a pas reçu dans les six mois précédant l'épisode actuel. Sinon, le risque de résistance n'est pas négligeable et nécessite, en attendant l'antibiogramme, de traiter le patient par une céphalosporine de 3e génération en intraveineux ou intramusculaire (ceftriaxone). Le patient doit être informé des risques d'aggravation et doit pouvoir se déplacer vers un centre de soins en urgence. Il doit être revu dans les 48 à 72 heures avec l'antibiogramme pour s'assurer de l'adéquation entre la sensibilité du germe et l'antibiotique choisi.

En cas de pyélonéphrite, une échographie rénale est indispensable dans les 24 heures pour éliminer une malformation sous-jacente, une lithiase, une complication (par exemple, un abcès) ou une dilatation des voies urinaires nécessitant un drainage chirurgical en urgence. Pour la prostate, l'échographie pelvienne ou prostatique en cas de prostatite n'est nécessaire qu'en cas d'évolution défavorable, de complication ou de récidive.

Thérapeutique (Tableau 21-II)

Rappelons la nécessité d'assurer une bonne diurèse (objectif de 1,5 l/24 h) et de l'importance de récupérer le résultat de l'ECBU afin d'adapter le traitement antibiotique dès réception de l'antibiogramme en choisissant des molécules à spectre le plus étroit possible (amoxicilline).

SUIVI

L'évolution est habituellement favorable si l'antibiotique a été adapté à la sensibilité du germe retrouvé. Les indications de l'ECBU de contrôle ne sont plus systématiques : le contrôle 48 à 72 heures après le début du traitement n'est recommandé qu'en cas de persistance des symptômes, et le contrôle de l'ECBU 5 à 7 jours après la fin du traitement antibiotique n'est pas recommandé de façon systématique en l'absence de signe clinique, afin notamment d'*éviter de traiter une colonisation sans symptôme*.

Une évolution défavorable malgré un traitement adapté doit faire rechercher une autre cause de fièvre, une mauvaise observance du traitement antibiotique ou une complication infectieuse (abcès, obstacle). Un ECBU doit alors être prescrit et une exploration radiologique demandée rapidement en fonction du site d'infection (échographie prostatique, testiculaire, uroscanner).

Tableau 21-II. Durée et choix de l'antibiothérapie des infections urinaires communautaires de l'adulte.

Cystite aiguë sans facteur de risque[1] de la femme jeune (18-65 ans)	*Cystite aiguë avec facteur de risque[1] de la femme*	*Bactériurie asymptomatique*	*Pyélonéphrite non compliquée*	*Prostatite aiguë non compliquée*	*Orchi-épididymite*
Traitement minute ou 3 jours	Durée du traitement : 5 jours	*Pas de traitement antibiotique*	Durée du traitement : 10 jours (sauf fluoroquinolones : 7 jours possibles)	Durée du traitement : 2 à 3 semaines (2 semaines si pauci-symptomatique et premier épisode)	Durée du traitement : 10 jours
ECBU non obligatoire *si 1er épisode*	ECBU *obligatoire* Ajuster le traitement sur l'antibiogramme	Sauf femme enceinte, immunodéprimé sévère, geste urologique prévu, chirurgie prothétique prévue (prothèse orthopédique, vasculaire ou cardiaque). Dans ces cas, traitement comme pour une cystite avec facteur de risque	Prise en charge initiale ambulatoire non recommandée (sauf exception, *voir* texte)		

Tableau 21-II. Durée et choix de l'antibiothérapie des infections urinaires communautaires de l'adulte. (*suite*)

Cystite aiguë sans facteur de risque[1] *de la femme jeune (18-65 ans)*	*Cystite aiguë avec facteur de risque*[1] *de la femme*	*Bactériurie asymptomatique*	*Pyélonéphrite non compliquée*	*Prostatite aiguë non compliquée*	*Orchi-épididymite*
Traitement minute : – fosfomycine 3 g *ou* – ofloxacine 400 mg *ou* – ciprofloxacine 500 mg *Ou* Traitement court, 3 jours : – norfloxacine 400 mg × 2/j *ou* – ofloxacine 200 mg × 2/j *ou* – ciprofloxacine 500 mg × 2/j En cas de suspicion d'infection à *S. saprophyticus* (femme jeune < 30 ans et absence de nitrite sur la bandelette urinaire) : nitrofurantoïne (100 mg × 3/j) 5 jours ou fluoroquinolone 3 jours	Traitement initial : – nitrofurantoïne 100 mg × 3/j *ou* – céfixime 200 mg × 2/j *ou* – ofloxacine (200 mg × 2/j)/ ciprofloxacine (500 mg × 2/j)/ norfloxacine (400 mg × 2/j) Après résultat de l'antibiogramme, adaptation par : – nitrofurantoïne 7 jours *ou* – pour 5 jours, par ordre de préférence : amoxicilline (1 g × 3/j), TMP-SMX (160/800) (1 cp × 2/j), amoxicilline-acide clavulanique (1 g × 3/j), ofloxacine/ciprofloxacine/ norfloxacine, pivmecillinam (400 mg × 2/j), céfixime (200 mg × 2/j)		Traitement de première intention en ambulatoire : ofloxacine, lévofloxacine ou ciprofloxacine si pas d'utilisation de fluoroquinolones dans les 6 mois précédents. Sinon ceftriaxone (1 g/j IV, IM ou SC)		
			Relais *selon l'antibiogramme*, par ordre de préférence : – amoxicilline 1 g × 3/j – TMP-SMX (160/800), 1 cp × 2/j – amoxicilline-acide clavulanique 1 g × 3/j – ofloxacine (200 mg × 2/j)/lévofloxacine (500 mg/j)/ ciprofloxacine (500 mg × 2/j)	Relais *selon antiobiogramme*, par ordre de préférence : – TMP-SMX (160/800), 1 cp × 2/j – ofloxacine (200 mg × 2/j)/lévofloxacine (500 mg/j)/ ciprofloxacine (500 mg × 2/j)	

(1) Facteurs de risque : âge physiologique > 65 ans, antécédent récent de sondage, infection urinaire < 3 mois, anomalies urologiques, antibiothérapie récente < 15 jours, diabète, chirurgie urologique récente, corticothérapie et autre facteur d'immunodépression.
TMP-SMX (160/800) : association de triméthoprime (160 mg) et sulfaméthoxazole (800 mg) (Bactrim Forte®).

CAS PARTICULIERS

Colonisation urinaire

La colonisation urinaire se définit comme la présence de germes à des taux parfois significatifs dans les urines, indépendamment de la leucocyturie, sans aucun signe clinique évocateur d'infection. On l'appelle également *bactériurie asymptomatique*.

Elle est plus fréquente chez la femme et augmente avec l'âge et les pathologies favorisant une mauvaise vidange vésicale (diabète compliqué, vessie neurologique, obstacle à l'écoulement des urines…). La présence d'une sonde favorise la colonisation urinaire qui devient même quasi systématique après quelques semaines.

Il n'est pas nécessaire de traiter une colonisation urinaire, hormis dans quelques situations, car les facteurs favorisants – identifiés ou non – persisteront après le traitement, ce qui aboutira le plus probablement à une nouvelle colonisation mais, cette fois, par un germe potentiellement plus résistant. Ainsi d'ECBU en ECBU, de traitement antibiotique en traitement antibiotique voit-on apparaître des portages asymptomatiques de germes parfois extrêmement résistants, pouvant poser le problème du traitement quand la colonisation se transforme en infection…

Les cas particuliers où la colonisation est dépistée et traitée sont la grossesse, les manœuvres urologiques, la pose d'une prothèse articulaire ou cardiovasculaire. Dans ces cas, on traitera la colonisation comme une cystite avec facteur de risque ou pour encadrer le geste chirurgical.

Présence d'une sonde à demeure

La présence d'une sonde favorise la colonisation urinaire de la vessie en raison du corps étrangers. Cette colonisation est inéluctable en quelques jours et ne nécessite pas de traitement dans la très grande majorité des cas si elle reste asymptomatique. En l'absence de symptôme, il ne faut pas demander d'examen des urines de façon systématique pour éviter les traitements inutiles. Notons que la bandelette urinaire n'a pas d'intérêt dans le diagnostic d'infection urinaire sur sonde : elle est positive même avant la colonisation urinaire du fait de l'irritation vésicale par la sonde.

Le diagnostic d'infection urinaire basse peut être difficile du fait de la présence de la sonde et doit être distingué d'une simple intolérance de la sonde. En cas de douleurs pelviennes, d'urines troubles, sans fièvre, un traitement antibiotique peut être proposé, choisi selon l'antibiogramme du germe, comme pour traiter une cystite avec facteur de risque. Chez l'homme, une suspicion d'infection urinaire basse sur sonde sans fièvre doit être traitée autant que possible comme une cystite avec facteur de risque.

La présence isolée d'urines troubles ne doit pas inciter à prescrire une antibiothérapie pour « nettoyer » les urines : il faut augmenter la diurèse, éventuellement envisager un changement programmé d'une sonde urinaire qui serait en place depuis longtemps.

En cas de fièvre et/ou d'autres symptômes évoquant une infection haute (douleur lombaire), le traitement est celui d'une pyélonéphrite chez la femme et d'une prostatite chez l'homme. Dans tous les cas où une prescription antibiotique est décidée dans le cadre d'une infection urinaire haute ou basse sur sonde urinaire, cette prescription doit s'appuyer sur l'antibiogramme du germe qui peut être de sensibilité diminuée aux antibiotiques par sa nature (par exemple, *Pseudomonas æruginosa*) ou par les résistances qu'il a acquises. Ainsi l'examen des urines est-il systématique et indispensable.

Il n'y a pas de recommandation de changements systématiques de la sonde à intervalle régulier à visée prophylactique des infections urinaires chez les patients porteurs de sonde à demeure. En revanche, devant une infection avérée sur sonde, il peut être bénéfique de réaliser, après 48 heures de traitement antibiotique adapté avec un contrôle des symptômes, un changement de sonde le moins traumatique possible.

Femme enceinte

La colonisation et l'infection urinaires sont fréquentes chez la femme enceinte. Le risque pour le fœtus justifie le dépistage et le traitement des colonisations urinaires de sa mère : 20 à 40 p. 100 des colonisations urinaires se transforment en pyélonéphrite. Le dépistage par bandelette urinaire est acceptable et est recommandé tous les mois à partir du 4e trimestre de la grossesse ; un ECBU doit être demandé si la bandelette est positive pour les leucocytes ou les nitrites.

En cas de colonisation ou de cystite, le traitement est celui d'une cystite avec facteur de risque. Le traitement d'une pyélonéphrite doit être d'au moins 10 jours et la prise en charge initiale nécessite une hospitalisation.

Le choix de l'antibiotique est limité par la toxicité embryofœtale. En pratique, pour les colonisations et les cystites peuvent être utilisés en première intention, avant le résultat de l'antiobiogramme (ce qui ne doit pas être la règle, en particulier pour les colonisations), le céfixime (5 jours) et la nitrofurantoïne (7 jours). Ensuite, et selon l'antibiogramme, on peut prescrire, outre le céfixime et la nitrofurantoïne, l'amoxicilline (5 jours), l'amoxicilline-acide clavulanique (5 jours), le triméthoprime-sulfaméthoxazole (5 jours) en évitant cette dernière molécule pendant le 1er trimestre. Il faut choisir l'antibiotique au spectre le plus étroit.

Pour les pyélonéphrites, le traitement initial comporte une céphalosporine de 3e génération injectable, associée à un aminoside en cas de signes de gravité. Le relais peut être constitué de la même céphalosporine de 3e génération injectable, du céfixime après contrôle du sepsis, de l'amoxicilline, de l'amoxicilline-acide clavulanique, du triméthoprime-sulfaméthoxazole (à éviter au 1er trimestre). En règle générale, la durée du traitement sera de 10 jours.

Infections urinaires récidivantes

La définition théorique du caractère récidivant des infections urinaires est d'au moins quatre épisodes sur une période de 12 mois.

En cas d'infections urinaires basses récidivantes, il faut rechercher les facteurs de risque et les combattre : lutte contre la constipation, bonne diurèse (objectif de 1,5 l/24 h), miction post-coïtale, évitement des mictions retenues, des gels spermicides.

Le jus de canneberge a montré son efficacité sur la diminution de la fréquence des infections urinaires en jouant sur l'adhésivité des bactéries à la muqueuse vésicale. L'efficacité de la canneberge a été montrée en utilisant des produits ayant une forte concentration en pro-anthocyanidines (PAC) de type A (au moins 36 mg /j).

Malgré ces mesures, les infections peuvent persister et un traitement antibiotique prophylactique peut se discuter. Pour cela, il faut choisir des molécules à l'impact sur la flore digestive le moins important possible, en préservant les molécules ayant un intérêt en curatif (fluoroquinolones, céphalosporines de 3e génération). On peut proposer la nitrofurantoïne (50 mg 1 fois par jour le soir), le triméthoprime-sulfaméthoxazole (dosage « adulte » : 400 mg de SMX et 80 mg de TMP : 1 cp/j). La durée du traitement est controversée. En pratique, elle est d'au moins 6 mois et n'a en soi qu'un effet suspenseur en dehors de la prise en compte des facteurs de risque.

Une prophylaxie antibiotique post-coïtale peut être proposée lorsqu'il y a un lien évident entre la survenue des cystites et les rapports sexuels et que la miction post-coïtale systématique ne suffit pas éviter les infections. Une dose prophylactique d'antibiotique est prise par les patientes dans les 2 heures suivant chaque rapport sexuel. Les antibiotiques utilisés sont ceux précédemment cités.

Patient diabétique ou immunodéprimé

En pratique, la prise en charge de l'infection urinaire du patient diabétique ou immunodéprimé ne diffère pas des autres patients.

La colonisation urinaire – donc sans symptôme (*voir* plus haut) – ne justifie pas un traitement chez ce type de patient. Cependant, le tableau clinique peut être atypique, et il faudra penser à rechercher une infection urinaire devant une fièvre sans signe fonctionnel urinaire. La distinction entre une vraie infection urinaire et une colonisation concomitante à une fièvre d'une autre origine peut être difficile, et il faut garder à l'esprit que la présence de germe dans les urines, très fréquente chez le patient diabétique notamment, peut ne pas être la cause du syndrome infectieux.

D'une façon générale, il faut considérer l'infection urinaire haute ou basse chez le patient diabétique ou immunodéprimé comme compliquée. Cependant, chez des patients diabétiques bien équilibrés sans autre facteur de gravité, le caractère compliqué pourra être reconsidéré.

Prévention des infections en cas de geste endoscopique ou chirurgical sur les voies urinaires

En cas de geste endoscopique ou chirurgical sur les voies urinaires, il est indispensable de vérifier la stérilité des urines afin d'éviter une bactériémie secondaire.

Le patient doit effectuer un ECBU dans les jours précédant son hospitalisation ou son endoscopie et c'est souvent le médecin traitant qui doit décider du traitement et le prescrire. En cas d'examen des urines positif, si le patient est symptomatique, le traitement est celui de l'infection urinaire en question, qu'il faut considérer comme compliquée. Le traitement est donc empirique, puis adapté au germe et à sa sensibilité aux antibiotiques. Il est préférable de traiter l'infection avant d'intervenir et de contrôler l'examen quelques jours après la fin du traitement.

En cas d'examen des urines positif, si le patient asymptomatique, il faut attendre l'antibiogramme pour donner un traitement d'emblée efficace sur le germe. Le traitement sera celui d'une cystite compliquée. On recherchera la stérilité des urines après la fin du traitement pour intervenir. Cependant, certaines équipes d'urologie peuvent décider d'intervenir 24 heures après le début d'un traitement antibiotique adapté au germe retrouvé en continuant le traitement 24 à 48 heures après le geste. Cette pratique a pour intérêt de limiter la durée du traitement antibiotique, de diminuer le risque d'apparition de résistances et d'éviter d'avoir à attendre le contrôle de la stérilité des urines.

Germes multirésistants rencontrés en ville

La résistance aux antibiotiques est un phénomène de plus en plus important et n'épargne pas les infections communautaires. Pour les germes urinaires, et plus particulièrement *Escherichia coli*, le problème de la résistance concerne l'amoxicilline (au moins 40 p. 100 des résistances), l'amoxicilline-acide clavulanique (au moins 25 p. 100), le triméthoprime-sulfaméthoxazole (au moins 20 p. 100), interdisant l'utilisation de ces molécules en empirique. Pour les fluoroquinolones, les taux de résistances sont plutôt en augmentation, environ 12 p. 100 en 2008, avec des disparités, les taux augmentant à 17 à 18 p. 100 pour les femmes de plus de 65 ans et pour les hommes.

Au-delà de ces mécanismes « ponctuels » qui peuvent s'additionner et rendre la prise en charge de simples cystites parfois difficile, il existe des mécanismes d'acquisition de multirésistance dont le principal est l'acquisition d'une β-lactamase à spectre élargi (BLSE). Cette enzyme de résistance entraîne une résistance à toutes les β-lactamines, hormis les carbapénèmes (imipénem, à usage hospitalier), et est le plus souvent associée à une résistance aux fluoroquinolones, au triméthoprime-sulfaméthoxazole et aux aminosides. Cette acquisition peut provenir de l'hôpital, mais des BLSE spécifiquement communautaires sont décrites, dont l'un des principaux facteurs de risque est l'utilisation d'antibiotiques. Le principal marqueur de cette multirésistance est la résistance sur l'antibiogramme aux céphalosporines de 3e génération (ceftriaxone). Ce phénomène est en augmentation depuis quelques années (autour de 3,5 p. 100 des souches d'*E. coli* en 2008).

En cas de multirésistance sur l'antibiogramme, l'orientation du patient dépend du type d'infection. Pour les cystites, la fosfomycine est souvent encore utilisable. En cas d'échec, la patiente doit être orientée vers une consultation spécialisée. Pour les pyélonéphrites et les prostatites, les patients doivent être dirigés vers l'hôpital pour bénéficier d'un traitement parentéral.

En cas de colonisation urinaire (donc sans infection), la découverte d'un germe multirésistant ne doit pas faire tenter l'éradication en dehors des indications évoquées plus haut.

Candidurie

La présence de *Candida* dans les urines peut signifier une colonisation ou une infection. La colonisation est fréquente chez les diabétiques, en cas d'utilisation d'antibiotique ou de sondage urinaire. En l'absence de signe urinaire, une colonisation ne doit pas être traitée en dehors d'une exploration ou d'un geste sur les voies urinaires, et elle sera alors traitée comme une cystite. En cas de symptômes urinaires bas évocateurs d'une cystite, et en l'absence d'infection par une bactérie, on proposera un traitement curatif avec, en première intention, le fluconazole à 200 mg/j pour 7 jours. En cas de résistance ou d'inefficacité, le patient doit être orienté vers un centre hospitalier. De même, en cas de signe de pyélonéphrite, le patient doit être adressé dans un centre hospitalier pour recevoir un traitement adapté au type de *Candida*.

RÉFÉRENCES

AFSSAPS. Infections urinaires bactériennes communautaires de l'adulte. Recommandations. 2008.

SPILF/AFU. Infections urinaires nosocomiales. Conférence de consensus. 2002.

22

INFECTIONS RESPIRATOIRES

C. RIOUX

PNEUMOPATHIE (DE L'ADULTE)

Monsieur F., 56 ans, alcoolotabagique, présente depuis 24 heures une sensation fébrile associée à une asthénie intense. Une douleur thoracique droite en coup de poignard est apparue très précisément il y a 12 heures, il se plaint d'une toux plutôt sèche, d'une sensation dyspnéique à l'effort. À l'examen, le patient a 38,5 °C, il existe un foyer de crépitants médiothoracique droit, le reste de l'examen est normal, la tension artérielle est à 13/8, le pouls à 107/min, la fréquence respiratoire à 22/min.

☛ Il s'agit le plus probablement d'une pneumopathie à pneumocoque.

☛ En l'absence de signe de gravité, un traitement peut être entrepris en ambulatoire, mais ne doit pas être retardé et nécessite une information claire du patient et de son entourage et l'accès aux antibiotiques sans délai.

☛ Une radiographie thoracique et, si possible, un bilan sanguin doivent être effectués pour étayer le diagnostic.

☛ Le traitement est débuté dans les 4 heures par l'amoxicilline 1 g 3 fois par jour per os.

☛ Une réévaluation systématique est faite à 48 heures.

☛ Il faut prévoir la vaccination antipneumococcique à distance.

Épidémiologie

La pneumonie aiguë communautaire (PAC) est 20 fois moins fréquente que la bronchite, la probabilité pour un généraliste d'en voir une au cabinet est donc faible. Le diagnostic nécessite absolument une radiographie soit initiale, soit à J2-J3 pour confirmer le diagnostic.

Diagnostic

Le diagnostic de pneumopathie est parfois aisé, surtout dans les tableaux dits « typiques » rattachés à une origine fréquemment pneumococcique. Ils associent classiquement une toux, une expectoration parfois purulente voire hémoptoïque, une douleur thoracique, une dyspnée, une fièvre élevée, des frissons, un malaise général et un foyer de crépitants à l'auscultation. Souvent, le tableau peut être moins franc en raison de la nature du germe en cause (germe « atypique »), des signes associés (céphalées, trouble des fonctions supérieures, troubles digestifs, myalgies) ou du terrain (patients âgés, débilités, troubles de la déglutition).

La *radiographie thoracique* reste l'examen de référence permettant de confirmer le diagnostic de pneumopathie en cas de présence d'images (qui peuvent apparaître de façon décalée) : opacités alvéolaires ou images interstitielles. Le choix de l'antibiothérapie initiale se fait en fonction du tableau clinique et radiologique (Tableaux 22-I et 22-II).

Tableau 22-I. Éléments orientant le choix de l'antibiothérapie.

	Pneumonie franche lobaire aiguë	*Pneumonie atypique*
Début	Brutal, heure précise retrouvée	Progressif
Température	Élevée (39-40 °C)	Moins élevée (38-38,5 °C)
Douleur thoracique	Habituelle, parfois intense	Rare
Toux	Productive (souvent après une phase sèche)	Sèche, irritative
Expectoration	Purulente, parfois hémoptoïque	Pauvre
Auscultation	Syndrome de condensation : râles crépitants, matité, souffle tubaire	Râles bronchiques
Radiographie thoracique	Opacité alvéolaire systématisée, souvent unique	Infiltrat interstitiel mal systématisé

Hospitalisation ou traitement ambulatoire

Une fois le diagnostic évoqué ou confirmé, la question est de savoir si le patient doit être dirigé vers une structure de soins ou s'il peut être traité en ambulatoire.

En pratique, en l'absence d'examens complémentaires réalisables au cabinet et, a fortiori, au domicile du patient, la décision d'orienter vers l'hôpital se fait sur les antécédents du patient, sur l'anamnèse et sur des critères cliniques basiques. Doivent être pris en compte l'âge physiologique élevé, la présence de comorbidités (éventuellement décompensées), l'aggravation rapide des symptômes, la présence d'une confusion, d'une tachypnée (fréquence respiratoire supérieure à 30/min), d'une hypotension (PAS < 90 mmHg) (Tableau 22-III). De même, la décision tient compte du mode de vie (patient isolé ou bien entouré), de sa capacité à accéder aux médicaments et à les prendre (vomissements), de sa compréhension (et de celle de son entourage) de la maladie, du

Tableau 22-II. Germes rencontrés dans les pneumopathies aiguës communautaires par ordre de fréquence.

Germes	*Réservoir*	*Terrain*	*Tableau*
Streptococcus pneumoniæ	Saprophyte des voies aériennes. Contamination interhumaine	Âge > 65 ans Éthylisme, infection par le VIH	Tableau de pneumonie franche lobaire aiguë
Mycoplasma pneumoniæ	Contamination interhumaine	Sujet jeune, en collectivité	Début progressif, toux rebelle, céphalées, myalgies
Hæmophilus influenzæ	Contamination interhumaine	Âge > 60 ans, maladie pulmonaire, alcoolotabagisme	Pneumonie franche, multifocale
Chlamydiæ pneumoniæ	Contamination interhumaine	Sujet jeune	Tableau d'installation progressive
Legionella pneumophila	Contamination à partir d'eau contaminée aérosolisée (tours aéroréfrigérantes, douches, robinets contaminés...). Pas de contamination interhumaine	Âge > 65 ans Tabagisme, éthylisme, immunodépression, maladie pulmonaire chronique, cardiopathie	Tableau d'installation rapide, atteinte souvent lobaire et multiple Évolution pouvant être rapidement défavorable Signes extrapulmonaires nombreux : confusion, diarrhée, myalgies, hyponatrémie, cytolyse hépatique et musculaire modérée
Germes anaérobies	Flore buccale	Âge > 65 ans Troubles neurologiques aigus ou chroniques, fausse route	Tableau volontiers torpide, altération de l'état général, possible pleurésie associée
Staphylococcus aureus	Portage cutanéomuqueux	Terrain débilité, co-infection virale	Pneumonie franche, abcédation fréquente

Tableau 22-III. Critères CRB65 pour décider d'une hospitalisation.

C	Confusion
R	Fréquence respiratoire (*respiratory rate*) ≥ 30/min
B	Pression artérielle (*blood pressure*) systolique < 90 mmHg
65	Âge ≥ 65 ans
Aucun critère	Traitement ambulatoire possible
Au moins 1 critère	Évaluation à l'hôpital

traitement, du risque et des signes d'aggravation. La présence, éventuellement suspectée cliniquement, d'un épanchement pleural sur la radiographie thoracique doit orienter le patient vers les urgences pour envisager une ponction ou un drainage. La présence à la radiographie d'une atteinte multilobaire, le plus souvent associée à des signes cliniques de gravité, doit faire orienter vers l'hôpital.

Antiobiothérapie

Le traitement antibiotique ambulatoire de la pneumopathie est une monothérapie en première intention (Tableau 22-IV).

Devant un tableau d'allure pneumococcique, l'amoxicilline est le traitement de référence à la dose de 3 g/j en 3 prises, même en cas de suspicion de pneumocoque de sensibilité diminuée à la pénicilline. En cas d'allergie suspectée ou connue, on peut utiliser la pristinamycine ou la télithromycine. Les fluoroquinolones antipneumococciques (lévofloxacine, moxifloxacine) sont contre-indiquées si le patient a été exposé à des fluoroquinolones dans les trois mois précédents l'épisode actuel et ne sont pas recommandées en première intention.

Dans l'objectif de traiter un pneumocoque, l'amoxicilline-acide clavulanique n'apporte pas de bénéfice par rapport à l'amoxicilline seule. Le cotrimoxazole, les tétracyclines et les céphalosporines orales (1re, 2e ou 3e génération) ne sont pas indiquées dans cette situation (inefficaces et/ou avec une concentration insuffisante). En cas de tableau évocateur d'une pneumopathie atypique, un macrolide peut être proposé.

Tableau 22-IV. Choix des antibiotiques devant une pneumopathie communautaire *sans signe de gravité.*

		Traitement de première intention	*Si échec à 48-72 heures*
Sujet < 65 ans[1], sans co-morbidité importante	Tableau d'allure typique	Amoxicilline 3 g/j pendant 7 jours	Macrolide Pristinamycine Télithromycine FQAP
		Si allergie : pristinamycine, télithromycine	FQAP
	Tableau d'allure atypique	Macrolide : roxithromycine pendant 14 jours	Amoxicilline Pristinamycine Télithromycine FQAP
		Si allergie : FQAP	
	Absence d'orientation	Amoxicilline[2] Pristinamycine Télithromycine pendant 5 jours FQAP	
Sujet ≥ 65 ans[1] et/ou co-morbidité importante[3]	Tableau d'allure typique	Amoxicilline-acide clavulanique pendant 7 jours	C3G injectable FQAP
	Absence d'orientation	Amoxicilline-acide clavulanique pendant 7 jours C3G injectable FQAP	+ Macrolide
Inhalation		Amoxicilline-acide clavulanique pendant 7 jours	Pristinamycine

(1) Âge physiologique.
(2) L'amoxicilline garde sa place du fait de l'absence de signe de gravité qui permet de changer de traitement devant une pneumopathie finalement « atypique », donc d'évolution lente.
(3) Élargissement du spectre antibiotique aux entérobactéries et au staphylocoque.
FQAP : fluoroquinolones antipneumococciques.

En l'absence d'orientation, l'amoxicilline, la télithromycine ou la pristinamycine sont prescrites. En présence de co-morbidités, d'un âge supérieur à 65 ans mais sans signe de gravité, le traitement doit être élargi aux entérobactéries et au staphylocoque : amoxicilline-acide clavulanique en première intention, éventuellement ceftriaxone, de préférence par voie intraveineuse. L'association amoxicilline-acide clavulanique est indiquée en cas d'inhalation ou de fausse route.

Dans tous les cas, une réévaluation clinique est nécessaire après 48 heures de traitement. Un contrôle radiologique pendant le traitement ne doit être envisagé que si l'évolution semble défavorable. En revanche, le contrôle radiographique post-traitement est une nécessité absolue afin de s'assurer de l'absence d'anomalie sous-jacente qui pourrait être un facteur de risque et justifier une prise en charge spécifique.

L'*échec* est défini par la non-régression de la fièvre et/ou la persistance des symptômes respiratoires. Néanmoins, la courbe de température (sans antipyrétique) est l'élément essentiel de la surveillance. Les symptômes respiratoires doivent diminuer mais peuvent persister plus longtemps. L'évolution de l'image radiologique peut également être décalée dans le temps par rapport à la clinique.

La *durée du traitement* (dans l'hypothèse d'une évolution favorable en 48-72 heures) est de 7 jours en cas de pneumopathie à pneumocoque, de 14 jours en cas de pneumopathie atypique, de 5 jours si la télithromycine est prescrite en raison de sa longue demi-vie.

Autres traitements

Il *ne* faut *pas* prescrire d'anti-inflammatoires stéroïdiens ou non stéroïdiens. Les antipyrétiques sont utilisés au cas par cas, et les antibiotiques en aérosol ne font pas partie des traitements.

Prévention

La prévention repose sur l'arrêt du tabac et la vaccination antigrippale et antipneumococcique.

BRONCHITE

Monsieur Z., 28 ans, sans antécédent, présente depuis 3 jours un catarrhe tubaire associé à une toux grasse très douloureuse avec brûlure rétrosternale. Il a des sensations fébriles et la température au cabinet est à 38,1 °C. L'expectoration est douloureuse et épaisse.

☛ Il s'agit d'un épisode bronchitique aigu chez un adulte jeune sans antécédent.

☛ L'étiologie est virale.

☛ Il n'y a pas d'indication à un traitement antibiotique.

Dix jours après, le patient revient car tous les symptômes ont disparu, hormis la toux qui reste grasse. L'expectoration est devenue foncée.

☛ L'évolution peut être traînante et la toux peut persister quelques semaines.
☛ Le fait que l'expectoration devienne purulente sans autre symptôme ne justifie pas l'instauration d'un traitement antibiotique.

Formes cliniques

On distingue deux entités : la bronchite aiguë de l'adulte sain et la bronchopneumopathie chronique obstructive et ses exacerbations.

Bronchite aiguë de l'adulte sain

Elle est liée à une inflammation aiguë des bronches.

Les *signes fonctionnels* sont une toux, éventuellement sèche au début puis grasse, des brûlures rétrosternales lors de la toux, une expectoration muqueuse puis purulente. La fièvre est inconstante et souvent modérée. À l'auscultation, il n'y a pas de foyer de crépitants, des rhonchis et des sibilants sont possibles en dehors d'un contexte de décompensation d'un asthme.

L'*étiologie* infectieuse est le plus souvent virale. Les antibiotiques ne sont pas indiqués.

Le *diagnostic différentiel* avec une pneumopathie assez aisé. En cas de doute, il faut demander une radiographie pulmonaire à la recherche d'un foyer ou d'images interstitielles en se méfiant du retard radiologique. Aucun autre bilan n'est nécessaire.

L'*évolution* est volontiers traînante, ne justifiant habituellement pas la mise sous antibiotiques, mais nécessitant des explorations complémentaires en cas d'évolution prolongée ou compliquée (altération de l'état général, dyspnée...).

Le *traitement* est symptomatique : antipyrétiques, fluidifiants bronchiques...

Bronchopneumopathie chronique obstructive

La bronchite chronique a une *définition classique* : toux et expectoration pendant au moins 3 mois par an et au moins deux années consécutives. La bronchopneumopathie chronique obstructive (BPCO) se caractérise par une obstruction progressive des voies aériennes distales, se traduisant par une diminution non complètement réversible des débits aériens. En France, 90 p. 100 des cas de BPCO sont liés au tabac.

Il est important de caractériser autant que possible le stade de sévérité de la BPCO sur des critères objectifs, en réalisant des explorations fonctionnelles respiratoires (EFR) en dehors d'un épisode d'exacerbation. Les EFR permettent de mesurer en particulier deux paramètres importants dans l'évaluation de l'obstruction bronchique :

– le rapport volume expiratoire maximal en une seconde (VEMS)/capacité vitale (CV), qui permet d'affirmer le trouble ventilatoire obstructif lorsqu'il est inférieur à 70 p. 100 ;

– le VEMS qui permet d'évaluer la sévérité de cette obstruction par rapport à la valeur prédite par la taille, l'âge et le sexe.

En pratique, on distingue quatre stades de sévérité (Tableau 22-V).

Tableau 22-V. Stades de sévérité de la bronchopneumopathie chronique obstructive.

Stade		*Paramètres*	*Équivalent clinique*
Stade 0	Bronchite chronique simple	VEMS/CV ≥ 70 p. 100	Toux et expectoration inconstantes, absence de dyspnée
Stade 1	BPCO peu sévère	VEMS/CV < 70 p. 100 VEMS ≥ 80 p. 100	Toux et expectoration inconstantes, absence de dyspnée
Stade 2	BPCO moyennement sévère	VEMS/CV < 70 p. 100 VEMS = [30-80 p. 100]	Toux et expectoration fréquentes, dyspnée
Stade 3	BPCO sévère	VEMS/CV < 70 p. 100 VEMS < 30 p. 100 Ou signes d'insuffisance respiratoire chronique	Toux et expectoration constantes, dyspnée au moindre effort ou de repos

Nous nous intéressons ici aux *épisodes d'exacerbation* des BPCO et non à la prise en charge de base de cette pathologie qui nécessite l'arrêt du tabac, la surveillance des débits respiratoires et, selon le stade, des traitements de fond pouvant associer des bronchodilatateurs et des corticoïdes inhalés, une kinésithérapie respiratoire, une oxygénothérapie...

L'exacerbation de BPCO correspond à une poussée inflammatoire bronchique parfois liée à une infection qui, si elle est impliquée, peut être virale ou bactérienne. Elle se manifeste par une majoration de la toux, de l'expectoration, du freinage bronchique et de la dyspnée. L'expectoration peut changer de couleur et devenir purulente. Il n'y a pas de critère certain pour affirmer le caractère bactérien de l'infection ; cependant, une expectoration franchement purulente et une fièvre prolongée sont des éléments en faveur d'une cause infectieuse bactérienne, sous réserve d'éliminer une pneumopathie, notamment par une radiographie pulmonaire.

Les germes responsables des exacerbations d'origine infectieuse bactérienne sont essentiellement *Hæmophilus influenzæ*, *Streptococcus pneumoniæ*, *Moraxella catarrhalis* et, plus rarement, *Pseudomonas æruginosa* dans les BPCO d'évolution prolongée

Appréciation de la gravité

Celle-ci doit être mesurée par rapport à l'état de base respiratoire qui peut parfois être précaire. Au cabinet ou au domicile, la gravité doit être évaluée sur des critères cliniques et évolutifs :

- dyspnée de repos ;
- cyanose ;
- polypnée ;
- toux inefficace ;
- tachycardie, hypotension, signes d'insuffisance cardiaque droite, troubles du rythme ;
- troubles neurologiques (confusion, agitation, obnubilation, coma).

Tableau 22-VI. Choix de l'antibiotique selon l'atteinte respiratoire.

Stade	*Stade clinique*	*Indication*	*Choix*
Stades 0 et 1	Absence de dyspnée	Pas d'antibiotique	
Stade 2	Dyspnée d'effort	Antibiotique uniquement si expectoration franchement purulente	Amoxicilline 3 g/j C2G, C3G orales Macrolide Pristinamycine Télithromycine
Stade 3	Dyspnée au moindre effort ou dyspnée de repos	Antibiotique systématique	Amoxicilline-acide clavulanique (3 g/j) C3G injectables FQAP

FQAP : fluoroquinolones antipneumococciques.

Antiobiothérapie

Le choix de l'antibiotique doit se faire en fonction du degré de l'atteinte respiratoire (Tableau 22-VI).

Traitements associés

Les autres mesures thérapeutiques sont :

– les bronchodilatateurs, les corticoïdes systémiques en cure courte, l'oxygénothérapie selon la saturation et en tenant compte du degré d'insuffisance respiratoire (débits modérés) ;

– la kinésithérapie, essentielle, permettant le drainage des sécrétions bronchiques ;

– l'arrêt du tabac ;

– les vaccinations antigrippale et antipneumococcique, qui sont recommandées chez le patient ayant une pathologie respiratoire chronique.

PLEURÉSIE

La pleurésie est le plus souvent secondaire à une pneumopathie.

Diagnostic

Le *tableau clinique* est un syndrome d'épanchement liquidien pleural dans un contexte infectieux.

La *radiographie thoracique* est l'élément indispensable devant toute suspicion d'épanchement pleural, elle permet en outre d'évaluer la quantité de liquide.

La *ponction pleurale* est indispensable. Réalisée, dans la mesure du possible, avant toute antibiothérapie, elle permet de déterminer la nature de l'épanchement (exsudat/transsudat), ce qui permet d'éliminer certaines causes non infectieuses et, surtout, d'avoir éventuellement une documentation bactérienne. La ponction permet également d'évacuer le liquide pleural et participe au contrôle de l'infection.

Prise en charge

La prise en charge doit se faire en hospitalisation.

L'*antibiothérapie* sera adaptée au tableau et doit comporter, de façon empirique, des antibiotiques couvrant le pneumocoque, les streptocoques et les anaérobies. On peut proposer dans un premier temps l'amoxicilline-acide clavulanique.

CAS PARTICULIER

Coqueluche

Il faut y penser en cas de toux prolongée et rechercher un tousseur chronique dans l'entourage du coquelucheux. La toux est parfois dyspnéisante lors des accès, et la coqueluche s'accompagne d'un risque d'atteintes sévères chez le nourrisson.

L'*antibiothérapie* est peu efficace sur la toux mais permet de contrôler la contagiosité après quelques jours, permettant de lever l'isolement qui aura été mis en place en cas de suspicion (au domicile, sauf pour les nourrissons ou en cas de signes de mauvaise tolérance).

Le traitement antibiotique de référence est l'érythromycine pendant 14 jours, qui peut être remplacée par l'azithromycine dont la demi-vie permet un traitement court de 5 jours (10 mg/kg le premier jour puis 5 mg/kg, sans dépasser 500 mg le premier jour puis 250 mg les jours suivants). En cas d'intolérance aux macrolides, le triméthoprime-sulfaméthoxazole peut être utilisé.

Les cas contact – n'ayant pas de symptômes – peuvent recevoir une prophylaxie dont les modalités sont les mêmes que pour le traitement curatif.

En présence de cas groupés (c'est-à-dire au moins deux cas), une déclaration à la DDASS doit être effectuée.

Devant l'apparition d'une épidémie de coqueluche au sein de la population adulte, la *vaccination* anticoquelucheuse s'est élargie : un rappel doit être proposé aux jeunes adultes ayant un projet de grossesse (avec un test de grossesse négatif) et à leur entourage pouvant être amené à s'occuper du nourrisson durant les trois premiers mois, aux personnels soignants et aux personnels de la petite enfance.

Infections à mycobactéries atypiques

Les mycobactéries atypiques sont ubiquitaires et d'origine environnementale (sol et eau et surtout). Il n'y a pas de transmission interhumaine.

La mycobactérie la plus pathogène, en dehors de situations particulières, est *M. kansasii*. Des atteintes pulmonaires dues aux mycobactéries surviennent en général sur des lésions pulmonaires préexistantes (tuberculose, silicose, poumon radique…). Les mycobactéries en cause sont *M. kansasii*, *M. xenopi*, et *M. avium* uniquement chez les immunodéprimés.

La symptomatologie est peu bruyante (toux et dyspnée) et les signes généraux sont peu spécifiques. L'insuffisance respiratoire est le principal risque après plusieurs mois ou années d'évolution.

L'image radiologique pulmonaire évoque la tuberculose : lésions nodulaires et infiltrats disséminés en général. C'est l'analyse bactériologique des crachats qui permet habituellement de redresser le diagnostic de tuberculose après culture.

Le traitement antibiotique est difficile :

– *M. kansasii* nécessite un traitement d'au moins 12 mois associant l'isoniazide et la rifampicine, avec l'éthambutol pendant les trois premiers mois ;

– *M. avium* doit être traité pendant au moins 12 mois par la clarithromycine et la rifabutine, avec l'éthambutol pendant les trois premiers mois ;

– *M. xenopi* nécessite un traitement d'au moins 18 mois associant la clarithromycine et la rifampicine ou la rifabutine avec, pendant les six premiers mois, l'adjonction d'éthambutol et d'une fluoroquinolone.

RÉFÉRENCES

AFSSAPS. Antibiothérapie dans les infections respiratoires. 2005.

AFSSAPS. Bronchiolites, bronchites, pneumonies aiguës communautaires, bronchite chronique obstructive. Recommandations. 2005.

SFP. Mucoviscidose. Conférence de consensus. 2002

SPILF. Infections des voies respiratoires basses de l'immunocompétent. Conférence de consensus. 2006.

23
INFECTIONS CUTANÉES

S. DIAMANTIS

Le tableau 23-I résume les recommandations générales pour le traitement des infections de la peau et des tissus mous, et le tableau 23-II indique les antibiotiques habituellement utilisés dans les infections cutanées.

ÉRYSIPÈLE

M. E., 48 ans, accompagné de son épouse, sans antécédent hormis un surpoids important, consulte pour une douleur à la jambe droite survenue il y a 36 heures, non calmée par un traitement anti-inflammatoire. Il s'inquiète de l'apparition d'un gonflement de son mollet. À l'examen, le mollet est sensible, augmenté de volume avec un placard inflammatoire non nécrotique. Le patient est fébrile à 38,2 °C, normotendu, avec un état général conservé. Le diagnostic posé est un érysipèle typique non compliqué.

☛ Il s'agit d'une dermo-hypodermite bactérienne (DHB), ou érysipèle.

☛ Aucun examen complémentaire n'est nécessaire.

☛ Le traitement médical se fait en ambulatoire.

☛ L'antibiothérapie orale couvre le streptocoque A : amoxicilline 1 g 3 fois par jour pendant 7 à 10 jours.

Épidémiologie

L'érysipèle est une maladie toxi-infectieuse, à faible inoculum bactérien. Seule l'étiologie streptococcique (streptocoques β-hémolytiques A, B, C, G) est reconnue.

Diagnostic

Aucun examen complémentaire n'est nécessaire et le diagnostic est clinique.

Tableau 23-I. Recommandations générales pour les infections de la peau et des tissus mous.

	Contexte	*Traitement*
Infection cutanée bactérienne primitive sans signe de gravité (érysipèle)	Streptocoque β-hémolytique (A, B, C, G) – si ambulatoire	Amoxicilline PO 1 g × 3/j, durée totale : 7-10 jours Allergie de type 1 : pristinamycine 1 g × 3/j
	– si hospitalisation (sujet âgé, co-morbidité, lésions étendues, immunodépression, corticothérapie, AINS)	Pénicilline G (relais PO : amoxicilline), durée totale : 7-14 jours Prolongation éventuelle selon l'évolution clinique Allergie de type 1 : clindamycine IV
	– sur terrain particulier (artéritique-diabétique)	Amoxicilline-acide clavulanique PO, durée totale : 7-10 jours Allergie de type 1 : pristinamycine 1 g × 3/j
Infection cutanée post-traumatique (Vérifier statut vaccinal vis-à-vis du tétanos)	Vue précocement Sans signe de gravité (plaies contuses souillées > 6 heures, morsure humaine > 24 heures avec signes locaux ou généraux, plaie de parage difficile)	Abstention Amoxicilline-acide clavulanique PO, durée totale : 2 jours Allergie de type 1 : pristinamycine
	Plaie propre secondairement infectée > 48 heures	Céfaclor 250 mg × 3/j PO, durée totale : 5 jours
	Morsure animale et > 24 heures. avec signes locaux ou généraux, ou morsure par chien/chat en regard des articulations ou gaines tendineuses	Amoxicilline-acide clavulanique PO, durée totale : 5-7 jours Alternative : doxycycline, durée totale : 10 jours Discuter vaccination antirabique
Folliculite		Pas d'antibiothérapie, mesure d'hygiène
Furoncle	Peu nombreux, non situés sur la face Localisation faciale, lésion très inflammatoire et délabrante	Pas d'antibiothérapie, traitement antiseptique Traitement antiseptique à la chlorhexidine Céfaclor 250 mg × 3/j PO, durée totale : 5 jours Allergie de type 1 : pristinamycine 1 g × 3/j
Furonculose récidivante ou cas groupés	Épidémie familiale ou dans une communauté confinée	Dépistage des sites de portage en milieu spécialisé, protocole de décolonisation et antibiothérapie selon antibiogramme
Érythème migrant de Lyme	Érythème chronique migrant dans un contexte compatible avec une maladie de Lyme	Amoxiciline 1 g × 3/j, durée totale : 14 jours en l'absence de signes généraux et 21 jours en présence de signe généraux Alternative : doxycyline 100 mg × 2/j

Tableau 23-II. Antibiotiques usuellement utilisés pour le traitement des infections cutanées.

Antibiotique	*Nom commercial*	*Résorption digestive*	*Diffusion cutanée*	*Action sur S. aureus*	*Action sur S. pyogenes*	*Indications*	*Posologie adulte*	*Posologie enfant*
Pénicilline G	Pénicilline G	Pas de forme orale	+	0	++	Érysipèle	Pas d'usage en médecine de ville	
Pénicilline M	Bristopen®, Orbénine®	35 p. 100 (faible)	+	++	+	Infection staphylococcique	Pas d'usage en médecine de ville	
Aminopénicillines : amoxicilline	Plusieurs présentations	60 p. 100 (moyen)	+	0	++	Érysipèle	1 g × 3/j	50 mg/kg en 3 prises
Aminopénicillines + inhibiteur des β-lactamases : amoxicilline-acide clavulanique	Augmentin®	60 p. 100 (moyen)	+	++	++	Plaie et morsure infectées > 24 h, cellulite et furoncle médiofacial, érysipèle sur pied diabétique	1 g × 3/j	80 mg/kg en 3 prises
C1G orales :								
– céfadroxil	Oracéfal®	80-90 p. 100 (très bonne)	+	++	++	Abcès cutanés, impétigo, furoncle si antibiothérapie indiquée	1 g × 2/j	50 mg/kg en 2 prises
– céfaclor	Alfatil®	80-90 p. 100 (très bonne)	+	++	++	Abcès cutanés, impétigo, furoncle si antibiothérapie indiquée	250 mg × 3/j	20-40 mg/kg en 3 prises
– céfatrizine	Céfaperos®	80-90 p. 100 (très bonne)	+	++	++	Abcès cutanés, impétigo, furoncle si antibiothérapie indiquée	500 mg × 2/j	15-35 mg/kg
Clindamycine	Dalacine®	90 p. 100 (très bonne)	+++	+++	++	Allergie de type 1 aux pénicillines	600 mg × 3/j	15 mg/kg/j en 3 prises
Pristinamycine	Pyostacine®	90 p. 100 (très bonne)	+++	+++	+	Allergie de type 1 aux pénicillines	1 g × 3/j	50-100 mg/kg en 3 prises

L'examen recherche une porte d'entrée comme une plaie chronique, un ulcère ou un intertrigo, et veille à éliminer les diagnostics suivants : dermite de stase, phlébite profonde et superficielle, dermo-hypodermite nécrosante et fasciite nécrosante, érysipèle sur cicatrice opératoire.

Traitement

Le traitement curatif utilise une antibiothérapie à spectre étroit à forte activité antistreptococcique permettant une absorption orale et une prise en charge ambulatoire. L'origine staphylococcique n'étant pas démontrée, l'usage de molécules antistaphylococciques ne doit pas être envisagé.

En l'absence de critère d'hospitalisation (gravité locale et régionale, terrain, incertitude diagnostique, observance attendue), le traitement recommandé est l'amoxicilline à la dose de 3 g/j en 3 prises quotidiennes par voie orale. Cette posologie sera augmentée en fonction du surpoids fréquent sur une base de 50 mg/kg/j. En cas d'allergie aux β-lactamines, la pristinamycine est utilisée à la dose de 1 g 3 fois par jour par voie orale. La durée du traitement est de 7 à 10 jours, éventuellement prolongée jusqu'à 14 jours selon l'évolution qui peut être lentement favorable.

La porte d'entrée doit être traitée (antimycosique sur un intertrigo), et une lutte contre les facteurs de risque doit être entreprise pour cette pathologie qui récidive fréquemment.

L'usage d'antibiotique local ou d'anti-inflammatoire est contre-indiqué.

BORRÉLIOSE DE LYME

Mme B., 50 ans, consulte à la suite à une promenade en forêt pour des piqûres de tiques. Elle a elle-même enlevé à l'aide d'une pince à tique les trois tiques qui l'avaient mordue sur les bras la veille. Ces amies de promenade lui ont conseillé de prendre des antibiotiques pour traiter la maladie de Lyme qui serait très fréquente dans la région. Cliniquement, le point d'implantation des tiques reste visible sans érythème au pourtour.

☛ Il s'agit d'une piqûre de tique isolée sans argument pour une maladie de Lyme en phase primaire (érythème migrant).

☛ Aucun examen complémentaire n'est nécessaire.

☛ Il n'y a pas d'indication au traitement prophylactique de la maladie de Lyme.

☛ Une simple surveillance par la patiente suffit.

Épidémiologie

La borréliose de Lyme ou maladie de Lyme est une zoonose transmise au cours de morsures de tiques et due à l'espèce bactérienne *Borrelia burgdorferi*.

Diagnostic

La maladie de Lyme est évoquée devant des manifestations cliniques dans un contexte de possible exposition à une piqûre de tique.

Les manifestations cliniques sont décrites selon les trois stades de la maladie. En phase primaire, l'érythème migrant est l'unique symptôme, il apparaît quelques jours à plusieurs semaines après la morsure.

L'érythème migrant (EM) correspond à une macule érythémateuse annulaire de plusieurs centimètres de diamètre, à croissance centrifuge avec souvent un éclaircissement central.

Dans le cas exposé, la patiente ne présente pas la lésion caractéristique de la phase primaire, mais il est trop tôt pour que la maladie se manifeste si elle avait été inoculée.

Traitement (Tableau 23-III)

Il n'y a pas d'indication au traitement prophylactique de la maladie de Lyme.

On conseillera à la patiente de surveiller la possible survenue de l'EM qui justifierait alors un traitement.

Tableau 23-III. Antibiothérapie pour la borréliose de Lyme.

	Antibiotique	*Posologie*	*Durée*
Adulte			
1re ligne	Amoxicilline *ou* Doxycycline(1)	1 g × 3/j 100 mg × 2/j	14 jours 14 jours
2e ligne	Céfuroxime axétil	500 mg × 2/j	14 jours
3e ligne si contre-indications aux 1re et 2e lignes ou allergie	Azithromycine(2)	500 mg × 1/j	10 jours
Enfants			
1re ligne			
– < 8 ans	Amoxicilline	50 mg/kg/j en 3 prises	14 jours
– > 8 ans	Amoxicilline *ou* Doxycycline(1)	50 mg/kg/j en 3 prises 4 mg/kg/j en 2 prises, maximum 100 mg/prise	14 jours
2e ligne	Céfuroxime axétil	30 mg/kg/j en deux prises, maximum 500 mg/prise	14 jours
3e ligne si contre-indications aux 1re et 2e lignes ou allergie	Azithromycine(2)	20 mg/kg/j en une prise, maximum 500 mg/prise	10 jours
Femme enceinte ou allaitante			
1re ligne	Amoxicilline	1 g × 3/j	14 jours
2e ligne	Céfuroxime axétil	500 mg × 2/j	14 jours
3e ligne si contre-indications aux 1re et 2e lignes ou allergie	Azithromycine(2)	500 mg × 1/j	10 jours
À partir du 2e trimestre de grossesse	Azithromycine(2)	500 mg × 1/j	10 jours

(1) Possibilité d'une prise unique de 200 mg/j sans validation par une étude clinique.
(2) Pas de justification d'une dose de charge à J1 dans les études cliniques.

Le traitement de la phase primaire ne nécessite aucun examen complémentaire et doit être débuté le plus précocement possible, dès l'apparition de l'EM, par l'amoxicilline 1 g 3 fois par jour ou la doxycycline 100 mg 2 fois par jour pendant 14 jours en première intention. L'amoxicilline est préféré chez l'enfant de moins de 8 ans et la femme enceinte. La doxycycline est utilisée en cas d'allergie aux β-lactamines.

Le suivi après traitement est clinique, aucune sérologie n'est justifiée. Les signes cutanés peuvent mettre plus d'un mois à disparaître sans que cela signifie un échec thérapeutique.

PLAIE

Mlle P., 25 ans, consulte pour une infection d'une plaie accidentelle avec un sécateur il y a 72 heures. La plaie atteint la pulpe du pouce, la lésion est superficielle mais les berges de la plaie sont disjointes, inflammatoires avec un écoulement purulent blanchâtre. La patiente est apyrétique et ne présente aucun symptôme général. On note cependant une adénopathie sous-axillaire unilatérale.

☛ Il s'agit d'une infection de la plaie, l'origine est probablement staphylococcique, mais peut également être d'origine tellurique du fait de la coupure avec un objet souillé. Le traitement repose sur une toilette quotidienne à eau et au savon, qui permettent un décollement et une élimination des bactéries. L'usage d'antiseptique n'a pas démontré son efficacité et peut exposer à des effets secondaires. Une protection de la plaie sera faite biquotidiennement.

☛ La présence d'une adénopathie motive l'ajout d'un traitement antibiotique aux soins locaux.

☛ L'antibiotique utilisé doit avoir une activité antistaphylococcique et une bonne biodisponibilité cutanée.

☛ Dans ce cas où il faut couvrir le staphylocoque et des germes d'origine tellurique comme des anaérobies, l'amoxicilline-acide clavulanique sera utilisé à la dose 1 g 3 fois par jour pendant 2 à 3 jours. La clindamycine 600 mg 3 fois par jour peut être utilisée en cas d'allergie aux β-lactamines.

☛ Si la coupure avait eu lieu avec un couteau propre, seule l'origine staphylococcique aurait été considérée et il aurait fallu choisir un antibiotique à spectre plus étroit : pénicilline M orale (cloxacilline 1 g 3 fois par jour) ou une céphalosporine de 2e génération (céfuroxime 750 mg 3 fois par jour), qui a une meilleure biodisponibilité orale que la pénicilline M.

☛ En cas d'allergie aux β-lactamines, la pristinamycine (1 g 2 fois par jour) sera utilisée.

MORSURES

Morsure de chien

M. M., 75 ans, consulte en urgence suite à une morsure de la paume de la main par le chien du voisin habituellement si gentil. La lésion comporte deux plaies punctiformes non hémorragiques de la base du pouce. Le patient a été mordu il y a tout juste quelques heures.

☛ Une antibioprophylaxie est indiquée précocement du fait de l'inoculation septique systématique des morsures de chats, chiens ou hommes. Le traitement antibiotique doit être actif sur les germes retrouvés couramment sur la peau – staphylocoques et streptocoques –, mais il faut également couvrir la flore de la sphère buccale qui a pu être inoculée par la morsure, à savoir les streptocoques, les bactéries anaérobies et *Pasteurella*.

☛ Le traitement de référence est l'amoxicilline-acide clavulanique à la dose de 3 g/j en 3 prises pour une durée courte de 3 à 5 jours. En présence d'une allergie aux β-lactamines, la doxycycline ou la clindamycine 600 mg 3 fois par jour par voie orale peut être utilisée.

☛ Les plaies par morsure doivent être systématiquement désinfectées par un antiseptique comme la povidone iodée ou la chlorhexidine. Elles ne doivent pas être suturées (sauf plaie délabrante où des sutures à l'aiguille de façon lâche peuvent être réalisées) ou recouvertes de pansements occlusifs ou de colles cutanées en raison du risque élevé d'infection suppurative.

☛ Les vaccinations antitétaniques doivent être mises à jour avec injection éventuelle d'une dose d'immunoglobulines antitétaniques si le dernier rappel date de plus de 10 ans.

☛ Les morsures d'animaux doivent faire évoquer le risque rabique et les vaccinations de l'animal en cause doivent être vérifiées ; un avis au centre antirabique peut être pris en urgence.

Griffure de chat

Mme C., 78 ans, consulte suite à une griffure de son chat survenue il y a 6 heures alors qu'elle était dans son jardin. La griffure est superficielle sur le dos de la main et n'a pas atteint de structures nobles ; cependant, on note un caractère très inflammatoire, œdématié et douloureux de l'ensemble de la main.

☛ La rapidité d'installation des symptômes, la douleur et l'inflammation évoquent une pasteurellose.

☛ En effet, les germes les plus fréquents isolés dans les infections de lésion cutanée sont des staphylocoques qui entraînent une suppuration et une inflammation modérées 48 à 72 heures après l'inoculation septique, contrastant ici avec une période d'incubation courte de moins de 12 heures.

☛ Le traitement consiste en une antibiothérapie rapide par l'amoxicilline-acide clavulanique à la dose de 3 g/j en 3 prises quotidiennes durant 7 jours.

FOLLICULITE

M. F., 35 ans, consulte pour une éruption cutanée cervicale évoluant depuis 3 jours. L'examen montre une pustule douloureuse centrée par un poil avec un pourtour légèrement érythémateux. Il demande que lui soit prescrite une pommade contenant de l'acide fusidique, ce qu'il a souvent utilisé.

☛ Il s'agit d'une folliculite superficielle.
☛ Aucun examen complémentaire n'est nécessaire.
☛ Il n'y a pas d'indication à une antibiothérapie générale ou locale.
☛ Des soins locaux au savon ordinaire sont préconisés.

Diagnostic

La folliculite superficielle se définit par une infection du follicule pilosébacé. Le diagnostic est clinique devant une pustule centrée par un poil avec un pourtour inflammatoire.

Aucun prélèvement n'est nécessaire.

Épidémiologie

L'origine est le plus souvent staphylococcique, mais des entérobactéries ou des levures peuvent également être responsables.

Le portage chronique de staphylocoque (foyer nasal, périnée, plaies) peut favoriser les récidives.

Les facteurs favorisant à rechercher sont locaux (macération, traumatisme, hygiène défectueuse, corticothérapie locale) et généraux (diabète, obésité, déficit immunitaire).

Traitement

Il n'y a pas d'indication à une antibiothérapie générale ou locale. Les antibiotiques topiques à base d'acide fusidique ou de mupirocine n'ont pas démontré leur intérêt.

La mupirocine est utilisée dans la prévention de certaines infections du site opératoire (chirurgie cardiaque, par exemple) pour la décolonisation nasale du portage de *Staphylococcus aureus*.

L'usage de mupirocine topique peut engendrer des résistances à cet antibiotique et compromettre une stratégie de décolonisation nasale.

Le traitement consiste en des soins d'hygiène comprenant une toilette quotidienne au savon ordinaire et un rinçage abondant.

FURONCLE

M. F., 30 ans, vous consulte suite à la présence de deux papulonodules inflammatoires dont l'un présente un centre nécrotique avec un écoulement purulent situé sous l'aisselle droite.

☛ Il s'agit de deux furoncles.

☛ Aucun examen complémentaire n'est nécessaire en l'absence de terrain ou de localisation particulière.

☛ Il n'y a pas d'indication à une antibiothérapie générale ou locale.

☛ Des soins antiseptiques locaux pluriquotidiens sont préconisés.

Diagnostic

Le furoncle est une folliculite profonde et nécrosante. Le diagnostic est clinique devant un nodule inflammatoire centré par un poil, puis surmonté par une pustule.

L'évolution se fait en quelques jours vers la collection, puis l'évacuation du « bourbillon central » nécrotique, laissant place à une ulcération hémorragique et/ou purulente.

L'écouvillonnage de la lésion pour l'analyse bactériologique n'est pas utile en pratique courante. Les indications du prélèvement correspondent aux critères de gravité de l'épisode (qui ne justifie par pour autant une antibiothérapie systématique) :

– lésions menaçant un pronostic fonctionnel ou esthétique (par exemple, furoncle d'une articulation d'un doigt) ;

– lésions très inflammatoire : diamètre de l'inflammation supérieur à 5 cm ;

– lésion à risque de complication locorégionale : furoncle médiofacial ;

– contexte épidémique : épidémie intrafamiliale ou au retour d'une zone d'endémie de souche de staphylocoque particulièrement contagieux et virulent (par exemple, clone USA300 aux États-Unis)

Épidémiologie

Le germe est systématiquement *Staphylococcus aureus* fréquemment sécréteur d'une exotoxine.

Le caractère inflammatoire et nécrotique est lié à la sécrétion d'une exotoxine staphylococcique qui peut être la leucocidine de Panton et Valentin.

Plusieurs clones de *S. aureus* résistants à la méticilline circulent sur la planète, principalement aux États-Unis et dans les pays en voies de développement. L'Europe est encore peu touchée par cette épidémie communautaire mondiale, mais l'émergence de ces clones semble inéluctable en raison de leur grande contagiosité. Ces souches portent ainsi le nom de CAMRSA (*community acquired methicillin-resistant Staphyloccocus aureus*) et sont responsables de plus d'un quart des consultations d'urgences pédiatriques aux États-Unis. Devant une furonculose, il faut désormais s'enquérir des facteurs de risque d'acquisition de ce type de germes afin d'éviter une propagation de l'épidémie, mais surtout d'adapter la stratégie thérapeutique. Les facteurs de risque sont principalement les mauvaises conditions d'hygiène, la promiscuité, l'origine géographique d'une zone d'endémie (États-Unis). Des épidémies ont également été décrites dans les milieux homosexuels, s'apparentant à une infection sexuellement transmissible.

Traitement

Le traitement relève avant tout de mesures d'hygiène : absence de manipulation intempestive du furoncle, lavage des mains, toilette journalière au savon ordinaire avec rinçage.

Éventuellement, l'évacuation du furoncle sera pratiquée par un professionnel de santé expérimenté si la lésion est collectée.

Des soins antiseptiques locaux pluriquotidiens seront réalisés après détersion au savon en utilisant un antiseptique à forte action antibactérienne et présentant un effet rémanent comme la chlorhexidine.

Le traitement antibiotique est réservé aux formes très sévères (diamètre de l'inflammation supérieur à 5 cm) ou exposant à une complication comme les furoncles de la face (staphylococcie maligne de la face).

Si l'antibiothérapie est indiquée, elle ciblera le staphylocoque en utilisant une céphalosporine de 1re génération qui a une meilleure biodisponibilité orale que les pénicillines du groupe M, céfaclor 750 mg 3 fois par jour, l'amoxicilline-acide clavulanique ou la pristinamycine 1 g 3 fois par jour en cas d'allergie, pendant 5 jours.

FURONCULOSE

Mme F. consulte, accompagnée de ses deux enfants, pour des furoncles disséminés sur l'ensemble du corps évoluant par poussées régulières depuis 3 mois chez chacun des membres de la famille.

☛ Il s'agit d'une furonculose récidivante avec un caractère épidémique intrafamilial.

☛ Une souche de staphylocoque particulièrement virulente excrétant une toxine doit circuler entre les différents membres de la famille et occasionner les lésions. L'un des membres est probablement colonisé dans un site de portage du staphylocoque (narines, ombilic, aisselles, gorge, organes génitaux).

☛ Une enquête épidémiologique doit rechercher les facteurs de risque d'acquisition d'un CAMRSA.

☛ Il faut documenter l'infection en dépistant les différents sites de portage : nez, aisselles, ombilic, vagin, anus, gorge. Ce type de dépistage relève d'un centre spécialisé dans ce domaine.

☛ Après avoir identifié l'agent responsable, obtenu l'antibiogramme et décrit les différents sites de portage, une décolonisation peut être entreprise. Seule une décolonisation simultanée de l'ensemble des sujets colonisés ou infectés doit être faite pour éviter une réinfection par l'un des membres de la famille non décolonisé.

☛ Il faut utiliser individuellement les mêmes mesures d'hygiène générale et de traitement antiseptique pour chaque individu en majorant les efforts pour éviter une transmission croisée. Le lavage des mains doit être régulier et rigoureux en utilisant une solution hydro-alcoolique. L'ensemble des objets ou animaux pouvant être assimilés à un réservoir devra être aseptisé ou éliminé.

☛ Le protocole de décolonisation associe le lavage quotidien du corps entier à la chlorhexidine à l'application de mupirocine dans chaque narine 3 fois par jour pour les sujets colonisés. Un traitement antibiotique adapté à l'antibiogramme sera prescrit uniquement pour les patients en cours d'infection. Le protocole doit durer entre 7 et 10 jours. Son succès est lié à la rigueur de sa réalisation et à l'absence de réservoir occulte (chien, nourrice…).

PIED DIABÉTIQUE

Mme D., 54 ans, diabétique insulino-requérante, consulte à la demande de son pédicure qui a remarqué une récidive de son mal perforant plantaire de la tête du cinquième métatarsien droit. Mme D. a reçu il y a 3 mois une antibiothérapie prolongée par amoxicilline-acide clavulanique pour une infection de son mal perforant qui s'était lentement amélioré suite à une prise en charge en hôpital de semaine de diabétologie. À l'examen, on observe un mal perforant atteignant les tissus sous-cutanés sans contact osseux ni écoulement purulent. Il existe un pourtour inflammatoire autour de l'ulcère d'environ 1 cm. Les pouls périphériques sont perçus de façon diminuée. La patiente n'a pas de plainte fonctionnelle, elle est apyrétique et on ne trouve ni inflammation locorégionale, ni adénopathie inguinale homolatérale.

Prise en charge

La prise en charge des pathologies du pied de patients diabétiques est complexe et nécessite une stratégie pluridisciplinaire associant le médecin traitant, le diabétologue, l'infectiologue, le laboratoire de microbiologie, les chirurgiens orthopédistes et les chirurgiens vasculaires.

Dans le cas décrit, il ne s'agit pas d'une infection mais d'un mal perforant plantaire non compliqué. Le diagnostic d'infection repose sur des critères exclusivement cliniques associant au moins deux signes parmi les suivants : augmentation de volume, induration, érythème périlésionnel, sensibilité locale ou douleur, chaleur locale ou présence de pus.

Il n'y a donc pas lieu de prescrire d'antibiothérapie ; le traitement associe un contrôle du diabète, des soins locaux et une mise en décharge impérative. La patiente sera réadressée en hôpital de jour de diabétologie pour une prise en charge globale de sa pathologie, incluant notamment la confection de chaussures permettant la mise en décharge, et l'évaluation de l'atteinte artérielle (pression artérielle, Doppler, avis chirurgical).

Inquiète de ne pas recevoir d'antibiotiques, Mme D. montre finalement les résultats microbiologiques d'un prélèvement cutané réalisé à l'écouvillon lors du dernier épisode. Les résultats des examens directs et des antibiogrammes réalisés par le laboratoire de microbiologie sont les suivants :

– *nature* : plaie du pied ;

– *examen direct* : assez nombreuses hématies, nombreux leucocytes, absence de cellules, quelques débris cellulaires ;

– *germe(s)* : quelques bacilles à Gram négatif, rares cocci à Gram positif en amas ;

– *culture* : flore polymicrobienne avec nombreux bacilles à Gram négatif, quelques cocci à Gram positif en amas.

Interprétation des résultats

En l'absence de symptômes cliniques d'infection, les prélèvements à visée microbiologique ne sont pas indiqués.

La méthode de prélèvement décrite est également contre-indiquée. La réalisation d'un écouvillonnage d'une lésion cutanée donne un mauvais reflet des germes pathogènes responsables des lésions. Les résultats du prélèvement témoignent de la flore commensale cutanée présente sur la lésion. Le résultat de la culture montre le caractère aspécifique du prélèvement en notant le caractère polymicrobien (« flore polymicrobienne »). Les germes identifiés ont été sélectionnés par le microbiologiste au sein de la flore polymicrobienne observée pour leur potentiel de pathogénicité.

Les germes identifiés par le microbiologiste reflètent une flore commensale cutanée modifiée. *S. aureus* n'est habituellement pas présent sur la peau saine de l'homme mais est connue pour coloniser les lésions cutanées. *Morganella morganii* est une entérobactérie du groupe 3, elle témoigne d'une exposition itérative aux antibiotiques et du contexte nosocomial.

Les phénotypes de résistance des deux bactéries sont sauvages.

Ces deux bactéries ont des capacités importantes d'acquisition de résistances sous pression antibiotique, ce qui conforte dans l'attitude d'épargne de l'antibiothérapie aux infections cliniques vraies.

Ces résultats ne modifient donc pas la démarche thérapeutique proposée.

Mme D. s'améliore finalement après 3 semaines de mise en décharge à l'aide d'une chaussure confectionnée à l'occasion, de soins locaux intensifiés et d'un meilleur contrôle glycémique.

Mme D. consulte 2 mois plus tard au retour de ses vacances d'été pour une récidive de son mal perforant qui lui occasionne cette fois une douleur, un œdème important et un écoulement purulent. L'épisode actuel a débuté 2 semaines auparavant devant le même tableau, elle avait alors consulté un médecin sur son lieu de vacances. L'antibiothérapie qu'elle avait reçue pendant 10 jours avait permis une stabilisation de l'inflammation.

Diagnostic

Il s'agit d'une dermo-hypodermite bactérienne, ou érysipèle, définie par une atteinte du derme compliquant un mal perforant plantaire.

La gravité clinique peut être évaluée à l'aide de la classification du consensus international sur le pied diabétique (Tableau 23-IV). Le tableau décrit correspond au grade 2 de cette classification.

Tableau 23-IV. Classification de l'infection des plaies du pied selon le consensus international sur le pied diabétique.

Grade	*Critères*
Grade 1	Pas de symptôme, ni de signe d'infection
Grade 2	Atteinte cutanée (sans atteinte des tissus sous-cutanés, ni systémique) avec au moins deux des signes suivants : – chaleur locale – érythème > 0,5-2 cm autour de l'ulcère – sensibilité locale ou douleur – tuméfaction locale ou induration – décharge purulente (sécrétion épaisse, opaque à blanchâtre ou sanguinolente)
Grade 3	Érythème > 2 cm et l'une des constantes décrites ci-dessus, *ou* Infection atteignant les structures au-delà de la peau et du tissu sous-cutané, comme un abcès profond, une lymphangite, une ostéite, une arthrite septique ou une fasciite Il ne doit pas y avoir de réponse inflammatoire systémique (grade 4)
Grade 4	Quelle que soit l'infection locale, si présence de signes systémiques manifestés par au *moins deux des caractéristiques* suivantes : – température > 38 °C ou < 36 °C – fréquence cardiaque > 90 batt/min – fréquence respiratoire > 20 cycles/min – $PaCO_2$ < 32 mmHg – leucocytes > 12 000/mm^3 ou < 4 000/mm^3 – 10 p. 100 de formes leucocytaires immatures

Stratégie thérapeutique

Ce tableau nécessite au mieux une prise en charge urgente pluridisciplinaire en milieu hospitalier afin de réaliser des prélèvements microbiologiques avant de débuter une antibiothérapie probabiliste.

Un prélèvement à visée microbiologique doit être réalisé, le but est d'obtenir l'isolement, l'identification et l'antibiogramme du ou des micro-organismes responsables de l'infection à partir d'un prélèvement, en évitant sa contamination par la flore commensale qui colonise la lésion. Les prélèvements seront réalisés après débridement et nettoyage de la lésion.

Le traitement antibiotique probabiliste doit être débuté rapidement dès le diagnostic clinique d'infection et après réalisation des prélèvements microbiologiques. Le traitement probabiliste dépend du grade clinique de l'infection.

Pour le grade 2 de la classification, l'antibiothérapie doit avoir systématiquement une activité antistreptococcique et antistaphylococcique, ces deux germes étant le plus fréquemment responsables des dermo-hypodermites des patients diabétiques. Le traitement probabiliste des grades 2 ne doit pas prendre en compte la présence potentielle de bactéries multirésistantes.

Le traitement proposé sera, en première intention, une pénicilline M 100 mg/kg/j en 4 injections ou l'amoxicilline-acide clavulanique 4 à 6 g en 3 à 4 injections intraveineuses par jour.

Évolution

L'évolution est favorable à 48 heures ; les prélèvements réalisés selon les recommandations montrent les résultats suivants :

– *nature* : ulcère du pied droit ;

– *examen direct* : assez nombreuses hématies, nombreux leucocytes, absence de cellules, quelques débris cellulaires ;

– *germe(s)* : quelques bacilles à Gram négatif, rares cocci à Gram positif en amas ;

– *culture* : flore polymicrobienne avec nombreux bacilles à Gram négatif, quelques cocci à Gram positif en amas.

Quelle est la suite de l'antibiothérapie ? L'interprétation des résultats du prélèvement nécessite la prise en compte des conditions de recueil du prélèvement : écouvillonnage d'un écoulement (non recommandé) ou ponction après débridement. Les germes commensaux et les germes les moins virulents (staphylocoques à coagulase négative, corynébactéries, *Pseudomonas œruginosa*, entérocoques) plus fréquemment isolés dans les prélèvements superficiels ne doivent pas être pris en compte dans le traitement antibiotique.

L'évolution étant favorable en l'absence de prise en compte de *Pseudomonas œruginosa*, seul un traitement antistaphylococcique et antistreptococcique sera poursuivi selon les mêmes modalités pour une durée de 7 jours.

Le but du traitement n'est pas de stériliser la plaie mais de traiter l'infection à germes pyogènes responsables de la dermo-hypodermite. La durée du traitement ne doit pas être prolongée jusqu'à la cicatrisation complète.

Tableau 23-V. Prise en charge de l'infection du pied diabétique.

	Contexte	*Traitement*
Grade 1		Pas d'antibiothérapie
Grade 2 (atteinte uniquement cutanée avec au moins deux des signes suivants : chaleur, érythème péri-ulcère entre 0,5 et 2 cm, douleur, tuméfaction, écoulement purulent) *et* infection récente (< 1 mois) *Érysipèle sur pied diabétique* *Grade 3 superficiel* (érythème > 2 cm + un des signes de grade 2) *et* infection récente (< 1 mois)	Obtenir chaque fois que possible un prélèvement de qualité avant traitement antibiotique	☛ Oxacilline IV ou amoxicilline-acide clavulanique PO ou IV *Adaptation* : – SASM : oxacilline – streptocoque A : amoxicilline – SARM : vancomycine, puis clindamycine ou pristinamycine *Allergie de type 1* : clindamycine *Durée totale* : 7 jours
Grade 2 ou grade 3 superficiel chronique (> 1 mois) *Grade 3 profond* (infection atteignant les structures sous-cutanées : abcès, lymphangite, ostéo-arthrite…)	*Si atteinte osseuse ou articulaire*, la durée des antibiotiques dépend du geste chirurgical : – amputation avec tissus mous environnants non infectés : 2 jours – amputation avec tissus mous environnants infectés : 2-3 semaines – os infecté non complètement excisé : 4 semaines minimum – absence de geste chirurgical : 4 semaines minimum	☛ Amoxicilline-acide clavulanique IV + gentamicine (48 heures) *Allergie ou portage de SARM* : vancomycine + gentamicine (48 heures) *Durée* : 14-21 jours
Grade 4 (sepsis grave)		☛ Amoxicilline-acide clavulanique IV + gentamicine (48 heures) *Allergie ou portage de SARM* : vancomycine + gentamicine (48 heures) *Échec au traitement préalable* : pipéracilline-tazobactam + gentamicine (48 heures) *Risque de BMR* : imipénem + vancomycine + gentamicine (48 heures) *Risque de BMR et allergie* : vancomycine + aztréonam + gentamicine (48 heures) + métronidazole *Adaptation* : – SASM : oxacilline IV ou clindamycine PO – SARM : vancomycine, puis clindamycine ou pristinamycine – streptocoque : amoxicilline (allergie : clindamycine) – entérobactérie : C3G, puis fluoroquinolone (allergie : aztréonam) *Durée* : 14-21 jours

Tableau 23-V. (*suite*)

	Contexte	Traitement
Infection à P. æruginosa (quel que soit le stade)	Le considérer comme pathogène : – si évolution défavorable (malgré des soins optimaux) et que le germe a été initialement négligé car considéré comme non pathogène – si prélèvements multiples positifs faits dans de bonnes conditions d'asepsie au même germe (biospies chirurgicales profondes)	Traitement débuté en attendant l'antibiogramme : ☛ Pipéracilline-tazobactam + amikacine pendant 5 jours, à adapter selon les données de l'antibiogramme

BMR : bactérie multirésistante ; SARM : *S. aureus* résistant à la méticilline ; SASM : *S. aureus* sensible à la méticilline.

En cas de non-amélioration, après avoir vérifié l'observance de la décharge et de l'ensemble des autres mesures, il faut rechercher une ostéite. Pour les lésions profondes ou les suspicions d'ostéite, une biopsie chirurgicale est la méthode de référence ; la ponction percutanée passant en zone saine peut également être réalisée. Ces prélèvements doivent être réalisés après une fenêtre thérapeutique de 15 jours une fois l'infection aiguë maîtrisée.

Le tableau 23-V résume la stratégie thérapeutique pour la prise en charge du pied diabétique.

ULCÈRE VEINEUX

Vous êtes appelé de la maison de retraite pour examiner les ulcères de Mme U. qui inquiètent l'infirmière. À l'examen clinique, Mme U. présente des ulcères de type veineux de 15 cm de diamètre, périmaléollaires gauches. Un écoulement purulent recouvre les pansements défaits. La jambe ne présente pas de signes inflammatoires, il n'y a ni lymphangite ni signes généraux.

☛ En l'absence de signe d'érysipèle, de lymphangite ou de symptômes généraux, il n'y a pas d'indication à prescrire une antibiothérapie.

☛ Les antiseptiques et les antibiotiques locaux ne sont pas recommandés.

☛ Le traitement comportera des soins locaux et des mesures mécaniques de lutte contre les ulcères veineux.

ATTEINTES CUTANÉES DUES AUX MYCOBACTÉRIES ATYPIQUES

Elles sont le plus souvent liées à une blessure (surinfection d'une plaie après contact avec la terre ou le milieu aquatique) ou iatrogène après acupuncture, mésothérapie ou utilisation de matériel mal stérilisé.

M. marinum est responsable du granulome des aquariums, *M. ulcerans* de l'ulcère de Buruli. Les autres mycobactéries qui peuvent être impliquées sont *M. fortuitum*, *M. chelonæ* et *M. abcessus*.

Le traitement des infections à *M. marinum* repose sur l'association clarithromycine et minocycline pendant 4 à 6 mois. *M. ulcerans* est sensible à l'association rifampicine et clofazimine.

Références

Érysipèle

AFSSAPS. Prescription des antibiotiques par voie locale dans les infections cutanées primitives et secondaires. Juillet 2004.

http://agmed.sante.gouv.fr/htm/5/rbp/indrbp.htm

http://agmed.sante.gouv.fr/pdf/5/rbp/dermagu.pdf

Borréliose de Lyme

http://www.infectiologie.com/site/medias/_documents/consensus/Lyme-06/2006-lyme-depliant.pdf

Plaie

http://www.infectiologie.com/site/medias/_documents/consensus/consensus-COURT-plaies2006.pdf

http://www.afssaps.fr/var/afssaps_site/storage/originalapplication/d82a1ce33ed6ece27f8a5e64c6c0551.pdf

Folliculite

http://afssaps.sante.fr/pdf/5/rbp/dermeco.pdf

Pied diabétique

http://www.infectiologie.com/site/medias/_documents/consensus/pieddiabétique2006-court.pdf

24

INFECTIONS ORL

S. LARIVEN

Une femme de 52 ans se plaint d'une douleur de l'hémiface droite avec une exacerbation rétro-orbitaire. Elle se traite elle-même par des antalgiques anti-inflammatoires non stéroïdiens qui s'avèrent efficaces durant quelques temps. Trois jours plus tard, la patiente vient consulter en raison d'une majoration de la douleur et d'un gonflement palpébral.

☛ Le cas de cette femme est une urgence thérapeutique car une sinusite ethmoïdale bactérienne est suspectée. L'examen clinique recherche des signes de complications oculaires associés.

☛ Une tomodensitométrie est préconisée afin de déterminer l'ampleur de l'infection sinusienne et de vérifier l'absence d'autres localisations.

☛ Le facteur déclenchant de cette sinusite est probablement lié à la prise d'AINS, responsable d'exacerbation et de diffusion bactérienne.

☛ La patiente doit être hospitalisée afin de débuter une antibiothérapie par voie veineuse et de suivre l'évolution clinique de près.

Les infections des voies aériennes supérieures sont d'origine virale le plus fréquemment. Les surinfections bactériennes en font la gravité. Ces infections sont plus fréquentes chez l'enfant que chez l'adulte. Leur diagnostic est clinique. Le recours aux prélèvements bactériologiques est limité.

L'évolution des résistances aux antibiotiques est fortement liée à la surconsommation d'antibiotiques non justifiés pour le traitement d'infections virales. Des données de résistance sont transmises régulièrement par des centres de référence des bactéries ; elles doivent être connues pour s'assurer de l'efficacité des antibiothérapies prescrites.

Le traitement est curatif et n'est jamais prophylactique.

RHINOPHARYNGITE

Les rhinopharyngites sont d'origine virale et surviennent en période automno-hivernale. Elles surviennent essentiellement chez l'enfant et seules les complications bactériennes avérées comme l'otite moyenne purulente ou la sinusite purulente sont traitées par une antibiothérapie.

Les virus en cause sont nombreux et souvent non identifiés. On trouve les coronavirus, le virus respiratoire syncytial (VRS), les virus influenza et para-influenza, les adénovirus et les entérovirus. Certains sont responsables d'une rhinopharyngite, associée ou non à l'atteinte d'une autre partie de l'arbre respiratoire.

Les prélèvements à visée bactériologique du rhinopharynx peuvent identifer la présence de germes de la flore normale (*Streptococcus pneumoniæ*, *Hæmophilus influenzæ*, *Moraxella catarrhalis* et *Staphylococcus aureus*), sans rôle pathogène dans la rhinopharyngite non compliquée.

Les complications bactériennes sont suspectées lorsque la période fébrile dure plus de 4 jours et que la toux et la rhinorrhée persistent au-delà de 10 jours.

Dans 10 p. 100 des cas chez le jeune enfant, l'otite moyenne aiguë complique une rhinopharyngite simple et représente la majorité des complications. Chez l'adulte et l'enfant âgé de plus de 3 ans, la complication majeure est la sinusite maxillaire.

Le *traitement antibiotique* par voie générale n'est pas indiqué dans la rhinopharyngite aiguë chez l'adulte comme chez l'enfant. Il n'est pas efficace pour prévenir les complications et n'est donc pas justifié.

Le *traitement symptomatique* associe des antipyrétiques et un lavage des fosses nasales. Les corticoïdes et les anti-inflammatoires ne sont pas indiqués.

ANGINE

Les angines sont des affections fréquentes chez les enfants et les adultes. La présence de signes douloureux a longtemps été source de prescription d'antibiotiques.

L'étiologie la plus fréquente est virale chez l'enfant et chez les adultes. Les virus sont les adénovirus, le virus influenza, le virus respiratoire, syncytial et le virus para-influenza. Ces virus sévissent en mode épidémique.

L'angine à SGA est la plus fréquente des angines bactériennes et représente 20 p. 100 des angines tous âges confondus, 25 à 40 p. 100 des cas d'angine de l'enfant (incidence la plus importante entre 5 et 15 ans) et 10 à 25 p. 100 des cas adultes.

La gravité de cette angine non traitée est liée à la survenue de complications post-streptococciques (rhumatisme articulaire aigu, glomérulonéphrite aiguë) ou de complications suppurées régionales (phlegmon, abcès rétropharyngé) et de complications toxiniques.

L'angine à SGA n'a pas de signes spécifiques. Elle peut prendre plusieurs aspects : érythémateuse, érythématopultacée ou unilatérale érosive. Certains éléments cliniques sont en faveur de cette origine bactérienne :

– le caractère épidémique (hiver et début du printemps surtout) chez des enfants et adolescents entre 5 et 15 ans ;

– l'installation brutale ;

– l'intensité de la douleur pharyngée et de l'odynophagie, le purpura du voile du palais,

– les douleurs abdominales ;

– le rash scarlatiniforme.

Pour confirmer la présence du SGA, un prélèvement du pharynx avec examen bactériologique est l'examen de référence, mais il reste indiqué à des fins épidémiologiques. Dans la pratique courante, on effectue le test de diagnostic rapide qui met en évidence la présence d'antigènes de paroi. Il est de bonne sensibilité (≥ 90 p. 100) et spécificité (≥ 95 p. 100). Sa réalisation doit être de bonne qualité : prélèvement direct des amygdales et du pharynx sans contamination des autres parties de la cavité buccale.

Ce test est recommandé de façon systématique chez l'enfant de plus de 3 ans et chez l'adulte ayant un score clinique de Mac Isaac supérieur à 2 (score aidant à la justification d'infection bactérienne) (Tableau 24-I).

Selon les recommandations de l'Afssaps, la sensibilité de ces scores est au mieux (en cas de score à 4 ou 5) de 51 à 56 p. 100 tous âges confondus et de 70 à 75 p. 100 chez l'enfant. Les patients ayant un score de Mac Isaac inférieur à 2 ont au maximum (score à 1) une probabilité d'infection à SGA de 5 p. 100. Un score inférieur à 2 chez l'adulte permet de décider de ne pas faire le test et de ne pas prescrire d'antibiotique.

L'*antibiothérapie* n'est justifiée que pour les angines à SGA. Le traitement de l'angine à SGA a pour effet :

– d'accélérer la disparition des symptômes de 24 heures si la prescription est précoce ;

– de diminuer la dissémination du SGA à l'entourage en réduisant la contagiosité de 24 heures ;

– de prévenir les complications post-streptococciques non suppuratives, notamment le rhumatisme articulaire aigu ;

– de réduire le risque de suppuration locorégionale.

La *pénicilline* est toujours active et l'*amoxicilline* reste le traitement de référence. Une durée de 6 jours se révèle d'une efficacité équivalente à la

Tableau 24-I. Score clinique de Mac Isaac.

Critères	*Score*
Fièvre > 38 °C	+ 1
Présence d'exsudat	+ 1
Présence d'adénopathies cervicales douloureuses	+ 1
Absence de toux	+ 1
Si âge < 15 ans	+ 1
Si âge > 15 ans	– 1

pénicilline V pendant 10 jours en prenant en compte les taux d'éradication bactérienne et une meilleure observance chez l'enfant et chez l'adulte.

Les *céphalosporines* orales de 2e et 3e générations autorisent une durée de traitement plus courte, permettant une meilleure observance, mais en raison d'effets sur la flore digestive, l'utilisation des céphalosporines doit être limitée en particulier aux patients ayant une allergie à la pénicilline sans contre-indication aux céphalosporines : céfuroxime axétil : 4 jours ; cefpodoxime proxétil : 5 jours ; céfotiam hexétil : 5 jours.

S'il existe une *allergie vraie aux pénicillines*, un traitement par pristinamycine est préconisé avec une posologie de 2 g/j en 2 prises pendant 8 jours.

Certaines souches invasives de SGA sont devenues résistantes aux *macrolides* par diffusion de clones porteurs des gènes de résistance *ermB*. Selon l'origine géographique ou l'âge des patients, et la localisation du SGA, les taux de résistance aux macrolides varient jusqu'à 35 à 40 p. 100. Dans l'angine aiguë, il est admis que 12 p. 100 des souches de SGA sont résistantes à l'érythromycine. Les macrolides ne sont donc utilisés qu'après vérification de la sensibilité du SGA à cette famille d'antibiotiques, chez les patients allergiques aux pénicillines : azithromycine : 3 jours ; clarithromycine : 5 jours ; josamycine : 5 jours.

Diphtérie

Corynebacterium diphteriæ est l'agent de la diphtérie. Elle est exceptionnelle en France ; le dernier cas rapporté en 2005 était importé d'Asie.

Angine de Vincent (Tableau 24-II)

Le gonocoque et la syphilis se manifestent rarement par une angine. Elle témoigne d'une infection active à traiter. La thérapeutique est détaillée dans le chapitre 26.

OTITE

Otite moyenne aiguë

L'otite moyenne est liée à la présence de virus et survient au cours de 10 p. 100 des rhinopharyngites. L'*otite moyenne aiguë purulente*, ou suppuration bactérienne survenant dans la caisse du tympan, est rare chez l'adulte. Les principales recommandations publiées dans la littérature concernent l'enfant.

Chez l'adulte, la symptomatologie est parlante, avec une otalgie importante. Elle peut s'accompagner d'hypo-acousie, de fièvre et, dans les formes évoluées, d'une otorrhée traduisant une perforation spontanée du tympan.

L'otite moyenne aiguë est de bon pronostic spontanément mais, lorsqu'elle est purulente, elle peut se compliquer de méningite purulente, de mastoïdite, de thrombophlébites cérébrales, d'abcès du cerveau et, à distance, d'otites

Tableau 24-II. Comparaison clinique et thérapeutique des angines bactériennes.

	Angine à SGA	*Angine de Vincent*	*Angine diphtérique*	*Angine syphilitique*
Clinique	Non spécifique mais en faveur du streptocoque Éruption scarlatiniforme	Liée à une mauvaise hygiène dentaire Fièvre modérée Haleine fétide Odynophagie latéralisée Ulcération unilatérale Membranes grisâtres, adénopathie satellite Complications : syndrome angine-infarctus pulmonaire	Incubation < 7 jours Début progressif Enduit blanchâtre, fausses membranes grisâtres adhérentes, extensives vers le larynx et les fosses nasales Croup : dysphonie, toux, voix rauque Adénopathie sous-digastrique douloureuse	Indolore Pas de signes généraux Ulcération indurée
Traitement	Amoxicilline : 1 g × 2/j pendant 6 jours Si allergie, C2G, C3G, pristinamycine : 2 g × 8 j	Pénicilline V : 3 MUI pendant 10 jours Si allergie, métronidazole : 500 mg × 3/j pendant 10 jours	Sérothérapie : 20 000-100 000 UI/l Antibiothérapie : – pénicilline G : 100 000 UI/kg/j puis amoxicilline : 50 mg/kg/j pendant 10 jours – si allergie, érythromycine : 50 mg/kg/j	Benzathine pénicilline G : 2,4 MUI IM À renouveler 2 fois si infection par le VIH Si allergie, doxycycline : 100 mg × 2/j pendant 15 jours Dépistage des autres IST
Diagnostic différentiel	Angines virales Mononucléose infectieuse	Angine ulcéro-nécrotique : mononucléose infectieuse, agranulocytose	Angine pseudo-membraneuse : mononucléose infectieuse	Angine ulcéro-nécrotique : mononucléose infectieuse, agranulocytose

chroniques. Vingt-cinq pour cent des méningites à pneumocoque de l'adulte ont pour point de départ une otite moyenne aiguë purulente.

Les bactéries de l'otite moyenne aiguë purulente de l'adulte sont a priori les mêmes que celles de l'enfant : *Hæmophilus influenzæ*, *Streptococcus pneumoniæ* et *Branhamella catarrhalis*.

La répartition des germes décrits chez les enfants est la suivante :

– *Hæmophilus influenzæ* : 40 à 45 p. 100 ;

– *Streptococcus pneumoniæ* : 25 à 40 p. 100 ;

– *Moraxella catarrhalis* : 5 à 10 p. 100 ;

– *Streptococcus pyogenes* du groupe A, *Staphylococcus aureus*, entérobactéries : 4 p. 100.

La prévalence des souches résistantes est moins étudiée chez l'adulte que chez l'enfant, elle doit toutefois être prise en compte chez l'adulte (Tableau 24-III).

Tableau 24-III. Sensibilités des bactéries aux antibiotiques dans l'otite moyenne aiguë.

	Sensibilité aux antibiotiques	*Conséquences thérapeutiques*
Hæmophilus influenzæ	40 p. 100 souches productrices de β-lactamases	Amoxicilline inactive C1G peu active
Streptococcus pneumoniæ	Sensibilité diminuée : 60 p. 100 pour la pénicilline	Facteurs de risque de PSDP : – fréquentation d'une collectivité – antécédents d'otite moyenne aiguë – prise d'antibiotiques dans les mois précédents – infection par le VIH
Moraxella catarrhalis	40 p. 100 de résistance aux macrolides 95 p. 100 de souches productrices de β-lactamases	

PSDP : pneumocoque de sensibilité diminuée à la pénicilline.

Les otites congestives simples et séromuqueuses ne nécessitent pas de *traitement antibiotique*. Celui de l'otite moyenne aiguë fait appel :

– à l'amoxicillline-acide clavulanique. La dose totale d'amoxicilline ne doit pas être inférieure à 3 g/j en 3 prises afin de couvrir un pneumocoque pendant 10 jours ;

– aux céphalosporines orales de 2e génération (céfuroxime axétil) et à certaines céphalosporines orales de 3e génération (céfotiam hexétil, cefpodoxime proxétil) lorsqu'il existe une allergie aux pénicillines.

– à la pristinamycine, notamment en cas de contre-indication aux β-lactamines, avec une dose de 2 g/j pour une durée de 8 jours.

Lorsqu'il existe une ou plusieurs récidives d'otite chez l'adulte, il faut rechercher un cholestéatome sous-jacent ou une mastoïdite. Un examen ORL précis permet d'éliminer ces diagnostics. Les techniques d'imagerie telles que la tomodensitométrie et les tests auditifs affinent le diagnostic.

Otite externe maligne

Elle survient sur un terrain particulier (sujet immunodéprimé, patient diabétique ou personne âgée). Le germe responsable est *Pseudomonas æruginosa*. La prise en charge est hospitalière car le pronostic vital est en jeu.

Un traitement par voie parentérale actif sur *Pseudomonas* est alors débuté en urgence.

SINUSITE AIGUË

Les sinusites aiguës bactériennes s'installent rarement après une affection virale des muqueuses rhinopharyngées.

Le *diagnostic* de la sinusite aiguë bactérienne est fortement suspecté devant les signes cliniques, mais reste difficile à confirmer. Certains éléments clini-

Tableau 24-IV. Éléments cliniques permettant le diagnostic d'une sinusite aiguë bactérienne.

Présence de deux ou trois critères majeurs

Persistance ou augmentation des douleurs sinusiennes infra-orbitaires malgré un traitement symptomatique (antalgique, antipyrétique, décongestionnant) prescrit pendant au moins 48 heures

Type de la douleur :
- caractère unilatéral, *et/ou*
- augmentation quand la tête est penchée en avant, *et/ou*
- caractère pulsatile, *et/ou*
- acmé en fin d'après-midi et la nuit

Augmentation de la rhinorrhée, de la purulence de la rhinorrhée (en particulier unilatérale)

Critères mineurs associés

Fièvre qui persiste au 3e jour d'évolution

Obstruction nasale, éternuements, gêne pharyngée, toux, persistant au-delà de 10 jours

Cacosmie

ques sont alors utiles (Tableaux 24-IV et 24-V). L'installation des signes se fait en moins de 72 heures.

Les prélèvements sont, dans de rares cas, réalisés au cours de l'examen des fosses nasales par investigation endonasale ou otoscope.

Les bactéries responsables de surinfection sont les germes des voies aériennes supérieures déjà connues, avec de manière prédominante *Streptococcus pneumoniæ* et *Hæmophilus influenzæ* :

Tableau 24-V. Signes cliniques selon la localisation de la sinusite aiguë.

Localisation	*Présentation clinique*	*Examen physique*	*Examens complémentaires*
Maxillaire (la plus fréquente)	Douleur spontanée ou provoquée par la pression de la cavité sinusienne + critères majeurs et mineurs décrits dans le tableau 24-IV	D'origine dentaire : regarder l'arcade maxillaire supérieure homolatérale à la sinusite Carie dentaire plus ou moins visible	Non en première intention TDM en cas de sinusite chronique
Ethmoïdale	Comblement de l'angle interne de l'œil et œdème péri-orbitaire Céphalée rétro-orbitaire	Tester la mobilité du globe oculaire Rechercher une mydriase et une aréflexie cornéenne	TDM
Frontale	Douleur sus-orbitaire unilatérale pulsatile, maximale en fin de matinée et d'après-midi. La douleur est augmentée par l'antéflexion de la tête ± associée à un certain degré d'obnubilation intellectuelle.	Pression du rebord orbitaire au niveau de la jonction du tiers moyen-tiers interne provoquant la douleur Mouchage antérieur (sous le méat moyen)	TDM
Sphénoïdale	Fièvre prolongée Céphalées violentes	Écoulement purulent de la paroi postérieure pharyngée	TDM ± IRM ± ponction lombaire

– *Streptococcus pneumoniæ* : 20 à 30 p. 100 des cas, dont 40 p. 100 des souches ont une sensibilité diminuée à la pénicilline et une résistance aux macrolides ;

– *Hæmophilus influenzæ* : 20 à 30 p. 100, dont 30 p. 100 des souches sont sécrétrices de β-lactamases, donc résistantes à l'amoxicilline ;

– streptocoques : 10 p. 100 ;

– *Moraxella catarrhalis* : 0 à 15 p. 100 ;

– entérobactéries : 0 à 10 p. 100 ;

– anaérobies : 0 à 15 p. 100.

L'*antibiothérapie* doit être active, en particulier sur le pneumocoque et *Hæmophilus influenzæ*. Elle est indiquée d'emblée lorsque :

– la sinusite maxillaire est typique ;

– la sinusite maxillaire est associée à une infection dentaire ;

– la fièvre persiste plus de 3 jours ;

– la localisation est frontale, sphénoïdale ou ethmoïdale ;

– il existe une complication.

L'*antibiothérapie en première intention* dans les sinusites aiguës maxillaires de l'adulte fait appel :

– à l'association amoxicilline-acide clavulanique, 3 g/j en 3 prises pendant 7 jours ;

– aux céphalosporines orales de 2ᵉ génération (céfuroxime axétil) et à certaines céphalosporines orales de 3ᵉ génération (cefpodoxime proxétil, céfotiam hexétil), 400 mg/j pendant 5 jours.

S'il existe une allergie aux β-lactamines, on prescrit :

– en cas d'allergie aux pénicillines sans contre-indication des céphalosporines : céphalosporines par voie orale (céfuroxime axétil, cefpodoxime proxétil, céfotiam hexétil), 400 mg/j durant 5 jours ;

– en cas de vraie contre-indication aux β-lactamines : pristinamycine, 2 g/j en 2 prises pendant 4 jours ; télithromycine, pendant 5 jours (800 mg/j en 1 prise).

L'antibiothérapie est indiquée d'emblée dans les autres localisations de sinusite. Elle repose sur les mêmes molécules. Les fluroquinolones actives sur le pneumocoque (lévofloxacine, méfloxacine) sont efficaces.

Des *traitements associés* sont prescrits :

– antalgiques et antipyrétiques ne comprenant pas d'AINS ;

– chirurgie en cas de complications nécessitant un drainage.

RÉFÉRENCES

AFSSAPS. Antibiothérapie locale en ORL. Recommandations. 2004.

AFSSAPS. Antibiothérapie par voie générale en pratique courante dans les infections respiratoires hautes de l'adulte et de l'enfant. Octobre 2005.

AFSSAPS. Prescription des antibiotiques en odontologie et stomatologie. Recommandations. 2001.

AFSSAPS. Rhinopharyngite, angine aiguë, sinusite aiguë, otite moyenne aiguë. Recommandations. 2005.

25

INFECTIONS DIGESTIVES

C. RIOUX

Monsieur H., 26 ans, présente depuis 48 heures une diarrhée hydrique avec nausées. Il a eu l'impression d'avoir de la fièvre, a beaucoup de bruits hydro-aériques, parfois des douleurs juste avant un épisode de diarrhée qui le soulage. Les selles sont très liquides, voire aqueuses ; il n'y a jamais eu de sang, ni de glaire.

☛ Il s'agit d'une diarrhée d'allure cholériforme plutôt que dysentérique.

☛ Le traitement de première intention est symptomatique.

Le lendemain de la consultation, le patient téléphone car il a eu plusieurs diarrhées de suite, toujours très liquides, qui le gênent. Une coproculture est prescrite par téléphone, et le traitement symptomatique est renforcé. Le patient consulte 4 jours après avec le résultat de la coproculture qui retrouve Salmonella enterica *sérotype* enteritidis. *Il a arrêté son traitement car, depuis la veille, il n'a plus aucun symptôme.*

☛ Devant la régression des symptômes, il n'est pas nécessaire de traiter par antibiotique une salmonelle mineure, ce qui pourrait même favoriser le portage prolongé.

☛ Il faut s'assurer de l'absence d'autres cas dans l'entourage, ce qui nécessiterait alors une déclaration de toxi-infection alimentaire collective.

☛ Il faut également s'assurer que le patient ne travaille pas dans la restauration, ce qui ferait discuter son éviction et des conseils d'hygiène. Le traitement antibiotique n'est cependant pas une nécessité, l'hygiène des mains étant à renforcer.

DIARRHÉES INFECTIEUSES

Deux principaux types de diarrhées

MÉCANISME TOXINIQUE (SYNDROME CHOLÉRIQUE)

La production d'une toxine par la bactérie entraîne une production de liquide par les cellules du tube digestif. Le tableau est celui d'une diarrhée liquide à aqueuse, avec des vomissements, pas de fièvre et peu de douleurs abdominales. Les complications sont surtout celles de la déshydratation et de la décompensation de co-morbidité (âges extrêmes, patients cardiaques, diabétiques).

Les germes responsables sont *Escherichia coli* entérotoxinogènes, les staphylocoques producteurs de toxine, le rotavirus et, plus rarement dans nos contrées, le choléra.

MÉCANISME ENTÉRO-INVASIF (SYNDROME DYSENTÉRIQUE)

L'infestation des cellules du tube digestif entraîne une réaction inflammatoire intense et la présence de sang, de glaire et de pus dans les selles. Le tableau associe des douleurs abdominales diffuses, parfois intenses, et un ténesme anal, avec un risque de complications graves (perforations digestives, formes occlusives, bactériémies, localisations secondaires).

Les germes en cause sont les shigelles, les salmonelles, *Yersinia*, *Clostridium*, *Escherichia coli* entéro-invasifs et les amibes.

Diagnostic

Il faut :

– définir le type de diarrhée, le caractère aigu ou chronique (en faveur d'une cause parasitaire) ;

– rechercher l'existence de cas groupés, les aliments consommés dans les 48 dernières heures, le délai écoulé entre le repas et les premiers symptômes, la prise récente d'antibiotiques et la notion de voyage récent ;

– réaliser une coproculture en cas de tableau dysentérique, une coproculture et des examens parasitologiques des selles devant des diarrhées prolongées ;

– demander une recherche de toxine de *Clostridium difficile* si une diarrhée post-antibiotique est suspectée.

Traitement

La *règle générale* est de ne pas prescrire d'antibiotiques.

Les *indications* pour une antibiothérapie sont :

– en *situation probabiliste* : des signes infectieux marqués ; un syndrome dysentérique net ; une immunodépression significative (infection par le VIH avec CD4 < 200/mm^3, neutropénie [PNN < 500/mm^3], greffés, patients sous anti-TNF) ;

– en *situation documentée* : une salmonelle mineure mais avec des facteurs de risque (immunodépression, signes de gravité, âge > 50 ans, pathologie vasculaire) ; une shigellose ; *Campylobacter jejuni* ; *Vibrio choleræ* ; *Giardia* ; *Clostridium difficile* toxinogène.

Le traitement selon la cause et sa durée sont indiqués dans le tableau 25-I.

Clostridium difficile

Agent de la diarrhée post-antibiotique, *C. difficile* est responsable, pendant un traitement antibiotique ou dans les jours, voire les semaines après son arrêt, d'une diarrhée d'allure plutôt dysentérique, plus ou moins fébrile. Le tableau est parfois sévère, avec un risque de complications (colite pseudo-membraneuse ou choc septique). Une rechute est possible.

Tableau 25-I. Traitement des diarrhées infectieuses.

Situation	*Molécule*	*Durée*	*Remarques*
Antibiothérapie probabiliste	Ofloxacine ou lévofloxacine ou ciprofloxacine PO, *ou* Azithromycine 500 mg/j, *ou* Ceftriaxone IV/IM 1 g/j	Jusqu'au résultat de la coproculture	Arrêt de l'antibiothérapie si la coproculture est négative
Salmonelles, shigelles	Fluoroquinolones ou azithromycine	3 jours	
Shigellose	Fluoroquinolones ou azithromycine	3 jours	
Yersinia enterolytica	Fluoroquinolones ou doxycycline ou triméthoprime-sulfaméthoxazole	7 jours	
Campylobacter jejuni	Azithromycine PO, *ou* Doxycycline PO	3 jours	
Vibrio choleræ	Azithromycine 1 g, *ou* Ciprofloxacine 1 g	Dose unique	
Giardia	Métronidazole PO	7 jours	

Le diagnostic est fait par la recherche des toxines A et B de *C. difficile* dans les selles.

Le *traitement* de première intention est le métronidazole (250 mg 4 fois par jour) pendant 10 jours ou la vancomycine (dispensation hospitalière) à partir de la deuxième rechute.

Fièvre typhoïde

Rare en France, mais fréquente dans les pays à faible niveau d'hygiène, la fièvre typhoïde est essentiellement une pathologie d'importation. Le réservoir est strictement humain et la transmission féco-orale. C'est une infection systémique à *Salmonella typhi.*

Elle se manifeste par une fièvre, les troubles digestifs ne sont pas souvent au premier plan, et une constipation est possible. Le tableau clinique est généralement sévère, nécessitant le plus souvent une hospitalisation. Le diagnostic est fait sur les hémocultures.

Le *traitement antibiotique* fait appel à une céphalosporine de 3e génération injectable en première intention (résistance fréquente aux fluoroquinolones), aux fluoroquinolones après documentation et à l'azithromycine.

Helicobacter pylori

H. pylori est impliqué dans la survenue et la pérennisation de la pathologie ulcéreuse gastroduodénale.

Le traitement, après documentation, associe un antisécrétoire (inhibiteur de la pompe à protons à double dose) et deux antibiotiques pendant 7 jours :

– soit la clarithromycine (500 mg 2 fois par jour) et l'amoxicilline (1 g 2 fois par jour) ;

– soit le métronidazole (500 mg 2 fois par jour) et la clarithromycine.

Tableau 25-II. Traitement antibiotique d'une infection intra-abdominale.

	Germes/contexte	*Traitement de première intention*
Abcès du foie à pyogènes	Entérobactéries, entérocoque, anaérobies	Probabiliste : C3G + métronidazole ± aminosides, durée : 4-6 semaines
Abcès amibien	Douleur, fièvre, sérologie amibiase	Métronidazole (1,5-2 g/j) + tiliquinol-tilbroquinol (Intétrix®), durée : 10 jours
Cholécystite	Entérobactéries, anaérobies	C3G + métronidazole, durée : 2-7 jours en post-opératoire selon la gravité (10 jours en l'absence de chirurgie)
Angiocholite	Entérobactéries, entérocoque, anaérobies	C3G + métronidazole, durée : 10 jours
Sigmoïdite	Entérobactéries, anaérobies ± entérocoque	C3G + métronidazole, durée : 7-10 jours Prolongation éventuelle selon l'évolution
Appendicite, péritonite communautaire	Entérobactéries, entérocoque et anaérobies	C3G + métronidazole, durée : 5 jours *ou* amoxicilline-acide clavulanique + gentamicine, 24-48 heures, durée : 5 jours
Infection du liquide d'ascite	Entérobactéries, streptocoque, pneumocoque	G3G, durée : 5-8 jours

INFECTIONS INTRA-ABDOMINALES, TABLEAU DOULOUREUX FÉBRILE (Tableau 25-II)

Appendicite

La prise en charge est avant tout chirurgicale, et le traitement antibiotique est de courte durée, de l'ordre de 2 à 5 jours selon qu'il s'agit d'une forme simple ou d'une forme compliquée.

Péritonite

Elle nécessite une chirurgie en urgence. L'antibiothérapie probabiliste associe une céphalosporine de 3e génération intraveineuse et le métronidazole.

Diverticulite sigmoïdienne

Elle se manifeste par une douleur de la fosse iliaque gauche, surtout chez la personne âgée, une constipation, une fièvre et une défense localisée. Le diagnostic est posée par une tomodensitométrie abdominale.

Le traitement antibiotique est administré pendant au moins 7 jours, et la chirurgie est faite dans un second temps sauf en cas d'abcès, de fistule, de péritonite et d'occlusion.

Infections biliaires

Cholécystite aiguë

L'antibiothérapie probabiliste est administrée en urgence avant la chirurgie qui a lieu dans les 48 à 72 heures suivantes, hormis pour les formes compliquées (péritonite...).

Le traitement antibiotique est court en post-opératoire.

Angiocholite

Elle se caractérise par la triade douleur, fièvre et ictère.

La prise en charge comporte une antibiothérapie probabiliste et l'exploration à la recherche de l'origine de la compression des voies biliaires et du traitement le plus adapté (libération des voies biliaires chirurgicale ou endoscopique).

Infection du liquide d'ascite

C'est une infection grave, survenant chez les patients cirrhotiques. La prise en charge est hospitalière, nécessitant de documenter l'infection par la ponction du liquide d'ascite. Le traitement est probabiliste par la ceftriaxone, puis adapté sur les résultats bactériologiques, pour une durée de 5 à 8 jours.

Références

Afssaps. Gastro-entérites à *Shigella sonnei*. Recommandations. 2004.
Afssaps. Éradication d'*Helicobacter pylori*. Recommandations. 2005.
InVS/RAISIN. *Clostridium difficile*. Recommandations. 2006.
SFAR. Péritonites communautaires. Conférence de consensus. 2000.

26

INFECTIONS SEXUELLEMENT TRANSMISSIBLES

S. LARIVEN

Un homme de 35 ans consulte pour un écoulement purulent de la verge évoluant depuis 3 jours. Il n'a pas d'antécédent médical particulier. Il ne présente pas de dysurie en dehors d'une gêne en fin de miction.

☛ Un écoulement purulent au niveau de l'urètre signe une urétrite.

☛ Une IST est systématiquement recherchée ; la première cause envisagée est une gonococcie. L'urétrite est d'origine mixte dans 10 à 50 p. 100 des cas et très souvent associée à *Chlamydia trachomatis*. Le traitement antibiotique choisi couvre ces deux bactéries.

☛ Les prélèvements effectués en consultation sont l'écouvillonnage endo-urétral, l'analyse de l'écoulement avec examen direct et culture pour antibiogramme et une recherche en PCR de *Chlamydia* sur un premier jet urinaire.

☛ L'antibiothérapie est débutée immédiatement, associant la ceftriaxone 500 mg IM ou IV et l'azithromycine 1 g per os en dose unique. Le patient doit être revu après réception des résultats des prélèvements afin d'adapter l'antibiothérapie si le germe est de sensibilité diminuée aux antibiotiques reçus et afin d'apprécier l'évolution clinique.

☛ Un dépistage du ou des partenaires est fortement conseillé, associé au traitement.

☛ D'autres IST sont recherchées : sérologies du VIH, de l'hépatite B, de l'hépatite C et de la syphilis.

Une femme de 28 ans enceinte de 6 mois consulte pour une ulcération douloureuse vulvaire de 10 mm de diamètre, isolée. Elle ne présente pas de signes urinaires en dehors d'une brûlure à la fin de chaque miction. Elle se rappelle avoir déjà présenté une lésion identique 2 ans auparavant.

☛ Une ulcération douloureuse au niveau des organes génitaux évoque un herpès cutanéomuqueux, majoritairement HSV-2. Le caractère algique est fréquent au cours d'une primo-infection où des signes d'accompagnement urinaires comme une rétention ou une dysurie et une constipation sont parfois associées. Lorsque l'herpès est récurrent, la douleur est souvent limitée à une gêne ; elle est précédée de prodromes (prurit, paresthésies et brûlures). L'ulcération est peu profonde, non surinfectée.

☛ Une autre IST est recherchée : TPHA, VDRL, sérologie du VIH pour éliminer un herpès récurrent sur terrain immunodéprimé. Les mêmes tests sont proposés au partenaire.

☛ Le risque de transmission à l'enfant du HSV-2 au cours des récurrences existe principalement au moment de l'accouchement.

☛ La patiente est traitée ici pour une récurrence plausible par valaciclovir 500 mg 2 fois par jour pendant 5 jours (données Vidal® et CRAT [Centre de référence sur les agents tératogènes]).

☛ En l'absence de récidive dans les 10 jours avant l'accouchement, celui-ci se fera par voie basse. Dans le cas contraire, une césarienne sera proposée à la patiente

Devant toute situation clinique évoquant une IST :

– la mise en évidence d'une IST nécessite la recherche d'une ou de plusieurs autres infections associées chez le même sujet ;

– la présence de germes au site infecté confirme le diagnostic d'infection et non de colonisation ;

– les prélèvements génitaux sont réalisés avant la mise sous traitement ;

– les antibiotiques sont prescrits et délivrés dans l'immédiat pour éviter une mauvaise observance et le risque de transmission au(x) partenaire(s) ;

– le traitement du ou des partenaires est proposé en tenant compte des habitudes sexuelles (hétéro-, homosexualité) ;

– les rapports sexuels doivent être protégés durant le traitement jusqu'à la consultation de contrôle ;

– l'évolution des résistances de certains germes aux antibiotiques implique une adaptation des molécules avec le temps. La connaissance actualisée de la résistance aux antibiotiques est nécessaire ;

– au cours d'une IST chez la femme, un test de grossesse est réalisé ;

– les infections bactériennes responsables des IST ne sont pas ou plus à déclaration obligatoire en France. Seules certaines infections virales sont notifiées et déclarées : l'infection par le VIH à n'importe quel stade de la maladie, l'infection aiguë par le virus de l'hépatite A et l'infection aiguë symptomatique par le virus de l'hépatite B.

Les IST sont toujours d'actualité. Leur recrudescence en France est apparente ; de nouveaux cas de syphilis sont décrits en 2001, de lymphogranulomatose rectale en 2003 et de gonococcies en 2006. La prévalence de l'infection par le VIH chez les patients ayant une IST (syphilis, gonococcie et lymphogranulomatose rectale) est élevée ; la découverte d'une IST peut être révélatrice d'une infection par le VIH.

En pratique courante, le médecin est confronté aux IST devant l'expression d'un symptôme isolé ou d'une atteinte évidente d'un organe.

CHEZ LA FEMME

Chez la femme, l'infection génitale basse est la plus fréquente. Elle reste localisée ou progresse pour se compliquer d'une endométrite, d'une salpingite ou d'une infection des annexes.

Le caractère asymptomatique des formes aiguës ou chroniques en fait la gravité potentielle (dissémination septique ou stérilité ultérieure).

Devant chaque diagnostic d'IST chez la femme en âge de procréer, il est indispensable de doser la β-hCG afin d'éliminer une grossesse évolutive et de choisir des traitements non contre-indiqués chez l'embryon ou le fœtus.

Infections génitales basses

Les vulvovaginites et les cervicites sont les infections génitales basses

VULVOVAGINITE

La vulvovaginite est diagnostiquée par la présence d'une inflammation vaginale et vulvaire, d'un œdème vulvaire, d'un prurit et de douleurs pelviennes basses.

Lorsque le col est normal, la vaginite est isolée. Celle-ci n'est pas considérée formellement comme une IST en dehors de l'infection à *Trichomonas fragilis*. Les germes responsables sont *Gardnerella vaginalis* (vaginose bactérienne) et *Candida*. Le rôle pathogène de *Mycoplasma hominis* est discuté car il est présent chez la femme asymptomatique dans près de 20 p. 100 des cas.

Tableau 26-I. Comparaison clinique et thérapeutique des vaginites.

	Trichomonase	*Candidose (non IST)*	*Vaginose bactérienne (non IST)*
Clinique	Leucorrhées abondantes, spumeuses Prurit Dyspareunie Asymptomatique : 15 p. 100	Leucorrhées caillebottées Prurit	Leucorrhées abondantes, nauséabondes
Incubation	4-28 jours	NA	NA
Signes cliniques chez le partenaire	90 p. 100 asymptomatique Urétrite minime Prurit	Balanite Prurit	Balanite
Prélèvements	Leucorrhées + cul-de-sac postérieur + urètre Examen direct Culture : *Trichomonas vaginalis*	Examen direct : levures + filaments Culture : *Candida albicans*, non *albicans*	Conseillés *Gardnerella vaginalis*, test à la potasse + *Mycoplasma hominis*, anaérobies
Traitements	Métronidazole : 2 g en dose unique, *ou* Métronidazole : 500 mg × 2/j Durée : 7 jours	Ovule imidazolé : 1/j Durée : 7 j	Métronidazole : 500 mg × 2/j Durée : 7 jours
Femme enceinte	Métronidazole : 2 g en dose unique, *ou* Métronidazole : 500 mg × 2/j Durée : 7 jours	Ovule imidazolé : 1/j Durée : 7 jours	Métronidazole : 500 mg × 2/j Durée : 7 jours

Après la réalisation d'un examen clinique en éliminant une atteinte gynécologique haute et des prélèvements, un traitement d'épreuve est prescrit pour couvrir efficacement les trois germes : métronidazole oral et traitement local par ovule d'imidazolés pendant 7 jours (Tableau 26-I). La patiente est revue en fin de traitement si elle est enceinte ou s'il existe des risques d'IST associée.

Cervicite

La cervicite, ou endocervicite, est une inflammation de l'endocol définie, à l'examen physique, par la présence d'un écoulement purulent ou mucopurulent ou des leucorrhées, un col inflammatoire et/ou la présence de polynucléaires sur le frottis endocervical (le nombre de polynucléaires isolés étant plus important que le nombre de cellules épithéliales).

Les leucorrhées ont une couleur, une importance et une odeur anormales. Elles sont associées à des douleurs pelviennes, à une dyspareunie ou à des brûlures mictionnelles.

L'aspect des leucorrhées et leur couleur orientent vers les mêmes germes que ceux responsables de vulvovaginite. L'aspect sanguinolent ou jaunâtre oriente respectivement vers les deux infections sexuellement transmissibles : *Chlamydia trachomatis* et *Neisseria gonorrhoeæ*.

L'origine bactérienne est évoquée par la présence de polynucléaires dans les prélèvements cervicaux et est confirmée par les cultures et la recherche spécifique de germes. Une infection génitale haute est suspectée systématiquement dans le même temps (Tableau 26-II).

Tableau 26-II. Nature des prélèvements et traitement de première intention d'une cervicite.

Prélèvements
Endocol : frottis + culture pour la recherche de gonocoque et de *Chlamydia* par PCR
Culs-de-sac vaginaux : examen à l'état frais + recherche pour *Trichomonas vaginalis* et levures
Urètre :
– culture pour gonocoque
– PCR de *Chlamydia*
Orifices glandulaires (glandes de Skene et de Bartholin)
Rectum, pharynx
Traitement actif sur gonocoque et Chlamydia trachomatis
Ceftriaxone, 250 mg IM en dose unique
et
Azithromycine, 1 g per os en dose unique
ou
Doxycycline, 100 mg × 2/j pendant 7 jours

Infections génitales hautes

Les endométrites et les salpingites définissent les infections hautes génitales de la femme. Elles ont pour origine une infection ascendante dans près de 85 p. 100 des cas.

Endométrite

L'endométrite est une infection de l'utérus habituellement liée à l'infection des trompes et des annexes. Elle a donc les mêmes profils épidémiologiques, microbiologiques et thérapeutiques que les salpingites. Elle est diagnostiquée par la douleur pelvienne et la mobilisation utérine douloureuse.

Salpingite

Les salpingites sont définies par une infection des trompes, le plus souvent associée à une atteinte des annexes et à une endométrite.

L'installation des signes est soit aiguë avec un tableau marqué, soit chronique. Quel que soit le mode d'installation, les complications locales sont redoutées.

Lorsque le *tableau clinique* est aigu, la fièvre à 39 °C, les douleurs pelviennes intenses, les leucorrhées ou les métrorragies sont présentes dans 60 p. 100 des cas avec des signes abdominaux sans défense ou parfois un iléus réflexe.

L'*examen physique* recherche une défense signant une forme grave, un écoulement vulvaire, une inflammation vulvovaginale, du méat urétral et des glandes de Skene et de Bartholin. L'examen du col révèle une glaire sale sanglante, et le toucher vaginal montre une douleur à la mobilisation utérine.

L'*étiologie* des salpingites est une infection sexuelle dans 85 p. 100 des cas. Les germes prédominants sont *Chlamydia trachomatis* dans plus de la moitié des cas, *Neisseria gonorrhoeæ* dans près de 10 p. 100 des cas, parfois *Mycoplasma hominis*. Les autres germes mis en évidence comme les entérobactéries, le streptocoque, l'entérocoque, le staphylocoque et les anaérobies sont à l'origine de salpingites secondaires à un geste endo-utérin (hystéroscopie, hystérosalpingographie, curetage, stérilet et interruption de grossesse). Les germes souvent associés sont *Chlamydia* et les entérobactéries.

Pour chaque germe, certains signes sont évocateurs :

– la forme subaiguë ou chronique de *Chlamydia trachomatis* a un tableau clinique plus trompeur : douleurs pelviennes chroniques, syndrome de Fitz-Hugh et Curtis ou périhépatite avec des douleurs de l'hypocondre droit ;

– le tableau clinique de *Neisseria gonorrhoeæ* est aigu ; la fièvre est importante, il existe d'autres localisations : pharyngite, anite, conjonctivite, manifestations articulaires et signes cutanés.

L'*évolution* spontanée des salpingites est l'abcédation, le pyosalpinx, l'abcès de l'ovaire, l'abcès du Douglas, puis la pelvipéritonite ou la périhépatite. À long terme, la salpingite est la première cause de stérilité tubaire ; elle augmente le risque de survenue de grossesse extra-utérine, de salpingite chronique, d'algies pelviennes chroniques, de dyspareunies chroniques, de cycles irréguliers et de récidives.

La décision d'une prise en charge à l'hôpital repose sur la présentation aiguë du tableau clinique. La présence d'un sepsis ou de signes péritonéaux est une *urgence médicochirurgicale* ; la patiente est donc hospitalisée pour bénéficier d'une cœlioscopie et d'une antibiothérapie par voie parentérale. Au cours de la cœlioscopie, le chirurgien réalise des prélèvements bactériologiques, un bilan des lésions, un lavage péritonéal et le traitement des complications locales. Dans les formes cliniques moins aiguës, la cœlioscopie est recommandée lorsque la femme est en âge de procréer ou lorsqu'il existe un échec au traitement médical bien conduit.

Tableau 26-III. Traitement des salpingites aiguës.

Traitement médical
Ceftriaxone, 1 g/j IV + métronidazole, 1 g/j per os + doxycycline, 100 mg × 2/j per os
Durée : 14 jours
ou
Ofloxacine, 200 mg × 2/j + clindamycine, 900 mg × 3/j
Durée : 14 jours
Traitement chirurgical (cœlioscopie)
Adhésiolyse
Drainage d'un éventuel abcès
Toilette péritonéale

L'*antibiothérapie*, dans un contexte aigu, chirurgical ou non, est choisie avec un spectre d'activité large sur les germes aérobies intra- et extracellulaires et les anaérobies. Lorsque l'état de la patiente s'améliore après un traitement parentéral, il est difficile de restreindre l'antibiothérapie car la fiabilité des prélèvements per opératoires est mauvaise et l'on considère que l'étiologie de la salpingite est toujours plurimicrobienne.

La prise en charge de la salpingite chronique en ambulatoire est possible dans les formes peu sévères à condition de réaliser des prélèvements locaux avant la mise sous traitement. La patiente est adressée dans un second temps au chirurgien afin de faire un bilan des lésions et de la rassurer sur la possibilité d'une grossesse ultérieure.

Les schémas proposés associent des antibiotiques avec un taux d'efficacité clinique élevé. Les études manquent de données sur les résultats des traitements de salpingite grave. Il est actuellement admis que les associations citées dans le tableau 26-III sont les plus efficaces.

L'association d'amoxicilline-acide clavulanique et de fluoroquinolones n'est plus recommandée en raison de la résistance fréquente des entérobactéries à l'amoxicilline-acide clavulanique et de celle du gonocoque aux fluoroquinolones.

CHEZ L'HOMME

Urétrite

L'urétrite masculine est d'origine mixte dans près de 50 p. 100 des cas. Elle se présente par un écoulement plus ou moins purulent, parfois hémorragique, par des brûlures mictionnelles, par une dysurie, pollakiurie et par une gêne intracanalaire. La persistance de l'écoulement purulent en fin de miction est un motif fréquent de consultation.

L'*examen physique* montre à la pression douce un écoulement purulent et un aspect inflammatoire du méat. Il recherche d'autres localisations comme la prostatite et l'atteinte anale

Les *causes* les plus fréquentes sont représentées par *Neisseria gonorrhoeæ*, *Chlamydia trachomatis*, *Mycoplasma genitalium* et *Trichomonas vaginalis* dans moins de 1 p. 100. Dans près d'un tiers des cas, aucune cause n'est retrouvée.

Les éléments orientant vers le gonocoque sont les signes généraux marqués, la notion d'une incubation de 3 à 5 jours, la présence de pus au niveau du méat.

Les éléments en faveur de *Chlamydia* sont une incubation longue de 1 à 6 semaines, la présence d'un écoulement clair dans la moitié des cas et des localisations extragénitales telles que la périhépatite ou une arthrite réactionnelle.

Les prélèvements effectués mettent en évidence plus de 10 polynucléaires dans les urines du premier jet centrifugées au grossissement 400. Les autres examens sont :

– l'examen direct de l'écoulement sur lame, à l'état frais et la culture du gonocoque ;

– la recherche de *Chlamydia* par PCR sur le prélèvement urétral.

Le *traitement* couvre les deux germes les plus prédominants, donc *Chlamydia* et le gonocoque, et repose sur l'association de :

– la ceftriaxone, 250 mg en une prise IM ou IV ;

– l'azithromycine, 1 g per os en dose unique.

La mauvaise réponse évaluée quelques jours plus tard doit faire rechercher la présence de *Mycoplasma genitalium* et de *Trichomonas vaginalis*.

Orchite et orchi-épididymite

Les orchites dont l'étiologie est une IST surviennent chez des hommes jeunes. La localisation épididymaire ou testiculaire est secondaire à la progression ascendante des germes présents au niveau de l'urètre. Elle se manifeste par des douleurs et une inflammation scrotales irradiant le long du cordon spermatique.

La gravité immédiate de l'orchi-épididymite est liée au risque de lésions vasculaires, abcès testiculaires, voire de nécrose testiculaire.

Les complications à long terme sont dues à une prise en charge tardive ou à un traitement mal géré : douleurs chroniques scrotales, nécrose, atrophie testiculaire puis infertilité secondaire.

Les deux germes *Neisseria gonorrhoeæ* et *Chlamydia trachomatis* sont responsables de la majorité des orchites.

Les causes autres que les IST sont virales (virus ourlien) et les bactéries à croissance lente, *Mycobacterium tuberculosis* et *Brucella* (*voir* Chapitre 21).

Le *diagnostic bactériologique* est réalisé à partir des prélèvement urétraux (*voir* plus haut, « Urétrite ») et prostatiques. L'ECBU est fait avec le recueil distinct du premier et du deuxième jet.

Le *traitement antibiotique* associe :

– la ceftriaxone : une injection de 500 mg IM ou IV ;

– et la doxycycline, 200 mg/j en une prise, ou l'ofloxacine, 200 mg 2 fois par jour pendant 10 jours (après vérification de l'antibiogramme de *Neisseria gonorrhoeæ*)

Le *traitement chirurgical* est nécessaire pour le drainage d'un abcès testiculaire ou l'exérèse de la zone nécrosée.

Les *traitements associés* sont le repos, les antalgiques, les anti-inflammatoires et la mise en place d'un suspensoir.

CHEZ L'HOMME ET LA FEMME

Affections asymptomatiques

Des infections asymptomatiques sont représentées par *Chlamyda* de découverte systématique. On assiste à une augmentation de détections positives de *Chlamydia* avec des chiffres de 2,9 p. 100 en 1995 et d'environ 10 p. 100 actuellement. Ces chiffres sont maximaux chez les femmes de 18 à 24 ans et les hommes de 25 à 30 ans, et varient avec le lieu de recrutement de la population concernée (centres de planification familiale, centres de dépistage des IST, gynécologues ou généralistes...). La gravité de l'infection asymptomatique dans près de deux tiers des cas est liée aux complications : endométrite, stérilité ou grossesse extra-utérine chez la femme, accouchement prématuré et infection néonatale, orchite chez l'homme.

Le *traitement* est prescrit après les prélèvements locaux. Il consiste soit en une prise unique d'azithromycine 1 g per os, soit en une antibiothérapie de 7 jours par la doxycycline 100 mg 2 fois par jour.

Ulcérations (Tableau 26-IV)

Les ulcérations génitales infectieuses aiguës ou subaiguës sont d'origine virale (HSV, VZV et primo-infection par le VIH) et bactériennes. Elles restent inexpliquées dans la moitié des cas.

Le caractère infectieux est évoqué par l'interrogatoire recherchant un contexte de prise de risque, d'infection récente sexuelle et éliminant une maladie connue inflammatoire, toxique ou traumatique.

Les trois principales causes sont représentées par l'herpes simplex virus, *Treponema pallidum* et *Hæmophilus ducreyi*. L'examen clinique recherchera des arguments pour préciser l'une ou l'autre cause. Le traitement prescrit après les prélèvements adaptés couvrira ces trois germes, associés dans 10 p. 100 des cas.

Le diagnostic d'ulcération est plus facile chez l'homme que chez la femme car plus visible. Il faut rechercher des caractéristiques cliniques algiques et des signes associés : suppuration, adénopathies satellites, inflammatoires ou non, lésion unique.

En pratique, une ulcération aiguë doit être considérée comme une syphilis (Tableau 26-V) ; le traitement entrepris associe donc :

– la benzathine pénicilline G, 2,4 MUI IM, 1 seule injection ;

– l'azithromycine, 1 g per os en dose unique ;

– en cas de forte suspicion d'herpès : valaciclovir, 500 mg 2 fois par jour pendant 10 jours.

IST à localisation anorectale (Tableaux 26-VI et 26-VII)

Ces IST sont plus fréquentes chez les hommes homosexuels et chez les femmes. Leur prévalence est croissante.

Elles se manifestent par des inflammations anorectales, par des chancres ou des ulcérations. Cliniquement, les douleurs anorectales et/ou accompagnées d'écoulements sont au premier plan. S'y associent un ténesme et une constipation. Elles

Tableau 26-IV. Caractéristiques cliniques, diagnostiques et thérapeutiques des ulcérations aiguës.

	Syphilis primaire	*Donovanose*	*Chlamydia*	*Chancre mou*
Germe	Spirochète : *Treponema pallidum*	*Klebsiella granulomatis*	*Chlamydia trachomatis*	*Hæmophilus ducreyi*
Incubation	10-100 jours 3 semaines en moyenne	3-40 jours	Quelques jours à plusieurs semaines	3-7 jours
Distribution géographique	Ubiquitaire	Contexte : Afrique, Asie du Sud-Est/ Amérique du Sud	Contexte : Afrique, Asie du Sud-Est/ Amérique du Sud et homosexuels en France	Contexte : Afrique, Asie Sud-Est/ Amérique du Sud
Clinique	Chancre superficiel indolore, circonscrit, limites nettes, surface lisse, reposant sur une base indurée Adénopathies inguinales indolores	Ulcération unique en plateau à fond propre Pas d'adénopathie satellite Évolution vers la chronicité, forme granulomateuse	Petites ulcérations non douloureuses, spontanément résolutives évoluant vers une lymphadénite inguinale douloureuse et une fistulisation	Plusieurs ulcérations à distance du chancre et adénite inflammatoire (bubon) douloureuse se fistulisant à la peau
Diagnostic	Microscope à fond noir TPHA, VDRL Si les deux sont négatifs, FTA la première semaine du chancre	Frottis de l'ulcération, coloration de Giemsa, mise en évidence des corps de Donovan	Culture cellulaire PCR	Coloration de Gram Mise en culture positive dans 60 à 80 p. 100 des cas
Traitement	Benzathine pénicilline G, 1 injection 2,4 MUI IM Si allergie : doxycycline, 100 mg × 2/j pendant 15 jours	Azithromycine, 1 g/sem pendant 4 semaines, *ou* Ofloxacine, 200 mg × 2/j pendant 21 jours	Azithromycine, 1 g PO en monoprise	Azithromycine, 1 g PO en monoprise, Ceftriaxone, 250 mg IM, 1 injection, *ou* Ciprofloxacine, 500 mg × 2/j pendant 3 jours Repos Drainage du bubon
Traitement de la femme enceinte	Benzathine pénicilline G, 1 injection 2,4 MUI IM	Azithromycine, 1 g/sem pendant 4 semaines	Azithromycine, 1 g PO en monoprise	Ceftriaxone, 250 mg IM 1 injection, *ou* Érythromycine, 2 g/j pendant 7 jours
Complications	Forme latente, secondaire et tertiaire	Hémorragie, lymphœdème génital, mutilation génitale Formes septicémiques du post-partum, osseuses, hépatiques, pulmonaires		Homme : phimosis, perte de substance cutanée

FTA : *fluorescent Treponema antibody* ; TPHA : *Treponema pallidum hemagglutination assay* ; VDRL : *venereal disease research laboratory.*

Tableau 26-V. Interprétation des tests pour la recherche de syphilis.

	Interprétation des tests
TPHA– et VDRL–	Syphilis en incubation, *ou* Syphilis primaire dans les dix premiers jours du chancre (confirmation par le test FTA), *ou* Pas de syphilis
TPHA+ et VDRL–	Syphilis traitée et guérie, *ou* Syphilis tertiaire, *ou* Séquelle de tréponématose non vénérienne
TPHA– et VDRL+	Faux positif
TPHA+ et VDRL+	Syphilis, *ou* Tréponématose non vénérienne évolutive

Tableau 26-VI. Étiologie et traitement des IST anales.

Infection	*Traitement*
Herpès génital (Primo-infection ou récurrence) Douleur au premier plan, ulcérations, signes rectaux marqués (constipation, ténesme et sécrétions mucopurulentes, signes neurologiques)	Valaciclovir : 1 g × 2/j, durée : 7 jours (Récurrences : 50 mg × 2/j, durée : 5 jours)
Gonocoque Écoulement, prélèvement anal, coloration de Gram, culture	Ceftriaxone : 250 mg IM, 1 injection Si allergie, ciprofloxacine : 500 mg, dose unique
+ *C. trachomatis* Sérovars D à K Plus rarement sérovars L1, L2, L3 (LGV) (Prélèvement anal avec PCR du 1er jet urinaire et abcès anal)	Doxycycline : 200 mg × 2/j, durée : 21 jours *ou* Érythromycine : 500 mg × 4/j PO, durée : 21 jours
Giardiase, amibiase	Métronidazole : 500 mg × 3/j PO, durée : 5 jours pour la giardiase et 10 jours pour l'amibiase
Syphilis	Benzathine pénicilline G : 2,4 MUI IM, 1 injection

LGV : lymphogranulomatose vénérienne.

sont absentes au cours de la syphilis. Les sécrétions sont habituellement purulentes ou glairosanglantes. Des diarrhées sont décrites au cours des parasitoses sexuellement transmissibles comme l'amibiase ou la giardiase.

L'*examen proctologique* précise les lésions et permet les prélèvements bactériologiques et parasitaires spécifiques ; parfois, la douleur étant au premier plan et empêchant l'examen, un traitement antiherpétique d'épreuve est débuté.

TRAITEMENT DES IST

Le choix des antibiotiques est rappelé pour chaque indication dans les tableaux précédents, en rappelant le germe, la localisation des infections et les durées bien déterminées. La possibilité d'un traitement en une prise permet l'éradication rapide de l'infection et l'absence de contamination du ou des partenaires.

Tableau 26-VII. Atteintes extragénitales selon les germes.

Gonocoque ou Neisseria gonorrhoeæ
- Mono-arthrite
- Pharyngite
- Conjonctivite
- Éruption pustuleuse péri-articulaire
- Périhépatite
- Plus rarement, endocardite, méningite purulente

Chlamydia trachomatis
- Pharyngite
- Périhépatite
- Arthrite réactionnelle, syndrome de Fiessinger-Leroy-Reiter (conjonctivite bilatérale, polyarthrite des grosses articulations, signes cutanéomuqueux)
- Ulcération cornéenne
- Anite

Hæmophilus ducreyi
- Chancre pharyngé

Syphilis latente et neurologique
- Éruption
- Méningite lymphocytaire,
- Aortite, vascularite cérébrale

Mycoplasma hominis
- Aucune

HSV-2
- Atteinte péribuccale, pharyngée
- Méningite lymphocytaire récurrente

Tableau 26-VIII. Sensibilité des germes responsables d'IST ou d'infections pelviennes aux antibiotiques.

	Pourcentage de sensibilité aux antibiotiques			*Antibiotiques de choix*
	Clindamycine	*Cyclines*	*Quinolones*	
Chlamydia	> 90	> 90	> 90	Macrolide
Gonocoque	0	> 90	60	C3G
Ureaplasma	0	> 90	> 90	Pristinamycine
Tréponème	> 90	> 90	0	Pénicilline G
Streptocoque A	> 90	80	0	Amoxicilline
Streptocoque B	> 90	10/20	0	Amoxicilline
SASM	> 90	> 90	80-90	Amoxicilline-acide clavulanique
SARM	20/30	20/30	10	Glycopeptide
E. coli	0	60/80	70	C3G
Entérocoque	30/50 *fæcium* 0 *fæcalis*	20/40	0	Glycopeptide Amoxicilline
Bacteroides fragilis	50/70	–	0	Métronidazole
Mycoplasme	0	> 90	> 90	Macrolide

État de la résistance aux antibiotiques (Tableau 26-VIII)

La résistance aux antibiotiques est spontanée ou acquise. Les mécanismes d'acquisition sont décrits entre autres pour *Neisseria gonorrheæ*, cocci à Gram négatif, sécréteur de β-lactamases. La connaissance actualisée des résistances est assurée en France par les laboratoires volontaires participant au réseau de référence RENAGO. Les données 2006 de RENAGO montrent une augmentation progressive de la résistance à la cifloxacine, atteignant 43 p. 100 alors que la résistance à la spectinomycine et à la ceftriaxone reste nulle.

Traitement des partenaires

Le dépistage du ou des partenaires est indispensable pour éviter la dissémination de chaque IST. Lorsqu'un patient a une IST symptomatique ou asymptomatique, il lui est recommandé de prévenir son ou ses partenaires afin de les prélever et de les traiter. Le partenaire est traité si possible pendant la même période que le patient source, avec les mêmes molécules et pour une durée d'antibiothérapie identique.

Parallèlement à la prise d'antibiotiques, l'abstinence ou la protection mécanique des rapports sexuels est préconisée pendant une durée d'au moins 10 jours après la dernière prise de traitement (Tableau 26-IX).

Tableau 26-IX. Contexte et durée de la protection du partenaire après le traitement du patient source.

Germes	*Contexte pour décision de traitement du partenaire*	*Durée de l'abstinence*
Chlamydia	Patient symptomatique ou non	Pendant 7 jours après la fin de la dernière prise de traitement
Gonocoque	Patient symptomatique ou non	Pendant 7 jours après la fin de la dernière prise de traitement
Syphilis	Si contact < 6 semaines, traitement systématique Si contact > 6 semaines avec TPHA négatif et VDRL positif	Jusqu'à la fin du traitement de 15 jours.
Klebsiella granulomatis	Si contact dans les 40 jours précédant la symptomatologie du patient source	Fin du traitement : 21 à 30 jours selon molécule choisie
Hæmophilus ducreyi	Si contact sexuel dans les 10 jours précédant la survenue des symptômes (chancre)	Au moins 10 jours

RÉFÉRENCES

AFSSAPS. Traitement antibiotique probabiliste des urétrites et cervicites non compliquées. Recommandations. 2008.

SPILF. Maladies sexuellement transmissibles (MST) chez la femme, la mère, la mineure. Conférence de consensus. 1993.

27

INFECTIONS OSTÉO-ARTICULAIRES

S. LARIVEN

Une patiente de 45 ans souffre d'une douleur brutale localisée au genou droit. Elle présente une rougeur, une augmentation de volume du genou et une impotence fonctionnelle importante évoluant depuis 48 heures. La présence d'une fièvre à 39 °C et de frissons l'amène à consulter. À l'examen clinique, on observe un choc rotulien évocateur d'épanchement intra-articulaire et un raidissement de l'articulation qui ne peut être mobilisée et une éruption.

☛ Les éléments cliniques en faveur d'une étiologie infectieuse sont l'existence d'un sepsis, d'un syndrome inflammatoire marqué et de douleurs inflammatoires progressivement croissantes et résistantes aux antalgiques recherchés.

☛ L'interrogatoire recherche des éléments en faveur d'une arthrite par dissémination hématogène : rapports sexuels non protégés, sueurs nocturnes, origine d'une zone d'endémie tuberculeuse, traitement immunosuppresseur au long cours ou arthrite par inoculation, morsure ou geste intra-articulaire.

☛ La gravité de l'infection bactérienne articulaire est liée au risque du sepsis, au risque fonctionnel et au risque de non-guérison par retard à la prise en charge antibiotique et ou chirurgicale.

☛ Il y a *urgence* à débuter un traitement antibiotique après prélèvement bactériologique du liquide articulaire, des autres sites infectés et hémocultures.

☛ La patiente doit être transférée en urgence en milieu hospitalier afin de réaliser ces examens et de débuter les traitements.

Un patient âgé de 62 ans consulte pour une douleur et une impotence à la marche s'accentuant depuis 3 jours. Il a été opéré d'une prothèse totale de hanche il y a 6 semaines. Il était rentré 5 jours après la mise en place de sa prothèse et était alors en parfait état général. La cicatrice est inflammatoire et le patient est inquiet.

☛ L'élément principal en faveur d'une infection post-opératoire est le délai entre le geste chirurgical et le début des signes cliniques. Il est urgent de ré-adresser le patient à l'équipe hospitalière qui l'a déjà pris en charge.

☛ Un traitement antibiotique prescrit d'emblée va retarder une prise en charge adaptée et il n'est donc pas conseillé.

☛ Une intervention chirurgicale sera programmée dans les plus brefs délais afin de déposer la prothèse, de réaliser tous les prélèvements bactériologiques et de débuter une antibiothérapie adaptée. La prise en charge est multidisciplinaire, radiologique, chirurgicale et infectieuse.

Les infections ostéo-articulaires (IOA) sont graves. Elles concernent les articulations, les os longs et le rachis. Ces affections diffèrent par leur présentation clinique, aiguë ou chronique, par leur mode d'installation et de contamination, par le terrain favorisant ou non leur installation et par la présence ou non de matériel étranger. L'ensemble de ces facteurs doit être pris en considération pour le choix d'une antibiothérapie et/ou du traitement chirurgical.

Les *principaux messages concernant les infections ostéo-articulaires* sont les suivants :

– le terrain du patient (traitement immunosuppresseur au long cours, corticothérapie par voie générale, diabète, maladie rhumatismale connue) joue un rôle dans le risque de survenue d'IOA ;

– les investigations étiologiques sont réalisées en milieu hospitalier ; les prélèvements bactériologiques sont effectuées dans de bonnes conditions d'asepsie, parfois au bloc opératoire ;

– une documentation microbiologique fiable (ponction articulaire, prélèvements per opératoires, biopsie percutanée, hémocultures) est nécessaire pour compléter le diagnostic et utiliser d'emblée un traitement antibiotique efficace ;

– la contribution des bilans morphologiques au diagnostic diffère selon la localisation, la chronicité, l'existence de matériel ou de pathologie osseuse pré-existante ;

– les AINS et les corticoïdes par voie générale ou intra-articulaire sont contre-indiqués dans les infections ostéo-articulaires. Des antalgiques non antipyrétiques et non anti-inflammatoires sont choisis pour apaiser la douleur des patients ;

– la prise en charge des infections est réalisée par des équipes multidisciplinaires. Le pronostic vital et fonctionnel est lié à la rapidité et à la qualité de la prise en charge chirurgicale et médicale.

TABLEAUX CLINIQUES

Arthrites aiguës

L'arthrite est une inflammation articulaire à point de départ synovial. Certaines bactéries ont une affinité importante pour la synoviale, liée à leurs propriétés d'adhérence, ce qui aboutit à une prolifération et à une dégradation de la synoviale et du cartilage adjacent. Le risque de destruction articulaire et les complications septiques dépendent de la rapidité de prise en charge de l'arthrite septique.

Les *signes cliniques* sont marqués : la douleur est au premier plan, l'impotence fonctionnelle du membre touché est importante, et la mobilisation articulaire difficile. L'articulation est rouge et augmentée de volume.

L'infection intra-articulaire est confirmée par la *ponction* : le liquide analysé contient 10 000-50 000 cellules/mm^3, une majorité de polynucléaires altérés et la présence ou non de germes à l'examen direct et en culture.

La radiographie standard apprécie les dégâts osseux liés à une arthrite évoluant à bas bruit, l'échographie ou la tomodensitométrie des parties molles objectivent l'absence d'infection péri-articulaire et l'absence d'une ostéite sous-jacente.

Le *traitement* est urgent, il associe :

– une antibiothérapie adaptée au germe suspecté puis confirmé par la culture ;

– un geste chirurgical : lavage de l'articulation, drainage de l'abcès, synovectomie sur les grosses articulations.

La présence d'une quantité importante de polynucléaires altérés détermine la prise en charge chirurgicale urgente.

Le choix de l'antibiothérapie dépend du mécanisme d'installation de l'arthrite : par voie hématogène ou inoculation (Tableau 27-I).

Tableau 27-I Répartition des germes selon le mode d'installation des arthrites aiguës.

Voie hématogène
Staphylococcus aureus (68 p. 100) ++
Streptocoques pyogènes, ingroupables, pneumocoque ++
Entérobactéries
Neisseria gonorrhoeæ ++
Brucella
Borrelia burgdorferi
Tropheryma whipplei
Candida albicans
Inoculation directe
Pasteurella multocida
Capnocytophaga canimorsus
Streptobacillus moniliformis
Eikenella corrodens
Staphylococcus aureus ++
Staphylocoque à coagulase négative +
Propionibacterium acnes +

++ : bactéries ayant une affinité importante pour la synoviale.

Arthrites aiguës liées à une dissémination par voie hématogène

La gravité de ces arthrites est liée à l'intensité du sepsis et à la capacité du germe à détruire l'articulation. Les signes généraux sont marqués (fièvre élevée, frissons).

La localisation au niveau du genou est la plus fréquente chez l'adulte ; l'atteinte est pluri-articulaire dans 10 p. 100 des cas.

La ponction articulaire est réalisée en urgence en milieu hospitalier ou spécialisé dans des conditions d'asepsie strictes. L'examen direct est rarement positif. Le liquide articulaire est ensemencé sur milieux de culture aérobie et anaérobie (flacons d'hémoculture).

Tableau 27-II. Traitement des arthrites hématogènes.

Antibiothérapie	Débutée obligatoirement après les prélèvements bactériologiques
Probabiliste	Pour limiter les complications liées au sepsis et à la bactérie
Efficacité sur le SAMS présent dans deux tiers des cas	Oxacilline : 100-150 mg/kg/j en 3 injections ou ofloxacine : 200 mg × 3 IV ou PO + gentamicine : 3-5 mg/kg en 1 ou 2 injections
Relais par une antibiothérapie adaptée au germe et à l'antibiogramme	
SAMS	Ofloxacine : 200 mg × 3 PO + rifampicine : 10 mg/kg × 2 PO
Autres germes (SAMR, entérocoques, streptocoques, anaérobies, *Pseudomonas æruginosa*)	À adapter aux antibiogrammes
Acte chirurgical associé	Drainage par lavage articulaire en urgence Amélioration du pronostic articulaire si effectué dans les 5 premiers jours

Le bilan étiologique est complété par des hémocultures, un bilan inflammatoire, des prélèvements bactériologique du site primitif de l'infection et des sérologies choisies en fonction du contexte épidémiologique et clinique. Lorsque les hémocultures sont positives, une endocardite doit être recherchée par l'échocardiographie.

Une antibiothérapie par voie parentérale est débutée après les prélèvements (Tableau 27-II). Le drainage chirurgical avec lavage de l'articulation est discuté.

Arthrite à germes particuliers. L'*arthrite à gonocoque* s'observe chez les sujets jeunes. Elle est responsable d'une mono-arthrite ou oligo-arthrite.

Chez la femme, l'infection cervicale passant inaperçue dans 70 p. 100 des cas, la dissémination est favorisée par l'absence de traitement.

Le contexte d'infection sexuellement transmissible possible et l'association à d'autres signes cliniques (ténosynovite, lésions cutanées vésiculopustuleuses) aident au diagnostic.

La ponction articulaire est associée aux hémocultures et aux prélèvements d'autres sites col (utérin, pharynx, anus).

Le traitement antibiotique est débuté dans de brefs délais (Tableau 27-III). Les autres IST sont dépistées chez le patient et son partenaire (*voir* Chapitre 26).

Tableau 27-III. Traitement de l'arthrite à gonocoque.

Traitement	*Remarques*
Ceftriaxone : 50 mg/kg en 1 ou 2 administrations IV ou IM Si vraie allergie aux céphalosporines, ofloxacine : 200 mg × 2/j (vérifier adéquation avec antibiogramme)	Le traitement de cette arthrite est de courte durée (10 jours) Résistance aux quinolones : 30-40 p. 100, aux tétracyclines : 20 p. 100

L'*arthrite au cours de la maladie de Lyme* est fréquente (près de 15 p. 100 des cas en France). L'infection à *Borrelia burgdorferi* est moins fréquente en Europe qu'aux États-Unis (50 p. 100 des cas). L'atteinte articulaire, phase secondaire de la maladie ne survient qu'après la phase primaire non traitée par antibiothérapie.

Cette mono- ou oligo-arthrite atteint les grosses articulations, avec une prédominance pour le genou, et évolue par poussées de quelques jours à quelques semaines avec des périodes de rémission. La présence d'autres localisations de la phase secondaire, de lymphocytome borrélien et de manifestation cardiaque ou oculaire est alors évocatrice de maladie de Lyme.

Les arthrites aiguës, chroniques et récidivantes sont présentes dans la phase tertiaire.

Tableau 27-IV. Traitements des arthrites au cours de la maladie de Lyme.

	Arthrite aiguë	*Arthrite récidivante ou chronique*
Première intention	Doxycycline : 200 mg/j pendant 21-28 jours (sauf femme enceinte)	Doxycycline : 200 mg/j pendant 30-90 jours (sauf femme enceinte)
Deuxième intention	Amoxicilline : 1 g × 3/j pendant 21-28 jours	Ceftriaxone : 2 g/j IM ou IV pendant 14-21 jours

Tableau 27-V. Arthrites au cours de la maladie de Whipple, de la syphilis et de la brucellose.

	Moyens diagnostiques	*Traitement*
Maladie de Whipple (*Trophyrema whipplei*)	Coloration de PAS dans tissu synovial Anticorps anti-*T. whipplei* en immunohistochimie (liquide de ponction) PCR sur biopsies tissulaires, liquide de ponction	Doxycycline : 100 mg × 2/j + hydroxychloroquine : 200 mg × 3/j, *ou* Streptomycine : 1 g/j + pénicilline G : 1,2 MUI/j pendant 15 jours Puis relais par triméthoprime : 160 mg + sulfaméthoxazole : 800 × 2/j pendant 18 mois
Syphilis secondaire (*Treponema pallidum*)	TPHA ++ VDRL ++	Benzathine benzylpénicilline : 2,4 MUI, 3 injections à 1 semaine d'intervalle Si allergie, doxycycline : 100 mg × 2/j pendant 4 semaines
Brucellose, phase secondaire	Test ELISA ou immunfluorescence indirecte, IgG +++ Hémoculture ± Sérologie de Wright +++	Doxycycline : 100 mg × 2/j + gentamicine : 5 mg/kg/j pendant 7 jours, puis rifampicine : 15 mg/kg/j en 1 prise Si résistance à la rifampicine (naturelle : 20 p. 100), alternative : fluoroquinolone ou triméthoprime-sulfaméthoxazole Durée : 6-12 semaines

Un échec de l'antibiothérapie peut s'observer si des corticoïdes ont été utilisés avant le traitement efficace dans les formes aiguës. La corticothérapie intra-articulaire peut être intéressante dans les formes chroniques pour tenter de diminuer les séquelles articulaires

Les antibiotiques actifs sur *Borrelia* sont les β-lactamines, les cyclines et les macrolides. Ces trois familles ont une bonne diffusion cutanée et articulaire. Les recommandations de la conférence de consensus 2006 sont présentées dans le tableau 27-IV.

La bonne évolution clinique correspond à la régression des signes cliniques étalée sur plusieurs semaines. L'évolution est d'autant plus longue que la mise sous antibiothérapie a été tardive. La récidive de ces formes cliniques justifie la reprise de l'antibiothérapie.

Autres arthrites. Leur diagnostic et leur traitement sont résumés dans le tableau 27-V.

ARTHRITES D'INOCULATION

Les arthrites d'inoculation sont secondaires soit à des morsures animales, soit à des infiltrations d'anti-inflammatoires ou de corticoïdes.

Les morsures d'animaux de compagnie sont les plus fréquentes (Tableau 27-VI). Les arthrites s'installent rapidement après les signes cutanés ou plusieurs semaines après l'aspect de guérison et de cicatrisation cutanée. Le traumatisme est alors souvent oublié. Les articulations habituellement touchées sont proches des extrémités et se compliquent de ténosynovites.

Les arthrites post-injection surviennent dans les jours suivant l'injection intra-articulaire souillée par un staphylocoque pour la majorité des cas (Tableau 27-VII).

Tableau 27-VI. Arthrites secondaires à une morsure.

Morsures animales	*Germes*	*Traitement*
Chat, chien, oiseaux, autres mammifères	*Pasteurella multocida*	Drainage chirurgical, *et* Amoxicilline-acide clavulanique : 1 g × 3/j IV Si allergie, doxycycline : 100 mg × 2/j
Chien	*Capnocytophaga canimorsus*	
Chat	*Streptobacillus moniliformis*	
Morsure humaine, chien	*Eikenella corrodens*	

N.B. : ne pas oublier les autres risques liés à la morsure initiale : prévention du tétanos et, si morsure humaine, discuter la prévention du VIH et du VHC.

Ostéomyélite

L'*ostéomyélite aiguë*, ou ostéothrombophlébite septique, est habituellement décrite chez l'enfant entre 5 et 15 ans. Elle est plus fréquente que l'arthrite. L'atteinte des garçons est trois fois plus fréquente que celle des filles.

Tableau 27-VII. Arthrites post-inoculation.

Facteurs favorisants
Infiltration
Prélèvements intra-articulaires

Germes
Staphylococcus aureus
Staphylocoque à coagulase négative
Propionibacterium acnes

Traitement
Oxacilline : 100-150 mg/kg/j en 3 injections IV + gentamicine : 3-5 mg/kg/j en 1 perfusion
Si allergie, vancomycine : dose de charge, puis 30 mg/kg/j en perfusion continue (vancocinémie > 25 mg/l) + gentamicine : 3-5 mg/kg/j en 1 perfusion

Cette infection osseuse est liée à la dissémination par voie hématogène de germes se localisant préférentiellement au niveau de la métaphyse, alors moins vascularisée sur un os en cours de formation. La gravité est liée aux complications locales de l'atteinte de la métaphyse : abcès sous-périosté et nécrose osseuse. Le retard au diagnostic ou le mauvais choix de l'antibiothérapie sont responsables d'une ostéomyélite chronique par organisation de séquestres osseux.

Les germes prédominants sont *Staphylococcus aureus* et le streptocoque de groupe A. Chez l'enfant de moins de 3 ans, *Hæmophilus influenzæ* de type G est prédominant.

La présentation clinique est une impotence fonctionnelle brutale située majoritairement au niveau du genou pour laquelle on retrouve la notion d'un traumatisme mineur dans un tiers des cas. Il existe une fièvre supérieure à 38 °C, des frissons, une altération de l'état général chez le nourrisson, des signes trompeurs, des convulsions, un état d'agitation ou de prostration et une impotence totale du membre atteint.

L'examen retrouve une boiterie, une mobilisation de l'articulation douce possible et une douleur à la palpation métaphysaire des os longs infectés.

Chez l'adulte, d'autres germes sont décrits selon un terrain particulier (Tableau 27-VIII). Les examens biologiques montrent un syndrome inflamma-

Tableau 27-VIII. Germes responsables d'une ostéomyélite aiguë chez l'adulte.

Terrain	*Germes*	*Traitement*
Drépanocytaire	*Staphylococcus aureus* *Salmonella typhi*	Oxacilline : 100-150 mg/kg/j en 3 injections IV + ceftriaxone : 2 g/j, 1 injection/j Si allergie, ofloxacine : 200 mg ×3/j + rifampicine : 15 mg/kg × 2/j
Toxicomane IV	*Candida* Staphylocoques *Pseudomonas*	Fluconazole : 800 mg/j, puis 400 mg (sauf *C. glabrata* et *C. krusei*)
Pas de facteur favorisant retrouvé	*Staphylococcus aureus* Entérobactéries Streptocoque	Oxacilline : 100-150 mg/kg/j en 3 injections IV + ceftriaxone : 2 g/j, 1 injection/j

N.B. : durée du traitement : 4-6 semaines.
Traitement chirurgical : si abcès périosté ou séquestre (risque de non-guérison).

toire, une augmentation de la CRP et de la VS ainsi que des hémocultures positives.

L'IRM évoque en premier le diagnostic devant la présence d'une atteinte du périoste, puis d'un abcès intramédullaire.

La confirmation anatomopathologique et l'identification bactériologique sont réalisées par les prélèvements osseux per opératoires ou par la biopsie percutanée.

Spondylite et spondylodiscite (Tableau 27-IX)

Les spondylodiscites représentent 2 à 4 p. 100 des infections ostéo-articulaires. On estime l'incidence en France autour de 1 200 cas par an.

Une spondylodiscite est une infection d'un ou de deux disques intervertébraux et des corps vertébraux adjacents.

Les spondylodiscites sont, dans 80 p. 100 des cas, dues à une dissémination par voie hématogène. Dans ces localisations secondaires sont retrouvées des infections à cocci à Gram positif, à entérobactéries et à *Mycobacterium tuberculosis*.

En dehors de la triade classique douleur, raideur rachidienne et fièvre, d'autres signes sont parfois révélateurs : rachialgies, complications médullaires ou signe de compression.

Les *bilans diagnostique* et *étiologique* sont réalisés en milieu hospitalier. Le diagnostic est évoqué par l'imagerie : l'IRM présente une supériorité par rapport à la tomodensitométrie et à la radiographie classique par la précision de l'aspect, du nombre des lésions et du respect ou non de la moelle épinière. Elle est réalisée en urgence s'il existe des troubles neurologiques évocateurs de compression.

Le bilan étiologique recherche un foyer primitif. Les hémocultures sont positives dans la moitié des infections bactériennes à pyogènes. Il existe une endocardite dans un cas sur cinq. D'autres prélèvements (ECBU, cutané ou autres sites) sont effectués.

Lorsque les hémocultures sont négatives, une ponction-biopsie discovertébrale (PBDV) est réalisée pour une recherche bactériologique et cytologique.

Le *traitement antibiotique* bien conduit permet la guérison dans la grande majorité des cas. Une bithérapie synergique et bactéricide est prescrite soit empiriquement après réalisation des prélèvements bactériologiques dans les formes graves et septiques, soit adaptée à l'antibiogramme du germe dans les formes non compliquées (*voir* Tableau 27-IX).

Lorsqu'une spondylodiscite est survenue après un geste local ou en postopératoire sans geste sur le rachis, les germes en cause sont nosocomiaux. La PBVD est l'examen de choix, permettant une analyse bactériologique avec un antibiogramme et une analyse cytologique. Cet examen contribue positivement au diagnostic dans deux tiers des cas. Les hémocultures sont souvent négatives. Elles doivent cependant être renouvelées après la PBVD en raison des risques de bactériémie suivant cet examen.

Tableau 27-IX. Étiologie, diagnostic et traitement des spondylodiscites.

	Contamination par voie hématogène	*Contamination post-opératoire*
Germes	*Staphylococcus aureus* (20-50 p. 100) Streptocoques Entérocoques Staphylocoques à coagulase négative Entérobactéries *Mycobacterium tuberculosis* (20 p. 100) Brucellose *Candida*	Staphylocoques à coagulase négative Bacilles à Gram négatif *Pseudomonas æruginosa*
Clinique	Douleur d'horaire inflammatoire (50 p. 100) Raideur rachidienne moins fréquente dans la tuberculose Fièvre (65 p. 100) Porte d'entrée : endocardite 20 p. 100, urines 15 p. 100, poumons 10 p. 100, dents et peau 3 p. 100 des cas	Douleur d'horaire inflammatoire (90 p. 100), 1 à 4 semaines post-opératoires Fièvre (≈ 55 p. 100)
Radiologie	L'IRM est préférable à la TDM 1 seule vertèbre atteinte dans 80 p. 100 des cas : – lombaire (50 p. 100) – dorsale (40 p. 100) – cervicale (10 p. 100)	IRM > TDM
Biologie	Hémocultures positives (50 p. 100) Si négatives : PBDV	Hémocultures négatives PBDV presque d'emblée
Traitement présomptif (après prélèvements bactériologiques)	Visée : SAMS Ofloxacine : 200 mg × 3/j PO + rifampicine : 15 mg/kg × 2/j PO, *ou* Oxacilline : 100-150 mg/kg/j en 4-6 injections + gentamicine : 5 mg/kg en 1-2 injections si suspicion de tuberculose non éliminée	Vancomycine : dose de charge de 15 mg/kg, puis perfusion continue de 30-40 mg/kg/j, *ou* Ceftriaxone : 2 g/j IV 1 injection + fosfomycine : 150-200 mg/kg/j en 3 injections
Traitement après réception de l'antibiogramme : ajustement aux germes	*SAMS* : idem *Entérocoque* : amoxicilline : 100-200 mg/kg/j en 3 à 6 prises + gentamicine : 3-4 mg/kg en 1 ou 2 injections *Streptocoque* sp. : amoxicilline : 100-200 mg/kg/j en 3 à 6 prises *Bactéries à Gram négatif* : ceftriaxone : 2 g/j en 1 injection + ofloxacine : 200 mg × 3/j PO ou IV *Anaérobies* : clindamycine : 600-900 mg × 3/j IV *Pseudomonas æruginosa* : ceftazidime : 4-6 g en injection continue + amikacine : 15 mg/kg/j en 1 injection *Candidose* : fluconazole : 800 mg/j à J1, puis 400 mg/j pendant 6 mois (sauf pour *C. krusei* ou *C glabrata*)	*SARM* : vancomycine : dose de charge de 15 mg/kg, puis perfusion continue de 30-40 mg/kg/j + rifampicine : 15 mg/kg × 2/j PO ou fosfomycine : 150-200 mg/kg/j IV en 3 injections *Pseudomonas* : imipénem : 1 g × 3/j IV + ciprofloxacine : 400 mg × 2/j *Entérocoque* : amoxicilline : 100-200 mg/kg/j en 3 à 6 prises + gentamicine : 3-4 mg/kg en 1 ou 2 injections *Streptocoque* sp. : amoxicilline : 100-200 mg/kg/j en 3 à 6 prises *Bactéries à Gram négatif* : selon antibiogramme, ceftriaxone : 2 g/j 1 injection + ofloxacine : 200 mg × 3/j PO ou IV *ou* imipénem : 1 g × 3/j IV + ciprofloxacine : 400 mg × 2/j IV ou 750 mg × 2/j PO *Anaérobies* : clindamycine : 600-900 mg × 3/j IV

Le traitement antibiotique est associé à un traitement symptomatique comme le repos strict et la contention. Une chirurgie est préconisée lorsqu'il existe un déficit neurologique d'installation inférieure à 72 heures, signant une compression médullaire.

Les *recommandations* sont les suivantes :

– ne pas commencer de traitement sans prélèvement ;

– si un traitement est entrepris, risque de négativité des prélèvements au cours de la PBVD ;

– hospitalisation ;

– traitement médical et immobilisation ;

– bithérapie pendant 15 jours en intraveineux (sauf si forme orale avec très bonne biodisponibilité), puis relais oral pendant 6 à 12 semaines.

Spondylodiscites subaiguës ou chroniques

L'atteinte de plusieurs segments vertébraux au cours de la *tuberculose* est plus fréquente, et la localisation thoracique prédominante. Il existe une spondylite isolée dans 50 p. 100 des cas.

Une recherche d'autres sites infectés est réalisée : recherche de BAAR dans les crachats ou par tubage gastrique. Le traitement associe une quadrithérapie classique per os pendant 2 mois, puis une bithérapie associant isoniazide et rifampicine pendant 9 à 12 mois.

L'évolution clinique favorable des spondylodiscites est appréciée par la régression des douleurs rachidiennes, du caractère inflammatoire, par le retour à l'apyrexie et la normalisation de la CRP.

La *brucellose* est une infection de plus en plus rare en France (moins de 50 cas en 2000). La forme ostéo-articulaire apparaît après la période aiguë septique non traitée ou traitée avec retard. Le diagnostic biologique est apporté par les hémocultures inconstamment positives, le test de séro-agglutination de Wright, les tests d'immunofluorescence indirecte ou ELISA, qui sont positifs en IgG.

Le traitement recommandé est cité dans le tableau 24-V. Le traitement chez la femme enceinte repose sur l'association de rifampicine et de triméthoprime-sulfaméthoxazole.

Infections post-opératoires

Les infections post-opératoires surviennent après une cure chirurgicale avec ou sans mise en place de matériel étranger (prothèse articulaire ou plaques et vis pour consolider l'os fracturé).

Le risques d'infection post-opératoire pour une prothèse ostéo-articulaire est de 1 p. 100 pour la hanche et de 2 p. 100 pour le genou. Pour la chirurgie d'ostéosynthèse, il est de 1 à 3 p. 100 pour une fracture fermée et de 2 à 50 p. 100 pour une fracture ouverte.

Les facteurs favorisant les infections ostéo-articulaires sur matériel étranger sont les suivants :

– les fractures ouvertes ; les localisations tibiales et la sévérité de l'atteinte des parties molles (classification de Gustillo) ;

Tableau 27-X. Clinique et délai de survenue des infections post-opératoires.

	Manifestations	*Signes*
Post-opératoire précoce (< 1 mois après intervention)	Fièvre + frissons Cicatrice inflammatoire Articulation douloureuse Écoulement purulent ou hématome persistant Cicatrice non refermée Écoulement persistant négligé	Signes biologiques +++ Radiologie peu évocatrice, donc peu d'intérêt
Post-opératoire chronique (> 1 mois après l'intervention)	Fistule, écoulement purulent Douleur intense avec signes locaux inflammatoires Désunion ou nécrose de la cicatrice Boiterie inexpliquée	Signes biologiques peu marqués voire normaux Évocateurs si persistance de la CRP > 10 mg et de la VS ↑↑ au-delà de 3 mois Radiologie standard + TDM ± scintigraphie
Post-opératoire aiguë (dissémination par voie hématogène)	Présence d'une bactériémie Syndrome septique au premier plan Douleur au niveau de la prothèse dans un second temps	Signes biologiques ++ et recherche d'autres sites infectés Radiologie standard + TDM ± scintigraphie
Méconnue (découverte au décours d'une reprise chirurgicale)	Douleur Descellement de la prothèse considéré comme mécanique	Signes biologiques peu marqués Radiologie standard + TDM ± scintigraphie

– les fractures fermées des os longs, en particulier au cours d'une ostéosynthèse du pied ou de la cheville chez un patient diabétique ;

– l'acte chirurgical lui-même chez un patient âgé de plus de 65 ans, un séjour pré-opératoire de plus de 4 jours et lorsqu'il existe un autre foyer infectieux évolutif ;

– l'obésité, la corticothérapie, la radiothérapie récente, l'existence d'un hématome et des difficultés de cicatrisation, qui sont des facteurs de risque moins importants.

La gravité de ces infections est liée à la dissémination hématogène dans les premiers jours du post-opératoire, mais surtout aux séquelles et à la chronicité de l'infection mal contrôlée (Tableau 27-X). La consolidation osseuse est mauvaise (pseudarthrose), voire absente, la prothèse descellée. La progression de l'infection et de la destruction osseuse peut aboutir à l'amputation.

Les antibiotiques choisis agissent sur des germes nosocomiaux et sont adaptés aux résultats de l'antibiogramme.

Ostéite post-opératoire

Après une fracture ouverte, en per opératoire par mauvaise asepsie, et en post-opératoire par contamination de la cicatrice, les germes issus de la flore cutanée ou de l'environnement sont responsables de l'infection osseuse.

Les radiographies standard apprécient la continuité et la solidité osseuse. La tomodensitométrie et l'IRM recherchent des séquestres osseux, une extension de l'infection aux parties molles et déterminent l'indication et les modalités opératoires.

La confirmation du diagnostic bactériologique et osseux est apportée par les prélèvements osseux, la biopsie per cutanée en peau saine ou les prélèvements per opératoires.

Infection sur prothèse

Les infections sur prothèse post-opératoires sont plus fréquentes que les infections localisées au niveau de la prothèse après une dissémination par voie hématogène.

La prévalence n'est estimée que pour les prothèses de genou et de hanche, respectivement de 2 et de 1 p. 100.

La prise en charge de ces infections est multidisciplinaire et se réalise en milieu hospitalier.

La phase la plus importante est d'obtenir des prélèvements bactériologiques de bonne qualité :

– réalisation au bloc opératoire ;

– prélèvement au niveau d'une fistule : intérêt si nettoyage de l'orifice et mise en évidence de même souche de *Staphylococcus aureus* que celle retrouvée dans autres prélèvements ;

– prélèvements réalisés sur flacons à hémocultures en milieu aérobie et anaérobie pour prélèvements articulaires ;

– prélèvements multiples : plus de cinq à des sites différents (avec à chaque fois matériel de prélèvement stérile).

Sur le plan thérapeutique, si l'infection survient dans les 15 jours après l'intervention, le geste chirurgical consiste en un lavage intense de l'articulation permettant de conserver la prothèse. L'antibiothérapie est associée.

Si l'infection survient au-delà des 15 jours, l'ablation de la prothèse est nécessaire pour obtenir une chance de guérison. Elle est replacée soit dans le même temps ou en fin du traitement.

Si l'infection est d'origine fongique, la prothèse ou le matériel sont retirés et la prothèse reposée bien après la fin du traitement.

Les *recommandations* sont les suivantes :

– les infections post-opératoires sont des urgences médicochirurgicales ;

– pas de traitement avant que tous les prélèvements adaptés aux circonstances de l'infection ne soient effectués ;

– équipe multidisciplinaire pour le choix des antibiotiques (germes nosocomiaux avec profils de résistance particuliers) et du geste opératoire ;

– séquelles importantes : agir tôt ;

– pas de guérison certaine à 100 p. 100.

Arthrites réactionnelles

Ces arthrites surviennent quelques jours à quelques semaines après l'infection aiguë. Elles ne nécessitent pas de traitement antibiotique spécifique (Tableau 27-XI).

Tableau 27-XI. Germes responsables des arthrites réactionnelles.

Bactéries
Shigella
Salmonella
Yersinia
Campylobacter
Méningocoque
Clostridium difficile
Parasites
Giardia lamblia
Entamœba histolytica
Toxocara canis
Schistosomoses

Tableau 27-XII. Arthrites virales ne nécessitant pas de traitement antibiotique.

Rubéole
Parvovirus B19
Virus de l'hépatite B
Virus de l'hépatite C
VIH
HTLV-I
Arbovirus : chikungunya
Oreillons

Arthrites virales ne nécessitant pas d'antibiothérapie

Elles sont exposées dans le tableau 27-XII.

Infection du pied diabétique

Elle est détaillée dans le chapitre 23.

TRAITEMENT

Traitement curatif

Le traitement des infections ostéo-articulaires est médical et chirurgical.

L'antibiothérapie est choisie en fonction de critères précis :

– identification du germe responsable et activité spécifique sur le germe isolé ;

– diffusion des antibiotiques au niveau du site articulaire et/ou osseux dépendant de la voie d'administration, de la dose utilisée, des concentrations d'antibiotiques obtenues et de la qualité immunitaire et vasculaire locale ;

– tolérance chez le patient ;

– durée du traitement.

Pour remplir ces conditions, l'hospitalisation est nécessaire.

Tableau 27-XIII. Mode d'administration et diffusion des antibiotiques.

Antibiotiques	*Voie utilisée*	*Association à un autre antibiotique nécessaire*	*Diffusion osseuse*
β-Lactamines			
– pénicillines	IV		+ (pénétration dans le liquide articulaire)
– céphalosporines	IV/IVSE		Oui (céfazoline)
Glycopeptides	IV/IVSE		+ (vancomycine : pénétration dans le liquide articulaire)
Aminosides	IVc	Oui	–
Fluroquinolones	PO	Oui	+++
Fosfomycine	IV	Oui	+
Linézolide	PO		+++
Rifampicine	PO	Oui	+++
Clindamycine	IV/IVSE		+++
Imidazolés	PO		+++
Cyclines	PO		++ (activité discutée)
Acide fusidique	PO	Oui	+++ (pénétration dans le liquide articulaire)
Sulfamides	PO		+

La *voie d'administration* de l'antibiothérapie est intraveineuse, les *concentrations* idéales d'antibiotiques étant supérieures à 8 fois la concentration minimale bactéricide (CMB) pour être efficace (Tableau 27-XIII). La posologie des antibiotiques est donc majorée dans les atteintes osseuses. Au cours des atteintes articulaires, le taux intra-articulaire est le taux sérique.

Le choix des antibiotiques se porte sur ceux ayant la plus forte diffusion intra-osseuse et/ou articulaire. Parmi eux, certains ont une activité prolongée : rifampicine pour les cocci à Gram positif aérobies et les fluoroquinolones pour les bacilles à Gram négatif.

La *bithérapie* est synergique lorsqu'elle associe, par exemple, l'amoxicilline et un aminoside pour un entérocoque et un streptocoque. Elle évite la survenue de mutations (par exemple, staphylocoque et fluroquinolone ou rifampicine) Elle est source d'interactions (par exemple, clindamycine et rifampicine).

Les *durées* de traitement sont prolongées et assez mal définies (Tableau 27-XIV).

Surveillance

L'efficacité du traitement est appréciée sur :

– l'évolution de la clinique : régression de la fièvre, de l'inflammation de l'articulation, récupération fonctionnelle des membres atteints ;

Tableau 27-XIV. Durée du traitement selon le type d'infection.

Infection	*Durée*
Arthrites	
– gonocoque	10 jours
– à autres germes	4-6 semaines si évolution < 10 jours 6-12 semaines si évolution > 10 jours
Spondylodiscite	6-12 semaines
Ostéomyélite aiguë	4-12 semaines
Ostéite chronique	12-24 semaines
Infection sur prothèse	
– aiguë	6-12 semaines
– chronique	12 semaines

– l'évolution biologique : diminution de la CRP en 4 à 6 semaines, du syndrome inflammatoire, négativité des cultures des liquides de prélèvement intra-articulaires.

Le tableau 27-XV présente une synthèse des infections ostéo-articulaires.

Tableau 27-XV. Tableau récapitulatif des infections ostéo-articulaires.

Tableau clinique	*Facteurs favorisants*	*Germes*	*Méthodes diagnostiques biologiques*	*Principes du traitement*
Arthrite aiguë (voie hématogène)	Polyarthrite rhumatoïde Corticothérapie Pathologies articulaires dégénératives Âge > 60 ans Diabète Cirrhose Hémopahtie Cancer	*Staphylococcus aureus* (68 p. 100) ++ Streptocoques pyogènes, ingroupables, pneumocoque ++ Entérobactéries *Neisseria gonorrheæ* ++ *Brucella* *Borrelia burgdorferi* *Trophyrema whippleii* *Candida albicans*	Hémocultures Culture du liquide articulaire Sérologies ciblées (*voir* Tableau 25-V) Radiographie Échographie (hanche) TDM pour atteinte sternoclaviculaire, sacro-iliaque et symphyse pubienne	Antiobiothérapie adaptée Repos Immobilisation en position de fonction Chirurgie : lavage articulaire, synovectomie Durée : 4-6 semaines
Arthrite aiguë (inoculation)		*Pasteurella multocida* *Capnocytophaga canimorsus* *Streptobacillus moniliformis* *Eikenella corrodens* *Staphylococcus aureus* Staphylocoque à coagulase négative *Proprionibacterium acnes*	Hémocultures Prélèvements bactériologiques Liquide articulaire	Antibiothérapie adaptée ± chirurgie

Tableau 27-XV. Tableau récapitulatif des infections ostéo-articulaires. *(suite)*

Tableau clinique	*Facteurs favorisants*	*Germes*	*Méthodes diagnostiques biologiques*	*Principes du traitement*
Ostéomyélite aiguë	Drépanocytose homozygote	*Staphylococcus aureus* *Salmonella typhi*	Hémoculture Radiographie anormale après 15 jours IRM Scintigraphie au ^{99m}Tc	Repos Immobilisation à visée antalgique Durée : 4-12 semaines
	Toxicomanie IV	*Candida* Staphylocoques *Pseudomonas*		Antibiothérapie adaptée
	Pas de facteur favorisant	*Staphylococcus aureus* Entérobactéries		
Ostéomyélite chronique	Antécédents de chirurgie osseuse		Scintigraphie au ^{99m}Tc	
Infection de prothèse ostéo-articulaire	Contamination per opératoire	*Staphylococcus aureus* (25 p. 100) Staphylocoque à coagulase négative (25 p. 100)	Hémocultures Ponction articulaire au bloc Radiographie anormale > 4 semaines Scintigraphie aux polynucléaires marqués ou aux anticorps antipolynucléaires	Chirurgie : < 15 jours : arthrotomie, lavage, prothèse laissée en place > 15 jours : dépose de prothèse, puis repose, en un ou deux temps + Antibiothérapie adaptée
	Contamination par voie hématogène	Streptocoques et entérocoques (10 p. 100) *Propionibacterium acnes* (10 p. 100) Bacilles à Gram négatif (10 p. 100)		
Ostéite post-opératoire	Fractures ouvertes, classification de Gustillo	*Staphylococcus aureus* *Staphylococcus* à coagulase négative Anaérobie Bacilles à Gram négatif	Prélèvements per opértoires	Ablation du matériel d'ostéosynthèse, excision du foyer d'ostéite, fixateur externe + Antibiothérapie adaptée

Tableau 27-XV. Tableau récapitulatif des infections ostéo-articulaires. *(suite)*

Tableau clinique	*Facteurs favorisants*	*Germes*	*Méthodes diagnostiques biologiques*	*Principes du traitement*
Spondylodiscite aiguë Spondylodiscite chronique	Âge > 70 ans	*Staphylococcus aureus* (20-50 p. 100) Streptocoques Entérocoques Staphylocoques à coagulase négative Entérobactéries *Mycobacterium tuberculosis* (20 p. 100) Brucellose *Candida*	Prélèvements porte d'entrée Hémocultures	Antibiothérapie adaptée + Décubitus 1-3 semaines, contention par corset ou minerve Chirurgie exceptionnelle
Infections à mycobactéries atypiques (*M. xenopi* le plus souvent)	Inoculation, chirurgie	*M. xenopi*	Prélèvement local, bactériologie	Association d'antibiotiques comportant en général au minimum clarithromycine, rifampicine et fluoroquinolone selon l'antibiogramme, pour une durée d'au moins 18 mois

Références

SPILF. Infections ostéo-articulaires sur matériel. Conférence de consensus. 2008.
SPILF. Spondylodiscites. Recommandations. 2007.
SPILF. Pied diabétique. Recommandations. 2006.

28

INFECTIONS OCULAIRES

S. DIAMANTIS

CONJONCTIVITE INFECTIEUSE

La maman du petit Émile, 10 ans, consulte pour une rougeur oculaire bilatérale évoluant depuis 2 jours. L'enfant décrit une gêne à type de grains de sable dans les yeux et un prurit oculaire. L'examen montre un œil rouge par hyperhémie conjonctivale avec présence de sécrétions muqueuses. Il n'y a pas de baisse de l'acuité visuelle.

☛ Il s'agit le plus probablement d'une conjonctivite virale.

☛ En l'absence de signe de gravité ou de situation particulière, aucun examen complémentaire n'est nécessaire.

☛ Un traitement antibiotique n'est pas justifié.

☛ Le recours au spécialiste n'est pas nécessaire.

☛ Le traitement médical ambulatoire comprend des soins locaux par lavage oculaire au sérum physiologique et un collyre antiseptique 4 à 6 fois par jour.

☛ Des mesures d'hygiène des mains sont recommandées pour éviter une dissémination dans l'entourage.

Épidémiologie

Les conjonctivites sont les infections oculaires les plus fréquentes et les plus banales. Contrairement aux pays en voie de développement où les conjonctivites sont l'une des premières causes de cécité, elles sont en France sans gravité en l'absence de terrain particulier. Les causes infectieuses des conjonctivites sont principalement virales (adénovirus, entérovirus), survenant au cours d'épidémies en collectivités. Les bactéries responsables des conjonctivites et des blépharites sont le plus souvent des germes à Gram positif, principalement des staphylocoques. Certains terrains présentent des particularités microbiologiques ; ainsi chez les porteurs de lentilles de contact, les bacilles à Gram négatif, y compris *Pseudomonas æruginosa*, ont-ils une incidence plus importante.

Diagnostic

Le diagnostic de conjonctivite est aisé, il associe un œil rouge larmoyant avec une sensation de grains de sable dans les yeux. L'examen ne trouve pas de baisse d'acuité visuelle, mais une hyperhémie conjonctivale, des sécrétions muqueuses ou purulentes.

Les facteurs de risque favorisant la survenue d'infections graves sont à rechercher systématiquement : immunodépression, diabète mal équilibré, pathologie locale sous-jacente (syndrome sec, dystrophie cornéenne), greffe de cornée, chirurgie oculaire récente, corticothérapie locale, port de lentilles de contact, obstruction des voies lacrymales, trouble de la statique palpébrale.

Les signes de gravité à rechercher sont, d'une part, liés aux terrains favorisant la survenue d'infections graves ou aux terrains particuliers comme les monophtalmes et les nourrissons. D'autre part, les critères de gravité d'une conjonctivite bactérienne faisant craindre une évolution défavorable ou une atteinte cornéenne sont à évoquer devant des douleurs oculaires importantes, une baisse de l'acuité visuelle, un cercle périkératique, des sécrétions purulentes importantes, un chémosis (œdème de la conjonctive), un œdème palpébral, un larmoiement important, une baisse de l'acuité visuelle, même modérée ou une photophobie.

Le recours au spécialiste n'est pas nécessaire en l'absence de facteur de risque et/ou de signe de gravité. En revanche, il est utile devant une pathologie d'emblée grave ou chez un patient à risque, ou encore dans un second temps en cas de mauvaise réponse à un traitement initial.

Un prélèvement microbiologique doit être réalisé chez les patients qui ont un facteur de risque ou en cas d'échec thérapeutique. Il consiste en un écouvillonnage des culs-de-sac conjonctivaux sur milieux de transport. Une analyse bactériologique est demandée systématiquement, alors qu'une recherche spécifique de parasites et de champignons sera demandée pour les porteurs de lentilles de contact.

L'examen virologique n'a d'intérêt qu'au cours de l'investigation d'une épidémie intrahospitalière.

Les micro-organismes, variables selon le terrain et le tableau clinique, sont listés dans le tableau 28-I.

Traitement

Le traitement des conjonctivites bactériennes comprend avant tout un lavage oculaire au sérum physiologique associé à un antiseptique.

Le traitement antibiotique pour les formes simples apporte un confort au patient en diminuant légèrement la durée d'évolution des symptômes.

Un usage extensif d'antibiotique topique utilisé abusivement pour le traitement d'une conjonctivite simple expose, au niveau collectif, à un risque d'augmentation d'infection à germe multirésistant.

Le traitement antibiotique est donc réservé aux formes graves.

Le choix du traitement antibiotique topique proposé sur les terrains à risque réserve en deuxième intention les fluoroquinolones ou les associations pour les infections sévères ou les échecs pour des raisons d'écologie bactérienne.

Tableau 28-I. Micro-organismes responsables de conjonctive infectieuse.

Tableau clinique	*Terrain*	*Micro-organisme*	*Indication du prélèvement*	*Traitement antibiotique probabiliste*
Conjonctivite avec sécrétion purulente	Nouveau-né	Germes de la sphère ORL : streptocoques (dont *Streptococcus pneumoniæ*), *Hæmophilus influenzæ*, gonocoque	Oui	Rifamycine
	Enfant d'âge scolaire	Adénovirus, entérovirus surinfecté par des staphyloccoques	Non, sauf si échec du premier traitement ou facteur de gravité	Non
	Adulte non porteur de lentille de contact	Cocci à Gram positif : staphylocoque		Non
	Personne âgée en institution	Adénovirus, entérovirus, entérobactéries (*Klebsiella*, *Enterobacter*, *Proteus*, *Serratia*), *Pseudomonas æruginosa*	Oui	Aminoside, poly-myxine B, bacitracine
	Adulte porteur de lentilles de contact	Bacilles à Gram négatif, dont *Pseudomonas æruginosa*, amibes, champignons	Oui	
Conjonctivite sans sécrétion purulente	Enfant d'âge scolaire	Adénovirus, entérovirus	Non, sauf si échec du premier traitement ou facteur de gravité	Non
	Pays en voie de développement	*Chlamydia trachomatis*		Azithromycine orale en dose unique (20 mg/kg)
Syndrome « conjonctivite + otite »	Petit enfant	*Hæmophilus influenzæ*		Rifamycine (1 goutte ×6/j, pendant 7 jours)

Il n'y a pas de supériorité démontrée d'une famille antibiotique topique.

Le traitement antibiotique sera réévalué et adapté en fonction de l'évolution et du résultat des prélèvements microbiologiques.

KÉRATITE INFECTIEUSE

Mme M., 30 ans, consulte pour une douleur récente de l'œil gauche. Depuis 12 heures, elle ressent un flou visuel et n'arrive plus à ouvrir l'œil. L'interrogatoire ne trouve pas de notion de traumatisme oculaire récent. La patiente est porteuse de lentilles de contact. L'examen montre un œil rouge, larmoyant, douloureux, avec photophobie et blépharospasme, des sécrétions purulentes et une baisse de l'acuité visuelle.

☛ Il s'agit d'une kératite bactérienne probablement à *Pseudomonas æruginosa.*

☛ Le recours au spécialiste en urgence est impératif.

☛ Un prélèvement microbiologique est systématiquement réalisé par l'ophtalmologiste, orienté selon l'hypothèse étiologique.

☛ Un traitement antibiotique local est débuté en urgence de façon probabiliste.

☛ Toute corticothérapie locale est a priori contre-indiquée.

☛ Traitement hospitalier en urgence initialement.

Épidémiologie

La kératite bactérienne est une infection de la cornée. Elle peut être diffuse ou localisée sous forme d'abcès de cornée.

L'étiologie est différente selon les modes de vie et les facteurs de risque. Le port de lentilles de contact occasionne des abcès de cornée à bacilles à Gram négatif, *Pseudomonas æruginosa* en particulier. Les surinfections de conjonctivite ou de traumatisme chez les non-porteurs de lentilles sont à cocci à Gram positif (streptocoques [16 p. 100] et staphylocoques [60 p. 100]).

Dans les pays en voie de développement, les traumatismes par un végétal peuvent être à l'origine d'abcès mycosiques. Le rinçage des lentilles de contact par de l'eau contaminée peut entraîner des kératites amibiennes chez les porteurs.

Les kératites virales sont principalement dues à l'herpès simplex virus et à l'adénovirus ou, plus rarement, au VZV ou au CMV.

Chez l'enfant, les germes retrouvés sont ceux dus aux infections du tractus ORL, les streptocoques (y compris *Streptococcus pneumoniæ*) et *Hæmophilus influenzæ*.

Diagnostic

Le diagnostic est évoqué devant les signes cliniques caractéristiques associant un œil rouge, douloureux, photophobe, larmoyant, un blépharospasme, une photophobie et une baisse de l'acuité visuelle.

L'examen ophtalmologique indispensable en urgence trouvera un infiltrat cornéen localisé en faveur d'un abcès, un cercle périkératique, une réaction de la chambre antérieure avec hypopion.

Un prélèvement par grattage cornéen est réalisé avant toute antibiothérapie pour analyse bactériologique systématique. Selon l'orientation étiologique, un examen virologique mycologique et parasitaire peut être demandé, nécessitant des milieux spéciaux.

Les critères locaux de gravité d'une kératite bactérienne à rechercher sont :
- un abcès de taille supérieure à 3 mm de diamètre ;
- un abcès à moins de 3 mm de l'axe optique ;
- une infiltration stromale ;
- une inflammation de la chambre antérieure ;
- une aggravation malgré un traitement antibiotique topique de 24 heures.

Les facteurs généraux de gravité d'une kératite bactérienne à rechercher sont :
- une monophtalmie ;
- une chirurgie oculaire récente ;
- la survenue chez un enfant ;
- l'immunodépression, le diabète.

Traitement

Le traitement antibiotique probabiliste par collyre doit être débuté en urgence (Tableau 28-II).

En l'absence de critères de gravité ou de facteurs de risque, la kératite bactérienne peut être traitée initialement en ambulatoire avec un traitement antibiotique en mono- ou bithérapie.

En cas de kératite avec facteur de gravité, le traitement probabiliste initial est au mieux un collyre fortifié préparé en pharmacie hospitalière, associant plusieurs molécules pour obtenir un spectre large couvrant les entérobactéries dont *Pseudomonas* pour les porteurs de lentilles et les cocci à Gram positif. La possibilité d'une infection à germe multirésistant sera prise en compte dans le choix des molécules initiales.

L'antibiothérapie est adaptée aux résultats microbiologiques et à l'évolution clinique.

Les traitements associés comprennent des collyres lubrifiants, cycloplégiques, une pommade cicatrisante et des antalgiques par voie générale.

Tableau 28-II. Antibiothérapie des kératites bactériennes.

Situation clinique	*Antibiothérapie locale*
Traitement probabiliste d'une kératite bactérienne grave	Ceftazidine + ciprofloxacine + amikacine Collyre fortifié, 1 goutte/h pendant 48 h Relais selon antibiogramme
Traitement probabiliste d'une kératite non grave	Ciprofloxacine[(1)] en premier intention (à utiliser en bithérapie en cas de staphylocoque ou de *Pseudomonas*)
Kératite simple à germe sensible sur documentation	Aminosides, fluoroquinolones[(1)], bacitracine, polymyxine B, acide fusidique[(1)], rifamycine[(1)] tétracyclines

(1) À utiliser en bithérapie en cas de *Staphylococcus aureus*.

BLÉPHARITES INFECTIEUSES

Un homme de 50 ans consulte pour un gonflement de sa paupière supérieure gauche. Les symptômes évoluent depuis 5 jours et un épisode similaire a déjà eu lieu quelques mois auparavant. L'examen montre un nodule inflammatoire sensible localisé sur la face cutanée de la paupière supérieure, non centré par un cil.

☛ Il s'agit d'un chalazion.

☛ Le recours au spécialiste n'est pas nécessaire.

☛ Un prélèvement microbiologique n'est pas utile.

☛ Le traitement antibiotique n'est recommandé qu'en présence d'une surinfection importante.

☛ Le traitement repose sur une hygiène des paupières destinée à les purger du meibum.

Épidémiologie

La blépharite bactérienne est une inflammation chronique des paupières. Elle résulte d'une sécrétion d'un meibum trop épais, entraînant un dysfonctionnement des glandes de Meibomius et responsable d'une irritation locale.

Cette irritation est également aggravée par des surinfections à staphylocoques pathogènes ou par une activation de l'inflammation par les staphylocoques commensaux.

L'usage répété et chronique de pommade antibiotique expose au risque de sélection de bactérie résistante.

Diagnostic

Le diagnostic est posé cliniquement devant des bords palpébraux rouges, une hyperhémie conjonctivale, un larmoiement, des sécrétions surtout présentes le matin à la base des cils et une sensation de gêne.

Le *chalazion* est une obstruction chronique d'une glande palpébrale (glande de Meibomius) responsable d'un nodule inflammatoire, sensible, saillant sur la face conjonctivale ou cutanée des paupières. Il n'est pas systématiquement associé à une infection bactérienne.

L'*orgelet* est l'infection d'une glande sébacée des paupières ; il se présente, contrairement au chalazion, sous la forme d'une pustule centrée par un cil.

Les surinfections possibles sont dues aux staphylocoques.

Traitement

Le traitement repose sur une hygiène des paupières pour favoriser l'évacuation du meibum.

L'antibiothérapie locale n'est utilisée qu'en cas de composante infectieuse importante.

L'antibiothérapie prescrite doit être antistaphylococcique, de préférence en gel ou pommade (acide fusidique, tétracyclines, aminosides).

Il faut éviter de prescrire des fluoroquinolones ou de la rifamycine au long cours en raison du risque de sélection rapide de mutants.

En cas de blépharite persistante à l'antibiothérapie locale, un traitement oral par tétracycline peut être justifié.

Référence

AFSSAPS. Collyres et autres topiques antibiotiques ophtalmologiques. Recommandations. 2004.

29

INFECTIONS NEUROMÉNINGÉES

S. DIAMANTIS

RECOMMANDATIONS GÉNÉRALES

Les recommandations générales pour la prise en charge des méningites bactériennes sont présentées dans le tableau 29-I.

PURPURA FULMINANS

Une jeune femme de 25 ans vient consulter pour une fièvre et une douleur pharyngée évoluant depuis 4 jours. La patiente est très asthénique, a du mal à se déplacer du siège à la table d'examen. L'examen clinique met en évidence une hyperthermie à 39,2 °C, une angine érythémateuse et un teint grisâtre, une pression artérielle à 90/30 mmHg et une tachycardie à 110 batt/min. L'examen neurologique est sans particularité et l'examen des mollets précise la présence d'un purpura ne s'effaçant pas à la vitropression, avec plusieurs éléments de taille supérieure à 3 mm d'aspect nécrotique.

☛ Il s'agit d'une ménigococcémie fulminante ou purpura fulminans.

☛ L'antibiothérapie est immédiatement débutée par une céphalosporine de 3e génération : ceftriaxone : 1-2 g par voie intramusculaire ou céfotaxime : 2 g par voie intraveineuse. À défaut, l'amoxicilline par voie IM ou IV peut être donnée à la dose de 1 g.

☛ La patiente doit être transférée en urgence à l'hôpital en réanimation par le moyen le plus rapide, si possible par un SMUR si le délai d'intervention est inférieur à 20 minutes.

Épidémiologie

Le nombre d'infections invasives à méningocoque est estimé à 1 000 cas par an en France, dont 35 p. 100 de bactériémies et 79 p. 100 de méningites. Le purpura fulminans s'observe chez 40 p. 100 des malades ayant une méningococcémie.

Tableau 29-I. Recommandations générales pour le traitement antibiotique des méningites bactériennes.

	Contexte	*Traitement*
Avant examen direct du LCR – antibiotiques dans l'heure qui suit l'arrivée – si TDM avant la ponction lombaire, faire une hémoculture et débuter les antibiotiques avant la TDM – antibiotiques toujours par voie veineuse et à doses élevées – si pneumocoque ou méningocoque suspectés, associer dexaméthasone (10 mg × 4/j pendant 4 jours) à débuter avant ou pendant la 1re dose d'antibiotique	Purpura : méningocoque	C3G
	Otite, sinusite, antécédent de traumatisme crânien, alcoolisme : pneumocoque	C3G Allergie non de type 1 : C3G presque toujours possible (sous surveillance)
	Âge > 50 ans et immuno-dépression ou rhombencéphalite ou LCR panaché : *Listeria*	C3G + amoxicilline
	Pas de signe d'orientation	C3G
Selon l'examen direct du LCR	Cocci à Gram négatif : méningocoque	C3G (relais amoxicilline si CMI < 0,1 mg/ml), durée totale : 4 jours Prophylaxie de l'entourage
	Cocci à Gram positif : pneumocoque	C3G, puis : – CMI amoxicilline < 0,1 mg/ml : relais amoxicilline CMI amoxicilline ≥ 0,1 mg/ml : poursuite C3G Durée totale : 10 (forme simple) à 14 jours
	Bacille à Gram négatif : *H. influenzæ*, entérobactérie	C3G Durée : 7 jours (*H. influenzæ*) ou 21 jours (entérobactérie)
	Bacille à Gram positif : *Listeria*	Amoxicilline : 21 jours + gentamicine : 7 jours Allergie (type 1 ou non) : triméthoprime-sulfaméthoxazole

Doses adaptées : céfotaxime : 200-300 mg/kg/j en 4 à 6 administrations ; ceftriaxone : 70-100 mg/kg/j en 2 administrations ; amoxicilline : 200 mg/kg/j en 6 administrations ; triméthoprime : 6-8 mg/kg/j + sulfaméthoxazole : 30-40 mg/kg/j en 4 administrations, soit 6-10 amp/j.

Diagnostic

Le purpura initialement pétéchial s'étend rapidement en quelques heures sous forme ecchymotique, puis en placards nécrotiques. Il est le reflet de la coagulation intravasculaire disséminée déclenchée par la bactériémie à méningocoque.

Le tableau est associé à des signes de choc septique nécessitant des manœuvres réanimatoires.

Traitement

La circulaire n° DGS/5C/2006/458 du 23 octobre 2006 précise les modalités immédiates de prise en charge : « En dehors du milieu hospitalier, tout malade présentant des signes infectieux avec à l'examen clinique, pratiqué chez un sujet totalement dénudé, la présence d'un purpura ne s'effaçant pas à la vitropression et comportant au moins un élément nécrotique ou ecchymotique de diamètre supérieur ou égal à trois millimètres, doit immédiatement recevoir une première dose d'un traitement antibiotique approprié aux infections à méningocoques, administrée si possible par voie intraveineuse, sinon par voie intramusculaire, et quel que soit son état hémodynamique. Le malade doit être transféré d'urgence à l'hôpital en privilégiant les établissements dotés d'un service de réanimation adapté à l'âge du malade. L'intervention d'une équipe médicalisée expérimentée (SMUR) est justifiée sous réserve que son délai d'intervention soit inférieur à 20 minutes. Dans les autres cas, le transport sera effectué par le moyen le plus rapide, le médecin ayant au préalable alerté les urgences de l'hôpital de l'arrivée d'un cas suspect de purpura fulminans, afin que son accueil puisse être préparé. »

L'antibiothérapie doit être débutée immédiatement après le diagnostic selon les techniques et les antibiotiques disponibles immédiatement (Tableau 29-II).

L'enquête épidémiologique et la prise en charge des cas contacts est réalisée par la direction des affaires sanitaires et sociales du département concerné selon les recommandations de la circulaire DGS/5C/2006/548 du 23 octobre 2006.

MÉNINGITES BACTÉRIENNES AIGUËS COMMUNAUTAIRES

Vous êtes appelé en urgence à 10 km de votre cabinet au domicile d'une patiente de 82 ans que vous suivez depuis de nombreuses années. La patiente est allongée dans son lit, la femme de ménage qui vous attendait raconte avoir trouvé ce midi Mme E. confuse et désorientée. La patiente est prostrée en chien de fusil, se plaint de céphalées aiguës et d'une polyalgie généralisée. Elle présente un syndrome confusionnel.

L'examen clinique montre une hyperthermie importante à 39,2 °C avec épisode de frissons. La tension artérielle est à 100/30 mmHg chez cette patiente habituellement hypertendue mal contrôlée. L'examen pulmonaire

Tableau 29-II. Traitement antibiotique d'un purpura fulminans.

Indications	*Antibiotiques*	*Voie et posologie*
Première intention	Céfotaxime ou ceftriaxone	2 g IV
Seconde intention	Céfotaxime ou ceftriaxone	2 g IM
À défaut	Amoxicilline	1 g IV ou IM

trouve une légère polypnée sans foyer auscultatoire. L'examen neurologique cote un score de Glasgow à 13, une raideur de nuque, une céphalée. L'examen cutané ne met pas en évidence de signe d'hypoperfusion périphérique, ni de lésions purpuriques.

☛ Il s'agit d'un syndrome méningé fébrile, le diagnostic étiologique le plus probable est celui de méningite aiguë bactérienne à pneumocoque.

☛ Le pronostic dépend de la rapidité de la mise en route du traitement antibiotique.

☛ Une antibiothérapie active sur le pneumocoque doit être débutée au plus vite dans un délai maximal de 3 heures.

☛ Au domicile en urgence sont administrés 2 g de céfotaxime par voie intraveineuse si possible ou, à défaut, 2 g de ceftriaxone en intramusculaire.

☛ Une prise en charge hospitalière en urgence avec transport médicalisé est indispensable afin de réaliser une ponction lombaire. La réalisation de celle-ci ne doit pas retarder le début de l'antibiothérapie.

Épidémiologie

Pour l'année 2007, l'Institut national de veille sanitaire rapporte une incidence des méningites bactériennes aiguës communautaires de 2,35 pour 100 000 habitants.

Les méningites à pneumocoque et les infections invasives à méningocoque septicémiques entraînent le plus de mortalité et de séquelles.

La mortalité en phase aiguë est de 20 p. 100 chez l'adulte et de 10 p. 100 chez l'enfant, avec un taux de séquelle de 30 p. 100 environ.

L'épidémiologie bactérienne des méningites communautaires varie selon l'âge (Tableau 29-III) et le contexte (Tableau 29-IV).

Diagnostic

Le diagnostic doit être évoqué devant certaines situations cliniques :

– syndrome méningé fébrile (céphalée, raideur de nuque, signes de Kernig et Brudzinski) ;

Tableau 29-III. Épidémiologie bactérienne des méningites communautaires selon l'âge.

Âge	*Bactéries*
1-3 mois	Streptocoque B Méningocoque Pneumocoque *Escherichia coli*
3-12 mois	Pneumocoque > méningocoque
1-24 ans	Méningocoque > pneumocoque
> 24 ans	Pneumocoque (40-70 p. 100, augmentant avec l'âge) Méningocoque *Listeria monocytogenes* (5 p. 100) *Hæmophilus influenzæ* (5 p. 100) Streptocoque B (5 p. 100)

Tableau 29-IV. Épidémiologie bactérienne des méningites communautaires selon le contexte.

Contexte	*Bactéries suspectées*
Purpura	Méningocoque
Otite, sinusite, antécédent de traumatisme crânien, alcoolisme	Pneumocoque
Âge > 50 ans et immunodépression ou rhombencéphalite ou LCR panaché	*Listeria*

– hyperthermie et raideur de nuque associées à des céphalées ou à des troubles de la conscience ;

– hyperthermie et purpura ;

– hyperthermie et signes neurologiques de localisation ou convulsions ;

– céphalée fébrile isolée.

La *ponction lombaire* est l'examen incontournable, confirmant le diagnostic et identifiant l'agent responsable. Trois tubes seront prélevés (en dehors des sujets immunodéprimés) pour une analyse cytologique (nombre d'éléments nucléés), biochimique (protéinorachie et glycorachie) et bactériologique : examen direct et culture avec antibiogramme. Une paire d'hémocultures doit être conjointement prélevée.

La ponction lombaire est indispensable au diagnostic de méningite, mais elle ne doit pas retarder le traitement dont la précocité améliore le pronostic. La réalisation d'une tomodensitométrie cérébrale en urgence est motivée par le risque théorique d'engagement cérébral secondaire à la ponction lombaire au cours d'une hypertension intracrânienne. Plusieurs études s'accordent à montrer que ce risque semble tout à fait mineur dans les situations cliniques de méningite bactérienne probable.

Cependant, certaines situations où le tableau clinique est atypique doivent faire réaliser une imagerie cérébrale avant la ponction lombaire :

– signes neurologiques de localisation ;

– troubles de vigilance mesurés par un score de Glasgow inférieur ou égal à 11 ;

– crises épileptiques récentes ou en cours, focales ou généralisées après l'âge de 5 ans, seulement si elles étaient hémicorporelles avant cet âge.

Toutes les situations conduisant à retarder la ponction lombaire imposent de débuter une antibiothérapie probabiliste, même si la réalisation de l'imagerie peut aboutir à la négativation des résultats de la culture du LCR.

Les situations justifiant une antibiothérapie probabiliste débutée avant la ponction lombaire sont :

– un purpura fulminans ;

– une prise en charge hospitalière ne pouvant pas être réalisée dans les 90 minutes ;

– une contre-indication à la réalisation de la ponction lombaire : anomalie connue de l'hémostase, traitement anticoagulant efficace, suspicion clinique d'un trouble majeur de l'hémostase (saignement actif), risque élevé d'engagement cérébral, instabilité hémodynamique.

Une hémoculture sera faite avant le début de l'antibiothérapie, et la ponction lombaire sera réalisée après correction de la contre-indication initiale.

Traitement

Il est débuté en urgence dans les trois heures après le début de la prise en charge.

Le traitement probabiliste tient compte de l'âge et du terrain du patient. Le traitement d'une méningite présumée bactérienne de l'adulte comprend systématiquement une céphalosporine de 3e génération pour son activité contre les germes les plus fréquemment retrouvés (pneumocoque, méningocoque, *Hæmophilus influenzæ*, streptocoque B)

Le traitement sera réévalué après les résultats de l'examen direct, puis en fonction de l'antibiogramme de la bactérie isolée.

Dans l'hypothèse d'une méningite à pneumocoque, une corticothérapie par dexaméthasone (10 mg IV 4 fois par jour pendant 4 jours) doit être initiée juste avant ou en même temps que la première dose d'antibiotique. Si la bactérie isolée n'est pas un pneumocoque, la corticothérapie sera arrêtée.

La durée de traitement est fonction du germe identifié (*voir* Tableau 29-I).

ABCÈS CÉRÉBRAL BACTÉRIEN

Un homme de 56 ans, alcoolotabagique, consulte pour une diminution de la force de son bras gauche apparue il y a 24 heures. L'examen clinique montre un patient fébrile à 38,6 °C, sans frissons, un déficit moteur du membre supérieur gauche et une céphalée diffuse avec épisode de vomissement sans syndrome méningé. L'examen cardiopulmonaire est sans particularité, et l'examen ORL découvre un très mauvais état buccodentaire.

☛ On suspecte un abcès cérébral à porte d'entrée dentaire.

☛ Le patient est adressé dans un service d'urgence hospitalière.

☛ La ponction lombaire est contre-indiquée.

☛ Une imagerie cérébrale avec injection de produit de contraste est réalisée.

☛ Un avis neurochirurgical est demandé en urgence pour la réalisation d'une biopsie stéréotactique à visée microbiologie et évacuatrice.

☛ L'antibiothérapie probabiliste est orientée selon la porte d'entrée suspectée (Tableau 29-V).

☛ L'antibiotique sera choisi selon ses capacités de diffusion cérébrale et la possibilité d'un usage à fortes doses (posologie méningée).

☛ L'antibiothérapie sera ensuite adaptée aux résultats microbiologiques de la biopsie cérébrale pour une durée de 6 à 12 semaines.

☛ La recherche et le traitement de la porte d'entrée sont indispensables.

Tableau 29-V. Antibiothérapie probabiliste de l'abcès cérébral bactérien.

Porte d'entrée	*Bactéries suspectées*	*Antibiothérapie probabiliste*
ORL	*Streptococcus* sp. (aérobie, anaérobie), *Bacteroides fragilis*, *Enterobacteriaceæ*, *Hæmophilus* sp.	C3G + imidazolé
Dentaire	*Streptococcus* sp. (aérobie, anaérobie), *Fusobacterium* sp., *Bacteroides* sp., *Hæmophilus* sp.	Amoxicilline + imidazolé
Pulmonaire	*Actinomyces*, *Nocardia asteroides*, *Streptococcus* sp. (aérobie, anaérobie), *Fusobacterium* sp., *Bacteroides* sp., *Hæmophilus* sp.	C3G + imidazolé
Traumatisme ou post-opératoire	*Staphylococcus aureus*, *Streptococcus* sp., *Clostridium* sp., *Enterobacteriaceæ*, sp.	C3G + fosfomycine + imidazolé
Inconnu		C3G + imidazolé

Doses adaptées : céfotaxime : 200-300 mg/kg/j en 4 à 6 administrations ; ceftriaxone : 70-100 mg/kg/j en 2 administrations ; amoxicilline : 200 mg/kg/j en 6 administrations ; fosfomycine : 200 mg/kg/j en 3 injections.

RÉFÉRENCES

Circulaire DGS/5C n° 2006-458 du 23 octobre 2006 relative à la prophylaxie des infections invasives à méningocoques. Recommandations.

SPILF. Méningites bactériennes aiguës communautaires. Conférence de consensus. 2008.

30

TUBERCULOSE

É. BOUVET

GÉNÉRALITÉS

La tuberculose est une maladie infectieuse due au bacille *Mycobacterium tuberculosis*, contagieuse principalement par voie aérienne et se transmettant de personne à personne. La forme pulmonaire est la plus fréquente (environ 75 p. 100 des cas), mais tous les organes peuvent être touchés. Le traitement est particulièrement long, ce qui rend plus difficile l'observance. La guérison doit être obtenue grâce à un traitement standardisé internationalement, consistant en une association d'antibiotiques durant une période de 6 mois ou plus dans certain cas. La survenue de résistance peut être une conséquence d'un traitement mal ou incomplètement pris. En particulier, les prises successives de monothérapies conduisent à l'émergence de souches résistantes aux produits administrés.

L'*incidence* de la tuberculose diminue régulièrement en France. Cependant, cette diminution est très inhomogène : les personnes les plus défavorisées et celles originaires de zones de forte endémie, telles que l'Afrique subsaharienne, l'Asie et l'Europe de l'Est, représentent les groupes de population les plus à risque. De plus, il existe de fortes disparités régionales, souvent expliquées par les mouvements de migrations dans les régions. Ainsi l'Île-de-France compte-t-elle près de 40 p. 100 des cas nationaux et l'incidence y est-elle 2 fois plus élevée que la France entière.

Le *diagnostic* de tuberculose doit être évoqué chez l'adulte devant la persistance pendant plus de 3 semaines de signes pulmonaires associant une toux sèche ou faiblement productive, une douleur thoracique, puis une hémoptysie et une altération de l'état général (sueurs nocturnes, fièvre, amaigrissement). L'appartenance à un groupe à risque (origine d'un pays de forte endémie, SDF, immunodéprimé) doit faire évoquer la tuberculose et pratiquer une radiographie pulmonaire qui, dans la majorité des cas, apportera des arguments forts pour le diagnostic : atteinte à type d'infiltrats nodulaires de tailles différentes, plus ou moins excavés, prédominant aux sommets et à caractère bilatéral, avec atteinte pleurale et atteinte ganglionnaire médiastinale. Ces aspects sont très spécifiques de la tuberculose et doivent faire rechercher le bacille par l'examen des crachats sur trois prélèvements successifs : examen direct et mise en culture dont la positivité est attendue en milieu liquide en 2 ou 3 semaines.

Cette recherche sera au mieux réalisée en milieu hospitalier.

Le patient doit être isolé pour limiter les risques de transmission à l'entourage et une enquête doit être réalisée auprès de celui-ci pour rechercher des cas secondaires. Cette enquête doit être effectuée par le CLAT (centre de lutte antituberculeux) du département à la notification du cas par le médecin qui en a fait le diagnostic.

TRAITEMENT

Le traitement de la tuberculose diffère selon que l'on traite une tuberculose maladie ou une infection tuberculeuse latente.

Tuberculose maladie

Le traitement de la tuberculose maladie est bien standardisé : il consiste en une quadrithérapie antituberculeuse par isoniazide, rifampicine, pyrazinamide

Tableau 30-I. Traitement antibiotique de la tuberculose maladie.

Produits	*Posologies*	*Toxicité*	*Surveillance*	*Précautions d'emploi*
Isoniazide (6 mois)	4-5 mg/kg	Hépatique Neurologique (neuropathie périphérique)	Transaminases toutes les semaines, puis tous les 15 jours, puis tous les mois si normales	Adjoindre les vitamines B_1 et B_6 pour éviter une neuropathie si risque (alcoolisme, infection par le VIH)
Rifampicine (6 mois)	10 mg/kg	Potentialise la toxicité hépatique de l'isoniazide	Transaminases	Éviter les interactions médicamenteuses (antivitamine K, antiviraux, contraceptifs oraux) Verres de contact
Pyrazinamide (2 mois, phase initiale)	20 mg/kg	Hépatique Hyperuricémie Arthralgies	Uricémie	Surveillance hépatique Ne pas dépasser 2 mois de traitement
Éthambutol (2 mois, phase initiale)	15 mg/kg	Ophtalmologique	Vision des couleurs Champ visuel	
Amikacine	15-25 mg/kg	Rénale Auditive	Créatinine Audition	
Fluoroquinolones – lévofloxacine – moxifloxacine	 500 mg/j 400 mg/j			

et éthambutol (Tableau 30-I) pendant 2 mois, puis en une bithérapie par isoniazide et rifampicine pendant 4 mois (phase de continuation).

Ce traitement est administré en une prise quotidienne, le matin à jeun de préférence.

La durée totale du traitement des formes sensibles est de 6 mois.

La prescription d'une spécialité associant les trois antituberculeux majeurs (isoniazide, rifampicine, pyrazinamide), Rifater®, simplifie la prise du traitement et favorise l'observance. Pendant la phase de continuation de 4 mois, la spécialité qui combine la rifampicine et l'isoniazide, Rifinah®, à la dose de 2 cp/j chez l'adulte est recommandée.

En cas de tuberculose résistante à l'un ou plusieurs des antibiotiques de première ligne, d'autres molécules peuvent être utilisées selon l'antibiogramme. Le choix des molécules qui composent le traitement doit être décidé en milieu spécialisé selon les recommandations du centre national de référence.

Infection tuberculeuse latente

Le traitement de l'infection tuberculeuse latente répond à des critères définis par l'OMS. Il repose sur l'*isoniazide en monothérapie à la dose de 3-5 mg/kg pendant une durée de 9 mois*. Les études internationales ont démontré une meilleure efficacité de 9 mois versus 6 mois, mais l'absence d'avantage de 12 mois versus 9 mois, sauf chez les patients infectés par le VIH pour lesquels la durée de 12 mois reste recommandée.

D'autres schémas sont possibles :

– l'*association isoniazide-rifampicine pendant 3 mois*, dont l'efficacité a été démontrée comme équivalente à celle de l'isoniazide seule pendant 6 mois et dont l'observance est meilleure dans une méta-analyse récente. Ce schéma est préféré en France mais suppose une surveillance hépatique rapprochée, surtout en début de traitement. Elle permet de couvrir les situations où le bacille est résistant à l'isoniazide (plus de 5 p. 100 des souches en France dans les primo-traitements et plus de 10 p. 100 dans les rechutes) ;

– l'*association rifampicine-pyrazinamide*, théoriquement très intéressante, mais qui s'est révélée plus toxique et qui ne doit pas être proposée en première intention ;

– la *rifampicine* seule pendant 4 mois, en particulier pour les souches résistantes à l'isoniazide.

RÉFÉRENCES

HAS. Guide. Affection de longue durée. Janvier 2007.

SPILF/SPLF. La tuberculose en France : comment arrêter l'épidémie actuelle ? Conférence d'experts. 1994

ANTIBIOTHÉRAPIE SELON LES SITUATIONS

31

ANTIBIOTHÉRAPIE CHEZ L'ENFANT

A. BOURRILLON

FIÈVRES AIGUËS DE L'ENFANT

Claire, 1 an, 10 kg, est amenée en consultation chez son médecin traitant pour une fièvre à début brutal à 40 °C. L'examen révèle : un faciès érythrosique et vultueux ; une fréquence respiratoire à 40 /min ; une fréquence à cardiaque 140/min ; un temps de recoloration de 2 secondes ; un examen neurologique normal ; des extrémités chaudes ; un larynx et des tympans congestifs ; un contexte d'épidémie grippale.

☛ Cette fièvre isolée est probablement d'origine virale (contexte épidémique, fièvre isolée, bonne tolérance).

☛ Il faut découvrir l'enfant (ne pas le surcouvrir) et lui proposer fréquemment à boire (biberons supplémentaires).

☛ Du paracétamol (Doliprane®, suspension buvable) lui sera donné systématiquement pendant 48 heures : 1 dose /10 kg toutes les 6 heures.

☛ Si la température ne se réduit pas au-dessous de 40 °C 2 à 3 heures après une prise de paracétamol et que l'enfant apparaît « inconfortable », on peut proposer de façon ciblée, en alternance entre deux prises de paracétamol, une prise d'ibuprofène (Advil® ou Nureflex®), 1 dose/10 kg.

☛ Une telle prise en charge des fièvres aiguës de type viral (les plus fréquentes chez les nourrissons) n'est qu'ambulatoire.

☛ Il convient de noter les signes observés et l'absence de signes de gravité dans le contenu de l'observation clinique de ces enfants.

☛ Des conseils de surveillance pouvant justifier une nouvelle consultation ambulatoire ou une orientation en milieu hospitalier conduisent à évaluer comme signes d'alerte la survenue :

– de troubles de la conscience, de convulsions, de cris de tonalité anormale ne cédant pas dans les bras de la mère ;

– de troubles hémodynamiques (marbrures, extrémités froides) ;

– d'une éruption fébrile, notamment de type purpurique ;
– de signes évocateurs d'une éventuelle infection méningée ou ostéo-articulaire ;
– de doutes sur la difficulté de compréhension et d'application des règles de prescription du traitement prescrit ou la capacité de surveillance par la famille.

☛ En l'absence de signes de sévérité, aucune nouvelle consultation n'est éventuellement nécessaire avant 48 à 72 heures.

Les *recommandations de l'Afssaps et de l'Anaes* (2006) concernant les fièvres aiguës de l'enfant sont les suivantes :
– la méthode de mesure de référence de la température corporelle de l'enfant est le thermomètre électronique par voie rectale ;
– le traitement de la fièvre de l'enfant (et surtout du nourrisson) ne se justifie qu'au-delà d'une température supérieure à 38,5 °C ;
– son but principal est d'assurer le confort de l'enfant ;
– les mesures symptomatiques physiques visent à ne pas « surcouvrir » l'enfant, à aérer la pièce et à faire boire l'enfant le plus souvent possible ;
– le bain 2 °C au-dessous de la température rectale n'est plus justifié ;
– il ne convient de prescrire qu'un seul médicament antipyrétique (paracétamol), aucune étude n'ayant démontré l'intérêt d'une alternance d'une association systématique. Seule une fièvre mal tolérée, malgré un traitement bien conduit et le plus souvent systématique pendant au moins 24 heures, nécessite une réévaluation médicale qui peut, seule, évaluer le bien-fondé de la justification éventuelle de l'antipyrétique prescrit en première intention (paracétamol), voire de l'adjonction en alternance « ciblée » d'un second antipyrétique ;
– il convient enfin de rappeler que les AINS (et l'ibuprofène) ne sont pas indiqués pour le traitement de la fièvre au cours d'une varicelle.

La mère de Thomas, 2 mois, téléphone à son médecin traitant car son petit garçon a une température élevée à 38,5 °C. Il ne termine pas ses biberons mais son comportement reste normal. Ses cris sont normaux et facilement apaisés dans les bras de la mère. Ce petit garçon est par ailleurs né au terme d'une grossesse normale sans problème périnatal.

Celui-ci l'a examiné à deux reprises au cours de ses deux premiers mois de vie et a pu constater que son développement pondéral est normal et ses examens cliniques successifs sont sans anomalie. La mère signale en outre qu'elle est enrhumée, de même que sa fille aînée âgée de 3 ans.

Examiné dans un délai rapide par le médecin traitant, celui-ci regroupe les données suivantes : la température est chiffrée à 38,7 °C ; l'examen clinique est normal hormis quelques troubles hémodynamiques périphériques et des marbrures des extrémités. L'enfant apparaît par ailleurs très irritable.

☛ Un tel contexte exprimé selon les données téléphoniques apparaît rassurant : il est le plus fréquent chez le nourrisson âgé de 6 semaines à 3 mois, d'autant qu'il existe un contexte de pathologie virale d'environnement.

☛ Une consultation médicale est néanmoins nécessaire.

☛ Dans ce cas clinique, une orientation hospitalière est souhaitable chez cet enfant âgé de moins de 3 mois chez lequel quelques signes de haut risque bactérien peuvent être identifiés : inconsolabilité, irritabilité, troubles hémodynamiques.

☛ Les autres critères de haut risque bactérien sont : les troubles de la vigilance et/ou du tonus ; les troubles du comportement avec diminution de la réactivité (difficultés d'alimentation) ; les signes de détresse respiratoire ou de déshydratation ; des manifestations évocatrices d'algies susceptibles de laisser craindre une atteinte ostéo-articulaire.

☛ En consultation hospitalière seront prescrits des examens non spécifiques (NFS et plaquettes, CRP et, selon les possibilités, procalcitonine) et spécifiques à la recherche d'une cause bactérienne (hémoculture, ECBU).

☛ Éventuellement, pour certains de façon systématique, pour d'autres selon les signes d'appel, seront réalisés une radiographie du thorax (si polypnée) et un examen du liquide céphalorachidien (si anomalies à l'examen neurologique).

☛ Des structures d'accueil aux urgences hospitalières (lits de surveillance de courte durée) permettent le plus souvent la réalisation de ces examens et, si leurs résultats s'avèrent normaux et les données cliniques normalisées, un retour rapide au domicile peut être programmé.

Une fièvre isolée chez un enfant âgé de moins de 3 mois peut révéler aussi bien une infection virale (la plus fréquente et sans gravité) qu'une bactériémie (2 à 5 p. 100 selon l'âge et les études), nécessitant alors un traitement urgent.

Les nourrissons âgés de 1 à 3 mois répondant aux critères cliniques de *haut risque d'infection bactérienne* (troubles de la vigilance et/ou du tonus, troubles du comportement, inconsolabilité, difficultés à l'alimentation), avec des anomalies hémodynamiques (tachycardie), des anomalies de coloration (pâleur, cyanose, marbrures), des signes de détresse respiratoire, une distension abdominale, des douleurs à la mobilisation ou un purpura, justifient une hospitalisation pour effectuer les examens suivants : NFS, CRP, procalcitonine (anormale > 0,5 µg/l), hémoculture, ECBU et, selon les signes ou symptômes associés, radiographie du thorax et ponction lombaire.

Les nourrissons âgés de plus de 6 semaines répondant aux critères de *bas risque clinique* (virose environnementale, absence de tous signes de haut risque) peuvent, si les capacités de lien avec la famille sont maintenus, ne bénéficier que d'un traitement symptomatique ambulatoire, la famille étant informée des signes d'alerte (*voir* critères de haut risque, plus haut).

Tout nouveau-né fébrile doit être hospitalisé.

INFECTIONS DES VOIES AÉRIENNES SUPÉRIEURES HAUTES

Guillaume, 11 mois, 10 kg, est gardé en crèche au cours de la journée. Il est examiné en consultation car, depuis la veille, il est grognon et subfébrile (37,8 °C). L'examen révèle une température à 38,5 °C, une toux, une rhinite (mucopurulente), l'absence de signes de détresse respiratoire, des bruits transmis à l'auscultation pulmonaire, des tympans congestifs sans rétention.

☛ Il s'agit d'une rhinopharyngite aiguë non compliquée.

☛ La rhinopharyngite aiguë concerne le plus souvent les enfants. Elle est d'origine virale et guérit spontanément en 7 à 10 jours.

☛ Le caractère puriforme de la rhinorrhée et/ou la co-existence d'une fièvre (modérée) n'impliquent pas une étiologie bactérienne.

☛ L'antibiothérapie par voie générale (comme locale) n'est pas recommandée. Elle ne réduit pas la durée des symptômes, ni ne prévient la survenue de complications.

☛ Le traitement est préconisé est la désobstruction rhinopharyngée au sérum physiologique et le paracétamol (Doliprane®) division 10 si la température est supérieure à 38,5 °C, à renouveler toutes les 6 heures.

Marc, 10 ans, revient de colonie de vacances. Il a une fièvre à 39,5 °C et se plaint d'une gêne à la déglutition. À l'examen est observée une hypertrophie amygdalienne érythémateuse et inflammatoire. Il n'y a aucune autre anomalie.

☛ C'est une angine aiguë.

☛ La positivité du test de diagnostic rapide du streptocoque A conduit à une prescription antibiotique.

☛ Le traitement court actuellement recommandé (Afssaps) est l'amoxicilline (50 mg/kg/j en 2 prises pendant 6 jours) ou le cefpodoxime proxétil (8 mg/kg en 2 prises pendant 5 jours) ou le céfuroxime axétil (30 mg/kg/j en 2 prises pendant 4 jours).

Environ 5 millions d'angines aiguës sont décrites annuellement chez l'enfant en France. Deux tiers sont d'origine virale et un tiers d'origine bactérienne, ces dernières étant liées avant tout au streptocoque β-hémolytique du groupe A (SGA).

L'approche diagnostique clinique n'est que probabiliste. Typiquement et de façon probabiliste :

– une *angine virale* s'accompagne d'une fièvre peu élevée, avec une obstruction nasale, des amygdales érythémateuses peu tuméfiées, parfois vésiculaires, une conjonctivite et des adénopathies multiples ;

– une *angine bactérienne* s'accompagne d'une fièvre élevée (> 39 °C), parfois accompagnée de vomissements ; les amygdales sont érythématopultacées. Il peut exister des adénopathies sous-maxillaires sensibles associées.

En fait, les scores diagnostiques prédictifs étiologiques sont le plus souvent mis en défaut. Seul le test de diagnostic rapide du streptocoque (TDR) permet, s'il est positif, un traitement immédiatement argumenté de l'angine aiguë de l'enfant. Il repose sur des techniques immunologiques. Sa spécificité est de 95 p. 100 et sa sensibilité de 90 à 97 p. 100.

La positivité du TDR du streptocoque A suffit à affirmer le diagnostic d'angine à SGA.

Notons qu'il est inutile de prélever un TDR en fin de traitement ou de pratiquer un TDR dans l'entourage des patients atteints.

Un test de diagnostic rapide positif justifie l'antibiothérapie ; négatif, celle-ci est inutile (sauf en cas de facteurs de risque de rhumatisme articulaire aigu, d'angines récidivantes ou de région d'endémie).

Les *arguments en faveur du traitement antibiotique des angines aiguës* ne sont pas tant, dans les pays développés, la prophylaxie du rhumatisme articulaire aigu, la réduction de la durée des signes cliniques et des risques de suppuration locorégionale que la réduction de la durée du portage du streptocoque A et des risques de contamination par cette bactérie par l'entourage.

Le *traitement antibiotique* repose actuellement avant tout sur l'amoxicilline.

Les traitements par des macrolides (josamycine, 50 mg/kg/j en 2 prises pendant 5 jours), voire par la clarithromycine (15 mg/kg en 2 prises pendant 5 jours) ou l'azithromycine (20 mg/kg en 1 prise pendant 3 jours) ne sont plus les traitements de première intention des angines de l'enfant compte tenu de la persistance actuelle d'un certain niveau de résistance du streptocoque A aux macrolides.

La prévalence de la *résistance du streptocoque A aux macrolides* conduit encore à préciser les conditions de leurs indications dans le traitement de l'angine aiguë de l'enfant (allergies vraies aux β-lactamines, en fait très rares). Il convient de recourir alors à un prélèvement de gorge avant leur prescription avec antibiogramme.

OTITES DE L'ENFANT

Vous examinez la jeune Élise, 1 an, 10 kg, qui a une fièvre à 40 °C depuis le matin. Elle a été algique au cours de la nuit et a réveillé ses parents à plusieurs reprises par ses cris.

Vous connaissez bien cette enfant que vous avez vaccinée par un vaccin pentavalent et le vaccin antipneumococcique conjugué aux âges de 2 et 4 mois. Elle est gardée en crèche. Elle a eu trois épisodes de rhinopharyngite traités de façon symptomatique sans aucune antibiothérapie. La mère lui a donné avant votre consultation une dose poids/kg (10) de paracétamol (Doliprane®) qui a fait chuter la température à 39 °C.

À l'examen, l'enfant a un faciès vultueux, une fréquence respiratoire à 40/min, une fréquence cardiaque à 120/min. Il n'y a aucune anomalie de l'examen neurologique. L'examen otoscopique retrouve une congestion tympanique bilatérale et une opacité rétrotympanique gauche.

Vous avez porté le diagnostic d'otite moyenne aiguë purulente gauche. Après 48 à 72 heures de traitement par l'amoxicilline-acide clavulanique, l'enfant reste fébrile, algique et a eu, au cours des trois dernières heures, trois selles molles. L'examen otoscopique est inchangé.

☛ Les principales bactéries en cause dans les otites moyennes aiguës purulentes de l'enfant sont *Streptococcus pneumoniæ*, *Hæmophilus influenzæ* et *Branhamella catarrhalis*.

☛ Le tableau clinique de cette enfant pouvait orienter, mais sans aucune spécificité, vers une origine pneumococcique (otite hyperthermique, hyperalgique).

☛ L'antibiothérapie recommandée (recommandations de l'Afssaps, octobre 2005) est, compte tenu de l'épidémiologie bactérienne actuelle des otites moyennes aiguës chez l'enfant l'amoxicilline-acide clavulanique (80 mg/kg d'amoxicilline) ou le cefpodoxime proxétil (Orelox®, 1 division poids 2 fois par jour) ou le céfuroxime axétil (Zinnat®, 1 division poids 2 fois par jour). Dans les trois cas, cette prescription doit être assurée pour une durée de 7 à 10 jours.

☛ Au traitement antibiotique est associé le traitement symptomatique de la fièvre : paracétamol (Doliprane® ou Efferalgan®) division 10 toutes les 6 heures, ne pas surcouvrir et donner fréquemment à boire.

☛ Au terme de 48 à 72 heures du traitement choisi par l'amoxicilline + acide clavulanique, les otalgies et la fièvre persistent.

☛ L'examen otoscopique est inchangé.

☛ Le diagnostic est celui d'échec de traitement d'une otite moyenne aiguë par l'un des antibiotiques recommandés.

☛ À l'origine de cet échec :

– l'éventualité d'un pneumocoque résistant était devenue moins probable compte tenu de la vaccination correcte de l'enfant par le Prevenar® et de l'absence de notion de multiples antibiothérapies antérieures ;

– une paracentèse est souhaitable ;

– l'éventualité d'un *Hæmophilus influenzæ* résistant aux β-lactamines est possible. Cette résistance peut être liée à deux mécanismes : la production de β-lactamases (la prescription d'amoxicilline-acide clavulanique aurait dû être efficace) ; plus probablement, la modification de la cible des β-lactamines par diminution de l'affinité des phospholipides.

☛ Dès lors, le cefpodoxime proxétil (si l'amoxicilline-acide clavulanique [Augmentin®] était le premier traitement proposé) est un « pari acceptable ».

☛ Le retour à une prescription d'amoxicilline à fortes doses (150 mg/kg/j en 3 prises) reste discuté.

☛ La Rocéphine® (ceftriaxone injectable, 50 mg/kg/j en 1 prise) serait le traitement optimal mais ne se justifierait qu'en cas de troubles digestifs sévères et d'intolérance complète à la prise orale d'un antibiotique.

Le diagnostic d'otite moyenne aiguë purulente est clinique. Il repose sur l'association de signes fonctionnels (otalgies et ses équivalents, irritabilité, pleurs, insomnie) et généraux (fièvre), d'installation récente, et de signes otoscopiques évocateurs (inflammation, congestion) avec un épanchement rétrotympanique extériorisé (otorrhée) ou non extériorisé (opacité, effacement des reliefs normaux ou bombement).

Le traitement antibiotique initial est probabiliste et repose actuellement avant tout sur l'association amoxicilline-acide clavulanique.

La résistance du pneumocoque a diminué depuis la pratique de la vaccination antipneumococcique et la réduction des prescriptions antibiotiques.

Hæmophilus influenzæ est devenu le pathogène dominant des échecs de l'antibiothérapie chez les enfants vaccinés ; il est résistant pour certaines souches à l'amoxicilline-acide clavulanique. Le choix de l'antibiothérapie de recours et notamment de l'amoxicilline à fortes doses (150 mg/kg/j) est actuellement discuté. La situation reste fluctuante (émergence au cours de l'échec des traitements des otites moyennes aiguës, notamment du pneumocoque 19A).

La généralisation prochaine, dans le cadre d'une politique vaccinale rapidement étendue, du vaccin antipneumococcique conjugué à 13 valences est susceptible de conduire à des modifications épidémiologiques pouvant modifier dans l'avenir le traitement des échecs des otites moyennes aiguës purulentes de l'enfant.

La généralisation des vaccins antipneumococciques conjugués, à 10 puis 13 valences, pourrait conduire à modifier l'épidémiologie initiale et des échecs des otites moyennes aiguës purulentes de l'enfant.

PNEUMONIES ET PLEUROPNEUMOPATHIES DE L'ENFANT

Pierre, 3 ans et demi, 15 kg, a un écoulement nasal clair depuis 24 heures. Il n'y a aucune notion de contage viral (de type grippal). L'examen précise l'existence d'une fièvre à début brutal à 40 °C (mais il a bien dormi la nuit précédente), un faciès vultueux, une toux sèche mais non émétisante (il parvient à absorber repas et boissons), une fréquence respiratoire à 50/min, sans signe de lutte, l'absence de cyanose. À l'auscultation pulmonaire, des râles crépitants sont perçus à la base droite, il n'y a pas de sibilants.

☛ Le diagnostic clinique est en faveur d'une pneumonie aiguë (polypnée et râles crépitants associés à une fièvre élevée).

☛ La radiographie de thorax de face est le seul examen d'imagerie à pouvoir affirmer le diagnostic de pneumonie.

☛ Les examens complémentaires à demander sont la NFS, la CRP et une hémoculture (pour l'identification éventuelle d'un pneumocoque).

☛ Les signes de gravité à rechercher (absents dans ce cas clinique) sont une fréquence respiratoire supérieure à 60/min, une cyanose, des irrégularités respiratoires, un essoufflement à la prise des repas ou boissons et un sommeil perturbé.

☛ Le traitement ambulatoire (en l'absence de signes de gravité) fait appel à l'amoxicilline per os (80 à 100 mg/kg/j en 3 prises pendant 10 jours) et aux antipyrétiques (paracétamol, dose 15 [poids], 4 fois par jour) jusqu'à l'apyrexie.

☛ Les éléments de surveillance sont la température (l'apyrexie est habituellement obtenue en moins de 48 heures s'il s'agit d'une pneumonie à pneumocoque), la fréquence respiratoire, la qualité du sommeil et l'aptitude à la prise des repas et boissons.

L'*étiologie* des pneumonies est sensiblement différente avant et après l'âge de 3 ans :

– avant l'âge de 3 ans : les virus et les pneumocoques prédominent ;

– après l'âge de 3 ans, le pneumocoque et *Mycoplasma pneumoniæ* sont les agents infectieux les plus redoutés.

Avant l'âge de 3 ans, le choix initial dans les formes bien tolérées est, en première intention, l'amoxicilline en 3 prises : 80 mg/kg/24 h chez le grand enfant et 100 mg/kg/24 h chez les enfants les plus jeunes (nourrissons).

Les concentrations tissulaires d'amoxicilline à ces posologies, même administrées par voie orale, sont suffisantes vis-à-vis de *S. pneumoniæ* de sensibilité diminuée (CMI ≤ 2 mg/l).

Cette seconde observation est identique à celle de Pierre, précédemment décrite, mais dans ce cas, au terme de 72 heures d'un traitement par l'amoxicilline per os la fièvre persiste à 39 °C et la polypnée se majore à 60/min. L'enfant tousse et se plaint de douleurs latérothoraciques gauches entraînant l'insomnie.

☛ La permanence ou l'aggravation de la fièvre au terme de 48 à 72 heures d'un traitement antibiotique adapté d'une pneumonie à pneumocoques font discuter avant tout une pneumonie à mycoplasme, mais aussi une pleuropneumopathie.

☛ L'examen complémentaire de choix est à nouveau la radiographie pulmonaire. La NFS, la CRP, la procalcitonine si disponible, et surtout l'hémoculture sont des examens d'appoint pour le suivi du contrôle infectieux. L'hémoculture doit être renouvelée.

☛ Une radiographie pulmonaire inchangée au terme de 72 heures d'un traitement par l'amoxicilline à doses adaptées et bien acceptées par l'enfant élimine le diagnostic de pneumonie bactérienne à pneumocoque. L'hypothèse est alors celle d'une pneumonie à *Mycoplasma pneumoniæ*. Cette hypothèse conduit à substituer à l'amoxicilline un traitement par des macrolides. La durée minimale de ce traitement est alors de 15 jours (pour la josamycine). Le traitement peut demeurer ambulatoire.

☛ La suspicion d'un épanchement pleural radiologique conduit à une orientation hospitalière. L'épanchement est précisé par une échographie pleurale et permet une ponction de celui-ci si le diamètre de l'image échographique est supérieur à 1 cm.

☛ L'analyse du liquide pleural met en évidence de nombreux leucocytes avec une prédominance de polynucléaires. Elle permet d'identifier, le plus fréquemment dès l'examen direct, des cocci à Gram positif en diplocoques et en chaînettes qui, après culture, se confirmeront être *Streptococcus pneumoniæ* dont le sérogroupe pourra être précisé.

Le *diagnostic de pneumonie* doit être évoqué chez l'enfant devant une fièvre élevée, une polypnée et une toux souvent différée avec, à l'examen, des anomalies auscultatoires inconstantes (râles crépitants ou sous-crépitants). Il est confirmé par la radiographie du thorax de face.

Les *signes de gravité* sont la polypnée (> 60/min), les signes de lutte, la cyanose, les troubles de la conscience et l'essoufflement à la prise des biberons ou des repas.

Les examens biologiques (NFS, CRP) ne sont pas spécifiques de l'étiologie infectieuse et leurs résultats n'apportent aucune certitude.

Quel que soit l'âge, le risque infectieux le plus important est lié à *Streptoccocus pneumoniæ*.

En l'*absence de signes de gravité*, avant l'âge de 3 ans, l'amoxicilline per os à la posologie de 80-100 mg/kg/j en 3 prises par jour est recommandée en première intention. Après l'âge de 3 ans, le choix est ouvert selon les signes d'orientation clinique entre l'amoxicilline per os aux mêmes doses ou les macrolides (si le contexte est évocateur d'une bactérie atypique), mais le choix de l'amoxicilline per os reste privilégié en première intention, les macrolides (josamycine, 50 mg/kg/j en 2 prises) étant substitués en cas d'échec (48 à 72 heures).

En cas de *signes de sévérité*, les céphalosporines de 3ᵉ génération injectables sont recommandées. La durée du traitement est de 10 jours pour la pneumonie à pneumocoque) (β-lactamines) et d'au moins 14 jours pour *Mycoplasma pneumoniæ* (josamycine).

L'échec thérapeutique du traitement antibiotique présumé adapté d'une pneumonie à pneumocoque au terme de 48 à 72 heures par une β-lactamine orale conduit à :

– vérifier la bonne observance thérapeutique ;
– éliminer une complication (pleurale) ;
– évoquer, si l'image radiologique est inchangée, le diagnostic de pneumonie à mycoplasme, voire d'infection virale avec fièvre prolongée.

L'*antibiothérapie* des pleuropneumopathies de l'enfant vise à couvrir les principaux germes, avant tout le pneumocoque, mais aussi *Staphylococcus aureus* ou *Streptococcus* sp. (streptocoque A).

L'éradication bactérienne du liquide pleural est souvent difficile.

Les facteurs prédictifs d'efficacité de l'antibiothérapie reposent sur les paramètres pharmacologiques (temps au-dessus de la CMI) adaptés pour *S. pneumoniæ* (> 80 p. 100) et l'association β-lactamines-vancomycine est alors recommandée.

INFECTIONS URINAIRES

Charlotte, 2 mois et demi, a depuis le matin une fièvre à 39 °C et des troubles vasomoteurs périphériques. Elle n'a pas terminé les deux biberons qui lui ont été donnés depuis le réveil et semble algique au décours de la prise de ceux-ci.

☛ Toute fièvre élevée, même isolée, chez un enfant (notamment s'il est âgé de moins de 3 mois) doit faire évoquer le diagnostic de pyélonéphrite aiguë.

☛ La bandelette urinaire n'a pas, à cet âge, valeur de dépistage.

☛ L'examen cytobactériologique des urines est le seul nécessaire.

☛ L'orientation doit être hospitalière pour assurer au mieux les techniques de prélèvements d'urines, permettre d'autres examens complémentaires et débuter le traitement antibiotique présomptif (selon l'épidémiologie) ou confirmé (selon les résultats de l'ECBU et des cultures) administré par voie parentérale.

Pauline, 6 mois, a depuis la veille une fièvre à début brutal à 39 °C et quelques troubles hémodynamiques périphériques. Elle est vaguement algique à la palpation abdominale. Il n'existe aucun contage de type viral, ni aucun signe clinique évocateur d'atteintes des voies aériennes supérieures ou inférieures.

La prise des biberons s'effectue correctement et n'entraîne pas de vomissements. Les selles sont normales. La palpation abdominale semble entraîner les cris. L'examen des tympans est normal. La bandelette urinaire met en évidence une leucocyturie et des nitrites, et l'examen cytobactériologique des urines retrouve 5×10^5 leucocytes/ml et des bacilles à Gram négatif à l'examen direct.

☛ Le diagnostic est celui de pyélonéphrite aiguë du nourrisson : leucocyturie à 10^5/ml et bactériurie à confirmer par les résultats de la culture s'il y a plus de 10^5 UFC/ml d'un même germe (*E. coli*).

☛ Les examens complémentaires associés sont si possible :

– avant tout une hémoculture, mais aussi la CRP, voire une procalcitonine ;

– rapidement, une échographie rénale à la recherche du retentissement pyélocaliciel d'un reflux vésico-urétéral ;

– faisant actuellement de discussion, une cystographie rétrograde si l'échographie rénale est normale.

☛ L'orientation hospitalière est encore souhaitable à cet âge pour une antibiothérapie initialement parentérale.

☛ La surveillance est essentiellement thermique.

Déborah, 10 ans, est conduite en consultation pour des douleurs abdominales apparues depuis 24 heures. Sa température est à 38 °C. Elle a, dans ses antécédents, une tendance à la constipation. Elle a eu un épisode de pyélonéphrite aiguë à l'âge de 1 an (échographie rénale normale) et a eu, au cours des trois dernières années, plusieurs épisodes de « troubles urinaires » identiques à l'épisode actuel.

☛ Le diagnostic présumé est celui de cystite aiguë.

☛ La bandelette urinaire est la technique de dépistage (leucocytes + nitrites) qui conduira à la pratique d'un ECBU si elle est positive sur ces deux paramètres.

☛ L'ECBU confirme le diagnostic si les leucocytes sont supérieurs à 10^5/ml et les bactéries supérieures à 10^5 UFC/ml.

☛ En l'absence d'uropathie, une antibiothérapie par voie orale peut être prescrite en ambulatoire, en préférant le céfixime (Oroken®) ou le triméthoprime-sulfaméthoxazole (Bactrim®) et en réévaluant, s'il y a lieu, ce choix selon les résultats de l'antibiogramme.

☛ Le traitement est prescrit pour une durée de 3 à 5 jours.

☛ Aucun autre examen complémentaire n'est nécessaire dans ce contexte actuel.

Clinique

La symptomatologie d'appel d'une pyélonéphrite aiguë n'est pas spécifique chez le nourrisson : les signes urinaires ou vésico-urétéraux sont absents, et les signes rénaux non spécifiques.

Diagnostic

Les *techniques de prélèvement* des urines sont souvent difficiles à cet âge. Les plus utilisées en pratique ambulatoire (mais souvent les moins fiables) sont variables selon l'âge :

– pour les nourrissons (< 3 mois) : poche à urines après toilette préalable, mais risques élevés de contamination locale. Le temps de pose est limité à 30 minutes. Cette technique est utile pour le dépistage ;

– chez le grand enfant (ou parfois le nourrisson selon l'habileté et l'aptitude à la technique) : prélèvement en milieu de jet per mictionnel.

Les techniques les plus fiables, mais aussi les plus « agressives » sont la ponction sus-pubienne (*gold standard* aux États-Unis) et le cathétérisme vésical par voie endo-urétérale.

Les examens urinaires utiles sont :

– la *bandelette urinaire*. C'est un test de dépistage et non de diagnostic, il est facilement exécuté dans un cabinet de médecine libérale, avec une lecture à 2 minutes. L'identification correspond à la positivité associée leucocytes et nitrites. Son intérêt est sa valeur prédictive négative (97 p. 100), si l'on considère à la fois la négativité pour les deux tests. Sa négativité au-delà de l'âge de 3 mois rend inutile le recours à un ECBU ;

– l'*ECBU*. La leucocyturie doit être supérieure à 10^4/ml (urines centrifugées homogénéisées). Son absence élimine le diagnostic sauf chez le nouveau-né, si l'infection date de moins de 24 heures ou en cas d'urines fraîches diluées ou fréquemment émises (jeune nourrisson) ;

– la *bactériurie*. La coloration de Gram oriente le plus souvent, dès l'examen direct, le traitement antibiotique initial. À la culture, la bactériurie est positive pour un seuil supérieur à 10^5 UFC/ml et s'il y a un seul germe usuel. Elle permet en outre la réalisation d'un antibiogramme.

Prise en charge

Hospitalière ou ambulatoire ?

La réponse dépend des objectifs et des capacités de réalisation du traitement d'une pyélonéphrite aiguë du jeune enfant.

Objectifs. Le traitement antibiotique vise à :

– contrôler le processus infectieux : bactériémie (dont les facteurs prédictifs ne sont pas tant l'élévation de la CRP que surtout celle de la procalcitonine) et signes d'infection rénale (rapidité de la réduction des signes cliniques [thermiques]) ;

– éviter les séquelles rénales (cicatrices rénales) ;

– assurer une bonne observance thérapeutique initiale optimale, d'autant que des troubles digestifs sont fréquemment associés ;

– réduire les séquelles parenchymateuses.

Moyens disponibles. Le *traitement parentéral initial* est la meilleure garantie d'une réponse à ces objectifs. Il permet de contrôler la bactériémie et ces complications, optimise l'observance thérapeutique et réduit les séquelles parenchymateuses par la rapidité de l'efficacité du contrôle infectieux.

Le traitement parentéral initial est toujours justifié avant l'âge de 1 mois (taux le plus élevé de bactériémies positives) (antibiothérapie de type infection néonatale : céphalosporines de 3e génération injectables et aminosides). Il est également indispensable entre les âges de 1 et 3 mois et assuré le plus souvent en milieu hospitalier. Il demeure indiqué chez les enfants plus âgés au cours d'une période initiale de 48 à 72 heures, le temps d'évaluer l'évolution clinique et d'obtenir les résultats des cultures urinaires, des antibiogrammes et des hémocultures.

Le *traitement antibiotique probabiliste proposé en première inten*tion est lié à l'épidémiologie bactérienne des infections urinaires de l'enfant : *E. coli* (82 p. 100) et *Proteus* (11 p. 100).

La sensibilité d'*E. coli* aux antibiotiques est la suivante :

– céphalosporines de 3e génération injectables : 99 p. 100 (céphalosporines de 3e génération orales, céfixime : 83 p. 100) ;
– gentamicine : 97 p. 100 ;
– triméthoprime-sulfaméthoxazole : 80 p. 100 ;
– amoxicilline-acide clavulanique : 68 p. 100 ;
– amoxicilline : 50 p. 100.

L'indication de l'antibiothérapie doit actuellement être aussi évaluée selon des paramètres pharmacocinétiques et surtout pharmacodynamiques (PK/PD = taux au-dessus de la CMI > 40 p. 100), excluant une antibiothérapie par l'amoxicilline ou l'amoxicilline-acide clavulanique (même si le germe est sensible à ces antibiotiques) (taux au-dessus de la CMI > 20 p. 100) au profit des céphalosporines de 3e génération injectables, ceftriaxone (ambulatoire) ou céfotaxime (administration hospitalière), puis orales en relais (céfixime [Oroken®]).

Ainsi seules deux familles d'antibiotiques doivent-elles être utilisées pour le traitement des pyélonéphrites aiguës du nourrisson et de l'enfant : les céphalosporines de 3e génération parentérales et les aminosides

Parmi les céphalosporines orales, seul le céfixime peut être retenu. Parmi les céphalosporines injectables, la ceftriaxone IV ou IM pour les enfants hospitalisés et surtout ambulatoires est recommandée à la dose de 50 mg/kg/j, sans dépasser la dose adulte de 1 g/j, et le céfotaxime IV (enfants hospitalisés) peuvent être prescrits (100 mg/kg/j en 3 à 4 injections).

Parmi les aminosides, seule la gentamicine est privilégiée compte tenu de son activité sur les entérocoques.

Ces traitements sont prescrits par voie parentérale pendant 2 à 4 jours et relayés par une antibiothérapie par voie orale préférentiellement par céfixime (Oroken®) (8 mg/kg/j en 2 prises) en fonction des résultats de l'antibiogramme. La durée totale du traitement est de 10 à 14 jours.

L'hospitalisation est recommandée chez tous les enfants âgés de moins de 3 mois et chez tout enfant ayant des signes cliniques d'infection sévère. Les autres enfants peuvent bénéficier du même traitement en ambulatoire.

Dans tous les cas, une surveillance et une réévaluation au terme de 48 à 72 heures de traitement s'impose pour contrôler la régression des signes infectieux (fièvre) et vérifier la sensibilité du germe au traitement initial et au traitement de relais.

L'ECBU de contrôle est inutile en cours de traitement (48 heures) comme au terme de celui-ci. Dans la majorité des cas, il ne reste utile qu'en cas de mauvaise réponse clinique (persistance de la fièvre ou bactéries isolées résistantes au traitement initial).

Le *traitement antibiotique utilisé pour la cystite aiguë* est le triméthoprime-sulfaméthoxazole (30 mg/j de sulfaméthoxazole et 6 mg/kg/j de triméthoprime en 2 prises quotidiennes, pour les enfants âgés de plus de 1 mois) ou le céfixime (8 mg/kg/j en 2 prises quotidiennes, après l'âge de 3 ans). La durée du traitement est de 3 à 5 jours.

L'*antibioprophylaxie des infections urinaires récidivantes de l'enfant* a deux objectifs :

– réduire la fréquence des épisodes infectieux urinaires ;

– prévenir les lésions rénales induites par des épisodes récidivants de pyélonéphrite aiguë.

Il n'existe aucun consensus sur l'intérêt de la durée d'une telle antibioprophylaxie.

Les deux antibiotiques proposés sont :

– le triméthoprime-sulfaméthoxazole (1-2 mg/kg/j de triméthoprime et 5-10 mg/kg/j de sulfaméthoxazole) ;

– la nitrofurantoïne (1-2 mg/kg/j en 1 prise quotidienne, le matin chez l'enfant âgé de moins de 2 ans, le soir pour les enfants plus âgés).

La durée du traitement est proposée pendant une durée continue de plusieurs mois jusqu'à ce qu'une nouvelle stratégie thérapeutique ait démontré son intérêt.

MÉNINGITES PURULENTES DE L'ENFANT

Pierre, 1 an, 10 kg, est examiné à votre consultation pour une fièvre à 39 °C, des pleurs difficilement consolables et des cris geignards intermittents. Vous aviez déjà examiné cet enfant il y a 48 heures pour une fièvre à 38 °C. Il avait alors une rhinorrhée claire et vous aviez porté le diagnostic de rhinopharyngite virale et prescrit un traitement symptomatique de la fièvre par le paracétamol (15 mg/kg/j) toutes les 6 heures.

Votre présomption diagnostique vous a conduit à diriger l'enfant vers un service d'urgences hospitalières pédiatriques. L'examen du liquide céphalorachidien pratiqué met en évidence 120 éléments avec 75 p. 100 de polynucléaires, une protéinorachie à 0,50 g/l, une glycorachie à 1,80 mmol/l et de nombreux cocci à Gram positif à l'examen direct.

Les parents vous interrogeront, à l'occasion de l'examen programmé de l'enfant à son retour au domicile, pour savoir si un traitement antibiotique proposé dès le premier jour aurait pu éviter la pathologie observée et si le vaccin antipneumococcique Prevenar® que vous aviez pratiqué à cet enfant aux 2ᵉ et 4ᵉ mois auraient pu éviter la survenue de cette méningite purulente.

☛ Le diagnostic clinique de méningite purulente doit être suspecté chez un nourrisson grognon, geignard, ayant des cris à la mobilisation, une agitation non calmée dans les bras de sa mère et une somnolence inhabituelle, un refus du biberon, parfois des convulsions fébriles (ce qui n'est pas le cas dans cette observation).

☛ Les signes d'examen qui permettent d'argumenter l'hypothèse clinique sont :

– une tension de la fontanelle antérieure (celle-ci doit être normalement fermée chez cet enfant âgé de 1 an) ;

– une hypotonie de la nuque ou une hypertonie (ou hypotonie) axiale ;

– des signes neurologiques éventuels de localisation.

Il convient, en outre, de toujours rechercher des signes associés d'atteintes des voies aériennes supérieures et notamment une otite moyenne aiguë purulente.

☛ Les *signes d'urgence et de gravité* sont :

– neurologiques : troubles de la conscience durables, convulsions ou coma ;

– hémodynamiques : tachycardie, augmentation du temps de recoloration cutanée, extrémités froides, réduction de la diurèse ;

– cutanés : purpura.

☛ La confirmation du diagnostic est apportée par les résultats de l'examen du *liquide céphalorachidien* : aspect macroscopique purulent, nombre d'éléments > 10 mm^3, protéinorachie > 0,40 g/l, rapport glucose/LCR/sang < 0,40.

☛ Dans cette observation, l'examen direct du LCR met en évidence des cocci à Gram positif, permettant de porter le diagnostic de méningite purulente à pneumocoque. Cet examen direct est positif dans près de 90 p. 100 des cas chez les nourrissons atteints de méningites purulentes à pneumocoques, ce qui traduit un taux de bactéries dans le LCR situé entre 10^5 et 10^7/ml. S'il met en évidence un diplocoque à Gram négatif (près de trois quarts des cas après l'âge de 1 an), il s'agit alors d'un méningocoque. Dans tous les cas, la culture doit être systématique.

☛ Les *autres examens* utiles à pratiquer en consultation urgente hospitalière sont :

– à titre d'orientation vers une étiologie bactérienne (si l'examen du LCR est négatif) : non pas tant la NFS (hyperleucocytose et polynucléaires) que la CRP dans le sang (si élevée), la procalcitonine sérique (si élevée) (valeur discriminante entre 1 et 2 ng/ml) ;

– surtout l'hémoculture et parfois les antigènes solubles (pneumocoque) (Binax®) (LCR, sérum ou urines en cas de culture négative).

☛ L'examen d'imagerie n'est nécessaire que si une complication neurologique immédiate (déficit neurologique focalisé ou coma) est redoutée. L'IRM, dans la mesure du possible, est alors préférable à la TDM cérébrale.

☛ Les *antibiotiques prescrits* (selon les recommandations de la conférence de consensus de 2008) sont :

– pour les cocci à Gram positif : le céfotaxime à fortes doses (300 mg/kg/24 h en 4 injections) ou la ceftriaxone (100 mg/kg, 2 doses) et la vancomycine (recommandation pédiatrique) (60 mg/kg/24 h) (méningite à pneumocoque) ;

– pour les cocci à Gram négatif (méningocoque) : une céphalosporine de 3e génération en monothérapie (céfotaxime, 200 mg/kg/j en 4 fois, ou ceftriaxone, 100 mg/kg/j en une perfusion de 60 min).

☛ Les arguments en faveur de cette association antibiotique sont la rapidité de la bactéricidie dans le LCR en cas de pneumocoque résistant, avec une réponse optimale à des critères d'efficacité (quotient inhibiteur = concentration dans le LCR/CMB ≥ 10) pour des posologies élevées de céphalosporines de 3e génération injectables et une réduction de la CMI permise par l'association de vancomycine.

• La *surveillance immédiate* sera double :

– surveillance du syndrome infectieux : retour à l'apyrexie ;

– surveillance des troubles neurologiques : conscience et examen neurologiques successifs.

L'examen du LCR sera systématique au terme de 36 à 48 heures dans le cadre d'une méningite à pneumocoque.

☛ La surveillance ultérieure consistera en des examens neurologiques répétés et en l'évaluation du développement psychomoteur.

☛ Une surveillance auditive s'impose, notamment par les études des potentiels évoqués auditifs, 15 jours après le début de la méningite puis selon des séquences trimestrielles, au moins pendant la première année.

☛ L'évaluation du *développement des fonctions cognitives* est également indispensable au cours des premières années (jusqu'à l'âge de 6 ans).

☛ Dans le cas d'une méningite à pneumocoque, il n'existe aucune attitude prophylactique à adopter auprès des sujets contacts.

☛ L'attitude du médecin traitant avait été parfaitement adaptée en ne proposant pas d'antibiotiques devant un tableau de rhinopharyngite aiguë. Il convient d'informer en outre les parents que tous les sérotypes de pneumocoque ne sont pas contenus dans le Prevenar®.

La quasi-disparition des infections à *Listeria* et la place importante des pneumocoques de sensibilité diminuée, et ce, dès l'âge de 1 mois, justifient l'abandon de l'amoxicilline dans le traitement des méningites du nourrisson et de l'enfant.

Le recours à une bithérapie (céfotaxime ou ceftriaxone) et vancomycine (ou rifampicine) est indispensable lorsque l'examen direct du LCR confirme ou suggère une méningite à cocci à Gram positif.

Une monothérapie par céfotaxime ou ceftriaxone est suffisante en cas d'infection à méningocoque ou à *Hæmophilus influenzæ* b.

INFECTIONS CUTANÉES PÉDIATRIQUES

Le jeune Grégoire, âgé de 18 mois, présente des lésions localisées d'impétigo au niveau du visage, sans aucun caractère extensif.

☛ Les données épidémiologiques sont variables et mettent en première ligne *S. aureus* (70 p. 100), puis le streptocoque β-hémolytique du groupe A (30 p. 100).

☛ En fait, les streptocoques du groupe A semblent avoir actuellement une place prépondérante. Peu de germes anaérobies ont été décrits chez l'enfant, à la différence de l'adulte, comme responsables d'impétigo.

☛ Le *traitement* prescrit dépend de l'étendue des lésions. Dans tous les cas, il comprend des soins à l'eau et au savon : « le savonnage "décolle" les bactéries ; le rinçage les élimine ».

☛ Une *antibiothérapie locale* suffit devant des lésions d'impétigo localisées : surface cutanée inférieure à 2 p. 100 (une paume de la main), moins de cinq sites lésionnels et absence d'extension rapide. La mupirocine (Mupiderm®), dans les formes cutanées, est active in vitro sur les staphylocoques et les streptocoques du groupe A (application 3 fois par jour pendant 7 jours). L'acide fusidique (Fucidine®) peut aussi être prescrit, mais son activité est médiocre sur les streptocoques du groupe A.

☛ En cas de lésions bulleuses, étendues (surface cutanée > 5 p. 100 de la surface corporelle), nombreuses (> 5 à 10 lésions actives) ou rapidement extensives, une antibiothérapie générale est indiquée.

☛ L'évaluation des mauvais paramètres pharmacocinétiques vis-à-vis des streptocoques A des antibiotiques oraux tels que l'oxacilline [Bristopen®]) conduit à l'indication actuelle d'une antibiothérapie par voie générale par l'amoxicilline-acide clavulanique, voire la pristinamycine.

Il est important de bien connaître l'évolution épidémiologique des résistances du streptocoque du groupe A aux macrolides et de *S. aureus* à la méticilline.

Il faut recourir facilement à un prélèvement bactériologique cutané (éventuellement par streptotest) et dans tous les cas dans les formes sévères.

Cindy, 15 mois, a une fièvre à 39,7 °C avec des frissons, des lésions inflammatoires étendues et douloureuses encerclant plusieurs éléments d'une varicelle « active ». Elle est somnolente, sa fréquence cardiaque est à 160/min, la pression artérielle est à 60/40 mmHg et le temps de recoloration cutané est de 3 secondes.

☛ Le diagnostic retenu est celui de dermo-hypodermite (complication cutanée bactérienne à streptocoque A d'une varicelle).

☛ Le traitement nécessite une orientation hospitalière.

☛ Il repose sur les céphalosporines de 3e génération injectables et la clindamycine, associées à un remplissage vasculaire (si signes cliniques de choc hypovolémique).

☛ L'antibiothérapie est adaptée à la bactérie supposée responsable (*S. pyogenes* plus fréquent que *S. aureus*).

☛ L'objectif est de contrôler rapidement les phénomènes infectieux observés et les risques de la dissémination hématogène.

☛ La pénicilline a un effet inoculum.

☛ Aucune souche de streptocoque A n'est résistante à cette antibiothérapie.

☛ La clindamycine associée n'a pas d'effet inoculum ; elle a un effet sur les bactéries en phase stationnaire ; elle diminue la synthèse des protéines, la synthèse de TNF-α et la synthèse de la protéine M (phagocytose) ; elle a, en outre, un effet post-antibiotique prolongé.

Le tableau 31-I résume les indications et modalités de prescription de l'antibiothérapie au cours des infections les plus fréquentes du jeune enfant.

Tableau 31-I. Antibiothérapie ambulatoire au cours des infections les plus fréquentes du jeune enfant.

Pathologies	*DCI*	*Posologie*	*Présentation habituelle (spécificité pédiatrique)*	*Durée de traitement*
Infections des voies respiratoires hautes				
Angine à streptocoque β-hémolytique du groupe A				
– TDR +	Amoxicilline	< 30 mois : 50-100 mg/kg en 2 prises > 30 mois : 50 mg/kg en 2 prises	PSB en sachets doses (125, 250 mg) ou en flacon à 125, 250, 500 mg (avec cuillère mesure graduée)	6 jours
– après prélèvement de gorge pour antibiogramme si contre-indication aux β-lactamines	Josamycine	50 mg/kg en 2 prises	GSB 125, 250, 500 mg (seringue graduée/poids)	5 jours
	Azithromycine (> 3 ans)	20 mg/kg/j en 1 prise	PSB 40 mg/ml D/P (seringue graduée/poids)	3 jours
	Clarithromycine (> 3 mois)	15 mg/kg/j en 1 prise	GSB 25, 50 mg/ml D/P (seringue graduée/poids)	5 jours
Otite moyenne aiguë purulente	Amoxicilline-acide clavulanique	80 mg/kg/j d'amoxicilline en 3 prises	PSB nourrissons/enfant (seringue graduée)	< 2 ans : 8-10 jours > 2 ans : 5 jours
	Cefpodoxime proxétil	8 mg/kg/j en 2 prises	GSB 40 mg/5 ml D/P (cuillère mesure graduée)	
	Céfuroxime axétil	30 mg/kg/j en 2 prises	GSB 125 mg/5 ml D/P (seringue graduée)	
Infections des voies respiratoires basses				
Bronchiolite aiguë – uniquement si > 38,5 °C pendant plus de 3 jours – otite moyenne aiguë associée – atélectasie	Amoxicilline-acide clavulanique	80 mg/kg d'amoxicilline en 3 prises	PSB nourrissons/enfant 100, 250, 500 mg (sachet dose et flacon) D/P (seringue graduée)	8-10 jours
Pneumonie aiguë (auscultation sans signe de gravité)				
– < 3 ans	Amoxicilline	100 mg/kg/j en 3 prises	PSB 125, 250, 500 mg D/P (sachet dose et flacon) (cuillère mesure graduée)	10 jours
– 3-5 ans				
– a) si pneumocoque redouté	Amoxicilline	80 mg/kg/j en 3 prises	PSB 125, 250, 500 mg D/P (sachet et flacon)	15 jours-3 semaines
– b) si mycoplasme suspecté	Josamycine	50 mg/kg/j en 2 prises	PSB 125, 250, 500 mg D/P (seringue graduée)	15 jours-3 semaines

Tableau 31-I. Antibiothérapie ambulatoire au cours des infections les plus fréquentes du jeune enfant. *(suite)*

Pathologies	*DCI*	*Posologie*	*Présentation habituelle (spécificité pédiatrique)*	*Durée de traitement*
Pyélonéphrite aiguë				
Traitement initial	Ceftriaxone	50 mg/kg/j en 1 injection	1 g/10 ml IV/IM	2-4 jour } 10 jours
Relais	Céfixime	8 mg/kg en 2 prises	PSB D/P (seringue graduée)	6 jours } 10 jours
Cystite aiguë	Triméthoprime Sulfaméthoxazole, *ou*	30 mg/kg/j 6 mg/kg/j	PSB D/P	3-5 jours
	Céfixime (> 6 mois)	8 mg/kg/j en 2 prises	PSB D/P (seringue graduée) Nourrisson 40 mg/5 ml Enfant 150 mg/5 ml	3-5 jours
Diarrhée à shigelles	Azithromycine	12 mg/kg le 1er jour 6 mg/kg les jours suivants	PSB D/P (seringue graduée)	5 jours
Infection cutanée : impétigo (si indication d'antibiotiques)	Amoxicilline-acide clavulanique	80 mg/kg/j d'amoxicilline en 3 prises	PSB nourrisson/enfant 100, 200, 500 mg D/P (seringue graduée)	5-10 jours

D/P : dose/poids (pipette graduée en kg) ; GSB : granulés pour suspension buvable ; PSB : poudre pour suspension buvable.

RÉFÉRENCES

AFSSAPS. Antibiothérapie par voie générale en pratique courante dans les infections respiratoires hautes de l'adulte et de l'enfant. Recommandations. 2005.

AFSSAPS. Infections urinaires bactériennes communautaires : nourrisson et enfant. Argumentaire. 2007.

AFSSAPS. Prise en charge de la fièvre chez l'enfant. 2004.

ANAES. Diagnostic et traitement des infections bactériennes précoces du nouveau-né. Recommandations. 2002.

32

PARTICULARITÉS DE LA PRISE EN CHARGE DES INFECTIONS CHEZ LE SUJET ÂGÉ

Ch. BONNAL et B. BAUNE

Les personnes âgées constituent une population caractérisée par une grande hétérogénéité. On distingue trois groupes d'individus : les sujets vigoureux, les sujets fragiles et les sujets dépendants. Le *syndrome de fragilité* est défini par une perte des réserves adaptatives due au vieillissement et aux maladies chroniques. Les marqueurs de fragilité sont la chute, l'incontinence et le syndrome confusionnel. Les sujets âgés vivant en institution sont majoritairement des personnes âgées fragiles qui sont souvent atteintes de pathologies chroniques multiples (polypathologie), dépendantes physiquement pour les gestes de la vie quotidienne et, de plus en plus souvent, atteintes de troubles psycho-comportementaux. La pathologie infectieuse est fréquente chez ces patients. Les raisons de la plus grande susceptibilité des personnes âgées aux infections sont complexes et probablement multifactorielles (vieillissement des organes et des fonctions, pathologies associées).

Les infections les plus fréquemment retrouvées sont, par ordre de décroissance, les infections urinaires, les infections respiratoires, les infections de la peau et des tissus mous, les infections du site opératoire (uniquement pour les soins de suite et de réadaptation), les autres infections représentant chacune moins de 5 p. 100.

Une autre caractéristique de ces sujets âgés est le nombre relativement important de porteurs de bactéries multirésistantes (BMR).

Dans ce chapitre, nous n'aborderons que les infections urinaires et pulmonaires qui présentent des spécificités pour le sujet âgé. Pour les autres infections, la prise en charge des infections est identique à celle des adultes jeunes, avec quelques restrictions concernant les interactions médicamenteuses, les effets secondaires et les modes d'administration qui, eux, sont abordés dans ce chapitre.

PHYSIOPATHOLOGIE DES INFECTIONS DU SUJET ÂGÉ

Le vieillissement du système immunitaire concerne essentiellement l'immunité cellulaire avec une diminution de la prolifération des lymphocytes T et une altération fonctionnelle par diminution de la production des cytokines. Ces modifications s'accompagnent d'une altération qualitative de la réponse humorale (synthèse d'anticorps moins spécifiques et augmentation de la production d'auto-anticorps, altération de la phagocytose, réduction de la réponse inflammatoire).

D'autres facteurs augmentent également la susceptibilité des personnes âgées aux infections. Il s'agit :

– des modifications physiologiques : achlorhydrie gastrique permettant la pullulation microbienne, réduction de l'efficacité des barrières cutanéomuqueuses ;
– la polypathologie : diabète, cancer, artériopathie, troubles de la déglutition, sondage vésical à demeure, présence d'escarres ;
– la polymédication ;
– la présence de matériel étranger : prothèses articulaires, prothèses valvulaires, sondes de stimulation cardiaque ;
– la modification de l'écologie microbienne, plus particulièrement pour les personnes institutionnalisées.

DIFFICULTÉS DIAGNOSTIQUES

Le tableau clinique est souvent trompeur ou aspécifique. La fièvre est absente ou modérée, l'infection se présente sous forme d'une asthénie isolée, d'une anorexie, d'un amaigrissement, d'un syndrome confusionnel, d'une perte brutale d'autonomie, de l'apparition ou de l'aggravation d'une incontinence, d'une chute.

Par ailleurs, l'interrogatoire du patient est parfois complexe : les sujets âgés présentent souvent des troubles cognitifs ou neurosensoriels qui influencent la qualité des réponses. Les co-morbidités et la co-existence de complications telles que la confusion, la dénutrition, la déshydratation ou les maladies thrombo-emboliques compliquent également le diagnostic.

La prise en charge infectieuse sera également associée à la prise en charge des pathologies associées : réhydratation, évacuation d'un fécalome, mise en place d'une sonde urinaire, soins buccodentaires, soins locaux, etc., qui participeront à la qualité du traitement de l'infection.

MODIFICATIONS PHARMACOCINÉTIQUES

Elles concernent l'absorption, le volume de distribution, le métabolisme et l'élimination du médicament. Une diminution de l'absorption digestive des antibiotiques est souvent évoquée, mais il existe peu de données fiables pour le confirmer. Le vieillissement gastrique ou la diminution des enzymes protéolytiques salivaires, gastriques, biliaires ou pancréatiques pourraient avoir un rôle. Les modifications de répartition des masses maigre, grasse et de l'eau font que le volume de distribution des médicaments est modifié et plutôt dans le sens de l'augmentation. En raison de la fréquence de la dénutrition chez le sujet âgé, la fixation aux protéines plasmatiques est également susceptible d'être modifiée, avec une répercussion sur les interactions médicamenteuses. La plupart des antibiotiques ont une élimination rénale. La fonction rénale est le plus souvent altérée chez le sujet âgé et doit donc être prise en compte lors de la prescription des antibiotiques. La créatinine, reflétant également la masse musculaire, est un paramètre peu fiable de la fonction rénale. Il est donc nécessaire de calculer la clairance de la créatinine ou de l'estimer par la formule de Cockroft et Gault : Clcr (ml/min) = (140 – âge [années] × poids [kg] × A)/créatinine (µmol/l), A = 1,23 pour les hommes et 1,04 pour les femmes. Cependant, la clairance calculée sous-estime la fonction rénale des sujets de plus de 80 ans. Les antibiotiques à marge thérapeutique étroite doivent faire l'objet d'une adaptation de posologie et d'une surveillance étroite.

Les *effets secondaires* sont plus fréquents et plus graves chez le sujet âgé, sans que l'on puisse déterminer le rôle propre du vieillissement dans cette caractéristique. Les effets secondaires concernent toutes les classes thérapeutiques. Les plus fréquents semblent être anodins (troubles gastro-intestinaux), mais ils peuvent, chez des sujets déjà dénutris, en phase d'hypercatabolisme, participer à une accélération de la dégradation de l'état général. L'insuffisance rénale par l'utilisation de molécules néphrotoxiques (glycopeptides, aminosides) et les hémorragies dues aux interactions médicamenteuses sont les effets secondaires les plus graves. Les interactions médicamenteuses sont d'autant plus fréquentes que les personnes âgées sont souvent polymédiquées. La règle la plus simple en cas de nouvelle prescription est de vérifier les effets secondaires et les interactions médicamenteuses les plus fréquents et de modifier le choix thérapeutique si nécessaire.

Le problème particulier à cette population de l'*observance du traitement* se pose également. Il conditionne souvent le choix de la voie d'administration. Plus de la moitié des patients à domicile auraient une mauvaise observance des thérapeutiques orales. Le niveau de dépendance, la polymédication, les troubles des fonctions cognitives, les effets secondaires, les déficiences sensorielles et les problèmes de dextérité participent à cette mauvaise observance. Il faut donc respecter les règles suivantes : privilégier les schémas thérapeutiques simples, rédiger des instructions claires et faire participer un tiers à domicile. En cas de risque élevé de mauvaise observance, le recours à la voie sous-cutanée ou intramusculaire, voire intraveineuse pourra être décidé.

INFECTIONS RESPIRATOIRES BASSES

Vous êtes appelé par la maison de retraite pour l'un de vos patients de 85 ans, que vous suivez pour une démence. Depuis le matin, le patient est endormi, il est subfébrile avec une température à 37,9 °C et ne présente par ailleurs pas de point d'appel infectieux évident. Ce patient a reçu il y a deux jours des proches qui l'ont aidé à prendre son repas.

Vous vous rendez auprès du patient et vous le trouvez au lit, il répond avec difficulté lorsque vous lui parlez. L'examen clinique est normal en dehors de légers râles crépitants de la base droite. Ce patient n'a pas de sonde urinaire, ni de lésions cutanées chroniques. Il a un mauvais état buccodentaire et présente des troubles connus de la déglutition.

☛ Il s'agit probablement d'une pneumopathie de déglutition chez un patient qui présente des troubles de la déglutition associés à l'évolution de sa démence. Le mauvais état buccodentaire est un facteur favorisant. Le fait que la famille a aidé le patient à manger est également un facteur favorisant dans la mesure où ces personnes n'ont pas reçu une formation spécifique pour aider ce patient à s'alimenter.

☛ Le seul moyen d'affirmer le diagnostic de pneumonie est de demander une radiologie pulmonaire, de préférence debout si le patient peut se lever. L'apparition des images peut être décalée par rapport aux signes cliniques. Les lésions pulmonaires siègent surtout à la base droite et sont volontiers récidivantes.

☛ Ce bilan peut être complété par une numération-formule sanguine, le dosage de la CRP et un bilan biochimique avec un ionogramme complet pour évaluer la fonction rénale et une éventuelle déshydratation associée à l'infection.

☛ L'examen cytobactériologique des crachats n'est pas nécessaire car il sera peu contributif. Le prélèvement est souvent difficile chez ces patients en l'absence d'aide par une kinésithérapie respiratoire.

☛ Il est nécessaire d'instaurer une antibiothérapie dans ce cas. Cette antibiothérapie doit être efficace sur les bacilles à Gram négatif de type entérobactéries et sur les bactéries anaérobies.

☛ Deux antibiothérapies sont possibles : l'association amoxicilline-acide clavulanique à la dose de 1 g 3 fois par jour, de préférence sous forme injectable les premiers jours si l'on n'est pas certain que le patient prendra bien le traitement per os, à adapter à la fonction rénale si nécessaire, ou l'association ceftriaxone IV/IM/SC à la dose de 1 g/j et métronidazole à la dose de 500 mg 3 fois par jour (IV ou per os).

☛ La durée totale du traitement sera de 10 à 14 jours.

Elles regroupent les pneumonies, les bronchites aiguës et les surinfections des bronchites chroniques. La fréquence des pneumonies communautaires des patients âgés de plus de 70 ans est 50 fois supérieure à celle des 15-19 ans. Il s'agit de la deuxième cause d'infection nosocomiale chez le sujet âgé. Les infections respiratoires représentent également la première cause de décès d'origine infectieuse dans cette population.

Les facteurs favorisants sont l'altération des défenses des voies aériennes supérieures, le tabagisme, la dénutrition, les troubles de la déglutition, le reflux gastro-œsophagien, les bronchopneumopathies chroniques obstructives, le mauvais état buccodentaire, le portage de bacilles à Gram négatif dans l'oropharynx, la diminution de l'efficacité de la toux, l'usage des hypnotiques et l'altération des fonctions cognitives.

Diagnostic

Le diagnostic est essentiellement clinique, mais il peut être difficile chez le sujet âgé de distinguer les pneumonies des bronchites. Les signes retrouvés peuvent être ceux du sujet jeune, tels que la fièvre parfois modérée ou absente dans un tiers des cas, l'expectoration et la dyspnée qui manquent dans un cas sur deux, mais également des signes peu ou pas spécifiques traduisant une décompensation fonctionnelle (aggravation d'une démence, état de somnolence...) ou se présenter sous la forme de signes cardiorespiratoires.

À l'auscultation pulmonaire, des râles, des rhonchi ou des crépitants sont perçus dans plus de 80 p. 100 des cas. Leur caractère localisé est un bon signe en faveur d'une infection pulmonaire.

La radiologie pulmonaire est indispensable dans la mesure où la distinction entre pneumonie et bronchite est difficile au stade initial de l'infection. La radiographie permet de poser le diagnostic de pneumonie en objectivant des images d'atteinte parenchymateuse. Cependant, sa réalisation n'est pas toujours aisée (patient présentant une scoliose, alité, non coopératif) et son interprétation parfois difficile. La recherche de l'apparition d'un nouveau foyer peut nécessiter la comparaison de la radiographie avec des images antérieures.

Examens biologiques

Deux examens biologiques peuvent aider au diagnostic : la numération-formule sanguine et le dosage de la CRP. Une polynucléose à polynucléaires neutrophiles et une forte élévation de la CRP sont en faveur d'une infection bactérienne.

La mesure de la saturation en oxygène par un capteur digital est recommandée.

La pratique d'un examen cytobactériologique des crachats (ECBC) manque de spécificité chez le sujet âgé car les patients sont souvent incapables de produire une expectoration satisfaisant les critères cytologiques de qualité. La fréquente colonisation de l'oropharynx par les bacilles à Gram négatif rend également l'interprétation de l'ECBC difficile. Le seul examen microbiologique qui peut être utile est la recherche dans les urines d'antigènes pneumococciques ou de *Legionella pneumophila* sérotype 1.

Micro-organismes responsables

Les micro-organismes responsables sont essentiellement *Streptococcus pneumoniæ* (plus de 50 p. 100 des cas documentés), suivi par *Hæmophilus influenzæ* et autres bacilles à Gram négatif, *Staphylococcus aureus* (souvent résistant à la méticilline) et *Legionella* sp., mais également les virus (grippe, virus respiratoire syncytial). Le rôle des bactéries intracellulaires (*Mycoplasma pneumoniæ*, *Chlamydia pneumoniæ*) est indéterminé dans cette population. Chez les personnes institutionnalisées, *Pseudomonas æruginosa* est également impliqué.

En période d'épidémies hivernales, l'origine virale des infections est fréquente et l'intérêt d'une antibiothérapie probabiliste doit alors être considéré.

Prise en charge (Tableau 32-I)

Le choix du mode de prise en charge de la pneumopathie est orienté par les facteurs de risque du patient et les signes de gravité retrouvés au moment de l'épisode.

Tableau 32-I. Traitement antibiotique des infections des voies respiratoires basses chez la personne âgée.

	Premier choix	*Alternative*
Patient sans signe de gravité ni facteur de risque	Amoxicilline : 1 g × 3/j per os	Spiramycine : 6-9 MUI/j en 2 à 3 prises per os ou 4,5 MUI/j en 3 injections IV
Patient présentant un facteur de risque *ou* un critère de gravité	Amoxicilline-acide clavulanique : 1 g × 3/j per os	Ceftriaxone : 1 g/j IM/IV/SC
Patient présentant un facteur de risque *et* un critère de gravité	Ceftriaxone : 1 g/j IM/IV/SC + spiramycine ou lévofloxacine : 500 mg/j	
Suspicion d'inhalation	Amoxicilline-acide clavulanique : 1 g × 3/j IV/PO	Ceftriaxone : 1 g/j IM/IV/SC + métronidazole IV/PO

Les céphalosporines de 3e génération orales sont à éviter dans la pneumopathie du sujet âgé.
La durée du traitement est de 10 à 14 jours.

Ainsi :

– patient ne présentant aucun facteur de risque ou de gravité : traitement ambulatoire par une pénicilline A ou un macrolide ;

– patient présentant un facteur de risque ou un critère de gravité : hospitalisation et traitement par l'amoxicilline-acide clavulanique ou une céphalosporine de 3e génération ;

– même patient plus un signe de gravité : céphalosporine de 3e génération associée à une fluoroquinolone ou à un macrolide : hospitalisation en service de soins aigus.

Les *facteurs de risque* sont la vie en communauté, des antécédents de néoplasie, une pathologie hépatique, une insuffisance cardiaque, un accident vasculaire cérébral ou une pathologie rénale.

Les *critères de gravité* sont les troubles de la conscience, une fréquence respiratoire supérieure à 30/min, une pression artérielle systolique inférieure à 90 mmHg, une température supérieure à 40 °C ou inférieure à 35 °C, une fréquence cardiaque supérieure à 125/min, un pH sanguin inférieur à 7,35, une concentration d'urée supérieure à 0,3 g/l, une natrémie inférieure à 130 mmol/l, une glycémie supérieure à 2,5 g/l, un hématocrite inférieur à 30 p. 100, une PaO_2 inférieure à 60 mmHg et un épanchement pleural.

Le traitement de la bronchite aiguë de l'adulte sain ne requiert pas d'antibiotiques. Il n'y a pas d'arguments pour adopter une attitude différente chez le sujet âgé. Cependant, en cas de doute diagnostique, toute infection respiratoire basse du sujet âgé doit être considérée comme une pneumonie probable et traitée.

La prophylaxie des infections respiratoires bactériennes passe – outre les mesures d'hygiène de bon sens – par les vaccinations antigrippale et antipneumococcique, la prise en charge des infections virales et le traitement des foyers infectieux dentaires.

INFECTION URINAIRE

Une patiente de 83 ans revient à domicile après la pose d'une prothèse totale de hanche (PTH) sur une fracture survenue suite à une chute à domicile. Elle présente une insuffisance cardiaque modérée. En post-opératoire, un ECBU avait été réalisé, au moment du désondage. Son résultat est le suivant : leucocytes 10^5/ml, germes 10^6/ml, absence d'hématies, quelques cellules épithéliales, culture positive à E. coli. *L'antibiogramme réalisé sur* E. coli *est le suivant : ampicilline S, ticarcilline S, amoxicilline-acide clavulanique S, céfalotine S, céfotaxime S, gentamicine S, triméthoprime-sulfaméthoxazole S, péfloxacine R, ciprofloxacine R, nitrofurantoïne S.*

La patiente ne présente aucun signe clinique et elle vous demande si vous pensez qu'il est nécessaire qu'elle prenne un antibiotique au vu des résultats de l'ECBU.

☛ Il s'agit d'une bactériurie asymptomatique. Il n'y a donc pas lieu de donner des antibiotiques dans ce cas. La pose récente d'une prothèse totale de hanche ne change en rien l'attitude thérapeutique. Vous pouvez éventuellement lui conseiller de bien s'hydrater.

Huit jours plus tard, la patiente revient consulter car elle a des brûlures mictionnelles et des mictions impérieuses. Elle dit ne pas avoir de fièvre.

☛ Il s'agit probablement d'une cystite, les signes cliniques étant évocateurs.

☛ Vous pouvez prescrire un nouvel ECBU pour confirmer qu'il s'agit bien d'une infection et qu'elle est bien due au germe isolé précédemment.

☛ Si les symptômes sont bien supportés, vous pouvez attendre le résultat de l'ECBU pour prescrire une antibiothérapie d'emblée adaptée.

☛ Sinon, vous pouvez vous fonder sur les résultats du précédent ECBU. Dans ce cas, vous pouvez recommander un traitement de 7 jours par la nitrofurantoïne si votre patiente a une clairance de la créatinine supérieure à 50 ml/min ou un traitement par l'amoxicilline 1 g 3 fois par jour pendant 5 jours car la patiente entre dans le cadre d'une cystite compliquée (sujet âgé avec comorbidité), à adapter à la fonction rénale si nécessaire.

☛ Une réévaluation de l'antibiothérapie sera nécessaire lorsque vous aurez récupéré le résultat de l'ECBU.

☛ Un contrôle par un nouvel ECBU en fin de traitement n'est pas indiqué si les signes cliniques ont disparu.

C'est la première cause d'infection nosocomiale et la deuxième cause d'infection communautaire chez le sujet âgé. Les facteurs favorisants sont les troubles neurologiques, le diabète, l'incontinence, l'alitement, le sondage urinaire, les médicaments, l'atrophie des muqueuses génitales chez la femme et l'hypertrophie prostatique chez l'homme.

Manifestations cliniques

Les manifestations cliniques peuvent être identiques à celles de l'adulte jeune : pollakiurie, dysurie, brûlures mictionnelles, tension sus-pubienne, urgence mictionnelle pour la cystite, accompagnée d'une fièvre, d'une douleur lombaire et d'un syndrome inflammatoire pour la pyélonéphrite.

Cependant, la symptomatologie classique peut aussi être remplacée par des signes peu ou pas spécifiques : aggravation ou apparition d'une incontinence, d'une perte de l'appétit, d'une somnolence ou d'une désorientation non expliquée par ailleurs.

Examens biologiques

Les bactériuries asymptomatiques sont également fréquentes : il s'agit de la présence de bactéries dans les urines associée à une leucocyturie, sans aucun signe clinique. D'autre part, la présence d'un syndrome infectieux et d'une bactériurie ne signifie pas obligatoirement un sepsis urinaire.

Les ECBU souillés représentent jusqu'à 30 p. 100 des analyses en gériatrie. Ils correspondent à une leucocyturie sans germe ou à une flore plurimicrobienne. La qualité du recueil des urines conditionne l'interprétation du résultat de l'ECBU. Chez les sujets âgés, ce recueil est souvent délicat, soit parce qu'ils ne peuvent le faire seuls, soit parce que la présence d'une incontinence ne permet pas aux urines de se concentrer suffisamment.

Micro-organismes responsables

Les germes isolés des urines sont principalement des entérobactéries avec, dans la majorité des cas, *E. coli*. Les infections des sujets institutionnalisés peuvent également être dues à *Klebsiella* sp., *Enterobacter* sp., *Serratia* sp. et, plus rarement, à *P. æruginosa*, principalement sur sonde urinaire.

Indications du traitement antibiotique

Les bactériuries asymptomatiques ne doivent pas donner lieu à un traitement antibiotique en dehors des indications suivantes : avant une chirurgie propre (orthopédique, vasculaire, cardiaque), avant une chirurgie de l'appareil urinaire (résection transurétrale de prostate, intervention sur la vessie), avant une exploration de l'appareil urinaire (cystoscopie) chez le patient neutropénique.

Les définitions des infections urinaires de la femme jeune sans facteur de risque s'appliquent aux femmes de plus de 65 ans sans co-morbidité et ne seront donc pas abordées (*voir* Chapitre 21).

En revanche, l'infection urinaire, dès lors qu'elle survient chez une patiente présentant des co-morbidités, est dite compliquée et regroupe les cystites compliquées et les pyélonéphrites compliquées. Pour l'homme de plus de 65 ans, l'infection urinaire doit toujours faire évoquer la prostatite. Les traitements antibiotiques seront donc ceux recommandés dans ces indications.

Le choix de l'antibiothérapie (Tableau 32-II) doit être guidé par un antibiogramme du germe identifié, lorsqu'il a été possible de réaliser un prélèvement et d'en attendre le résultat. Le plus souvent le choix est empirique par défaut d'identification microbiologique ou par nécessité de débuter un traitement

Tableau 32-II. Traitement antibiotique des infections urinaires chez la personne âgée.

	Molécule	*Posologie*	*Voie d'administration*	*Durée du traitement*
Cystites compliquées	Ofloxacine	200 mg × 2/j	Per os	5 jours
	Sulfaméthoxazole-triméthoprime	800 mg × 2 à 3/j	Per os	5 jours
	Sur documentation de l'ECBU :			
	– amoxicilline	1 g × 3/j	Per os	5 jours
	– nitrofurantoïne	50 mg × 3/j	Per os, au moment des repas	7 jours
Pyélonéphrite compliquée	En probabiliste :			
	– ceftriaxone	1 g/j	IV, IM, SC	10-14 jours
	– ofloxacine	200 × 2/j	IV	10 jours
	– lévofloxacine	500 mg/j	IV	10 jours
	Si signes de gravité, gentamicine	3 mg/kg	IV, IM	1 injection unique

rapidement. La connaissance de l'épidémiologie microbienne est donc indispensable et varie en fonction du site infecté.

RECOMMANDATIONS GÉNÉRALES CHEZ LE SUJET ÂGÉ (Tableaux 32-III à 32-VII)

Les recommandations générales à respecter lors de la prescription d'antibiotiques chez le sujet âgé sont :

– de vérifier que tous les prélèvements éthiquement raisonnables et possibles ont été réalisés en vue d'un diagnostic microbiologique ;

– de débuter rapidement une antibiothérapie probabiliste devant une forme potentiellement sévère, mais aussi d'évaluer son efficacité, de la modifier ou de l'arrêter si nécessaire ;

– d'adapter le choix des antibiotiques à l'évolution de l'écologie microbienne dans cette population ;

– d'utiliser avec précaution les antibiotiques néphrotoxiques (aminosides et glycopeptides) et de contrôler régulièrement les taux plasmatiques ;

– de savoir reconnaître un effet secondaire dû à l'antibiotique ;

– d'évaluer le risque d'interactions médicamenteuses lors de la mise en route de l'antibiothérapie ;

– d'adapter les choix thérapeutiques en fonction de la compliance du patient.

Tableau 32-III. Données issues de l'enquête nationale de prévalence de 2001 des infections nosocomiales.

	Total	*SSR*	*SLD*
Nombre de patients	305 656	46 336 (15,2 p. 100)	60 608 (19,8 p. 100)
Âge moyen	61,5	67,2	77,3
Âge > 65 ans	55,1 p. 100	65 p. 100	93 p. 100
Nombre de patients infectés	21 010 (6,9 p. 100)	5 139 (11,1 p. 100)	4 193 (6,9 p. 100)
Nombre d'infections nosocomiales	23 024 (7,5 p. 100)	5 534 (11,9 p. 100)	4 456 (7,4 p. 100)
Infections urinaires	40 p. 100	47 p. 100	39 p. 100
Infections respiratoires (hautes et basses)	18,7 p. 100	14 p. 100	23 p. 100
Infections de la peau et des tissus mous	10,8 p. 100	13 p. 100	19 p. 100
Infections du site opératoire	10,3 p. 100	10 p. 100	2 p. 100
Infections à *E. coli*	22,3 p. 100	24 p. 100	23 p. 100
Infections à *S. aureus*	19,8 p. 100	23 p. 100	22 p. 100
Infections à *Pseudomonas æruginosa*	11 p. 100	12 p. 100	11 p. 100
Autres entérobactéries	16,9 p. 100	10 p. 100	15 p. 100
E. coli résistants aux C3G (p. 100 parmi les *E. coli*)	2,8 p. 100	3 p. 100	4 p. 100
SARM (p. 100 parmi les *S. aureus*)	64,2 p. 100	67 p. 100	78 p. 100
Entérobactéries résistantes aux C3G (p. 100 parmi les entérobactéries)	11 p. 100	20 p. 100	14 p. 100
P. æruginosa résistants aux C3G (p. 100 parmi les *P. æruginosa*)	16,9 p. 100	15 p. 100	19 p. 100

SSR : soins de suite et de réadaptation ; SLD : soins de longue durée.

Tableau 32-IV. Adaptation de la posologie à la fonction rénale chez les personnes âgées.

Antibiotiques	*Fonction rénale normale*		*Fonction rénale anormale*		
	Clairance de la créatinine > 50	*Intervalle*	*Ajustement des intervalles en fonction de la clairance rénale*	*Clairance de la créatinine*	
				10-50	*< 10*
Amoxicilline	1 g	8 h	Espacer	8-12 h	24 h
Amoxicilline-acide clavulanique	1 g	8 h	Espacer	12 h	500 mg/12 h
Céfuroxime	0,5-1 g	8 h	Espacer	8-12 h	24 h
Pipéracilline	3-4 g	4-6 h	Espacer	6-8 h	8 h

Tableau 32-IV. Adaptation de la posologie à la fonction rénale chez les personnes âgées. *(suite)*

Antibiotiques	*Fonction rénale normale*		*Fonction rénale anormale*		
	Clairance de la créatinine > 50	*Intervalle*	*Ajustement des intervalles en fonction de la clairance rénale*	*Clairance de la créatinine*	
				10-50	*< 10*
Ceftriaxone	1-2 g	24 h	Aucun		
Ceftazidime	1-2 g	8 h	Espacer	8-12 h	24 h
Clarithromycine	500 mg	12 h	Diminuer	75 p. 100	50 à 75 p. 100
Ofloxacine	200 mg	12 h	Diminuer	24 h	48 h
Ciprofloxacine (per os)	500 mg	12 h	Diminuer	50-75 p. 100	50 p. 100
Amikacine	15 mg/kg	24 h	Diminuer et espacer	5-10 mg/24 h, voire 48 h	3-5 mg/24 h, voire 48 h
Gentamicine	5 mg/kg	24 h	Diminuer et espacer	1,5-3,5 mg/24 h, voire 48 h	1-1,5 mg/24 h, voire 48 h
Métronidazole	500 mg	8 h	Diminuer	8 h	12 h
Teicoplanine	6 mg/kg	24 h	Espacer	48 h	72 h
Vancomycine	500 mg	6-12 h	Diminuer et espacer	24-48 h	48-76 h

Tableau 32-V. Associations contre-indiquées et précautions d'emploi des antibiotiques.

Antibiotiques	*Médicaments*	*Effets cliniques possibles*
Macrolides (sauf spiramycine)	Contre-indications : – digoxine – dérivés de l'ergot de seigle – statines – bépridil – cisapride – lévodopa	↑ du risque d'arythmies supraventriculaires Torsades de pointes
Spiramycine	Précautions d'emploi : – antivitamines K	↑ du risque hémorragique
β-Lactamines	Aucune contre-indication formelle d'association	
Triméthoprime-sulfaméthoxazole	Contre-indication : – méthotrexate Précautions d'emploi : – sulfamides hypoglycémiants – antivitamines K	 ↑ du risque d'hypoglycémie ↑ du risque hémorragique
Quinolones	Contre-indications de la moxifloxacine : – médicaments entraînant des torsades de pointes Précautions d'emploi : – antivitamines K, ions divalents	↑ du risque

Tableau 32-VI. Effets secondaires des antibiotiques chez les personnes âgées.

Effets secondaires	*Antibiotique concerné*	*Fréquence par rapport à l'adulte jeune*
Allergie	β-Lactamines essentiellement	Comme pour l'adulte jeune, mais réactions croisées plus fréquentes
Crises convulsives	Carbapénèmes, pénicillines, fluoroquinolones	Rôle associé des associations médicamenteuses et de l'insuffisance rénale
Digestifs	β-Lactamines, macrolides essentiellement	Colite à *Clostridium difficile* Augmentation du risque de troubles du transit gastro-intestinal
Tendinopathies	Fluoroquinolones	Plus fréquentes chez le sujet âgé
Néphrotoxicité	Aminosides, glycopeptides	Une insuffisance rénale pré-existante peut être aggravée par ces médicaments
Anémie et leucopénie	Triméthoprime-sulfaméthoxazole, fluoroquinolones, β-lactamines	Augmentation de la fréquence
Ioniques	Carboxypénicillines car riches en Na^+	À surveiller chez l'insuffisant cardiaque

Tableau 32-VII. Voies d'administration des principaux antibiotiques.

Antibiotiques	*Voies d'administration*	*Biodisponibilité IV/PO*	*Relais IV/PO*	*Remarque*
Aminosides	IM/IV	NA		Administration IV lente en 30 min
Amoxicilline-acide clavulanique	Per os ou IV	75 p. 100	Aucune adaptation de dose	Solution buvable (forme sachet) chez les patients avec troubles de la déglutition
Ceftriaxone	SC/IM/IV	NA	1 g/j Pas d'adaptation	Meilleure tolérance lors des repas
Ciprofloxacine	Per os/IV	60-70 p. 100	500 mg per os en relais de 400 mg IV	Voie SC : possibilité d'utiliser la Xylocaïne® 1 p. 100 comme solvant
Ofloxacine, lévofloxacine	Per os/IV	100 p. 100	Aucune adaptation de dose	Existe en suspension buvable pour les patients avec troubles de la déglutition. Pas de produits laitiers
Métronidazole	Per os/IV	100 p. 100	Aucune adaptation de dose	Ne pas administrer avec des produits laitiers
Sulfaméthoxazole-triméthoprime	Per os/IV	100 p. 100	Aucune adaptation de dose	Existe en suspension buvable pour les patients avec troubles de la déglutition
Spiramycine	Per os/IV	50 p. 100	3 MUI per os en relais de 1,5 MUI IV	

NA : non adapté car ce médicament n'est pas disponible par voie orale.

Références

Circulaire n° DHOS/E2/DGS/SD5C/DGAS/SD2/2006/489 du 22 novembre 2006 relative à la conduite à tenir devant les infections respiratoires aiguës basses chez la personne âgée.

Castel-Kremer E. Les infections urinaires nosocomiales en gériatrie : une revue de la littérature. Méd Mal Infect, 2003, *33* : 275S-283S.

Diagnostic et antibiothérapie des infections urinaires bactériennes communautaires chez l'adulte, recommandations. Saint-Denis, Afssaps, 2008.

33

PATIENTS IMMUNODÉPRIMÉS (HORS PATIENTS NEUTROPÉNIQUES)

S. DIAMANTIS

M. I., 42 ans vous consulte pour une dyspnée et une toux sèche évoluant depuis 3 semaines. Ce patient connu de votre cabinet est suivi depuis 15 ans pour une séropositivité VIH. Antérieurement bien suivi, vous ne l'avez pas vu depuis 3 ans. Le dernier taux de CD4 dosé il y a 3 ans était à 250/mm^3. Le patient reconnaît avoir arrêté son traitement antirétroviral par lassitude. Il a perdu 10 kg en 6 mois, ce qu'il attribue à une diarrhée chronique non glairo-sanglante. À l'examen, le patient est cachectique, polypnéique, il n'existe pas de foyer auscultatoire, mais quelques crépitants des bases. Les aires ganglionnaires sont libres et vous notez une candidose orale. Vous suspectez une pneumocystose pulmonaire.

☛ Il s'agit probablement d'une pneumocystose pulmonaire, mais d'autres infections opportunistes comme la tuberculose doivent être évoquées.

☛ Un bilan radiologique et biologique exhaustif est nécessaire rapidement. Il évaluera la gravité et recherchera l'ensemble des infections opportunistes possibles chez un patient présentant moins de 200 CD4/mm^3.

☛ Le patient doit être orienté vers un service de médecine hospitalier.

☛ Une antibiothérapie intraveineuse par triméthroprime-sulfaméthoxazole sera débutée en milieu hospitalier.

Six mois plus tard, vous revoyez ce patient. Il vous demande de renouveler l'ordonnance de sortie du service d'infectiologie où il a séjourné 2 mois. Son infectiologue étant absent durant 3 semaines, il n'a déjà plus de traitement depuis 3 jours.

Le patient est en bon état général, asymptomatique. Il vous présente l'ordonnance suivante :

– Bactrim® adulte : 1/j ;
– Zeclar® : 500 mg × 2/j ;

– *Éthambutol : 1 200 mg/j ;*
– *Rifabutine : 150 mg × 3/sem ;*
– *Truvada® : 1 cp × 2/j ;*
– *Kaletra® : 2 cp × 2/j ;*
– *Triflucan® : 200 mg/j ;*
– *Pravastatine : 1 cp/j ;*
– *Rovalcyte® : 900 mg en 1 prise par jour ;*
– *Neurontin® : 900 mg/j.*

Il vous demande par ailleurs l'autorisation d'arrêter certains traitements car il se sent mieux et il prend ce traitement depuis presque 6 mois.

☛ Il faut renouveler l'ordonnance du patient en s'assurant qu'un rendez-vous sera bien pris avec l'infectiologue référent. Un bilan biologique doit être réalisé en vue de la prochaine consultation, incluant un bilan évaluant l'efficacité (charge virale du VIH et CD4) et la tolérance du traitement (NFS, PQ, CPK, ionogramme sanguin, créatininémie, phosphorémie à jeun, bilan hépatique, bilan lipidique et bandelette urinaire).

☛ Sans avoir d'informations précises sur les différentes infections opportunistes contractées par ce patient, le traitement et le terrain vous font suspecter :

– une pneumocystose pulmonaire, en prophylaxie secondaire par le triméthroprime-sulfaméthoxazole adulte qui devra être poursuivi jusqu'à la restauration du nombre de CD4 au-dessus de 200/mm^3 (et > 15 p. 100) depuis au moins 3 mois ;

– une infection à *Mycobacterium avium-intracellulare complex*, en traitement d'attaque par clarithromycine + éthambutol + rifabutine. Le traitement sera poursuivi pendant 3 à 6 mois, puis relayé par un traitement d'entretien, éventuellement allégé par l'arrêt de la rifabutine, qui sera poursuivi après 1 an de traitement efficace si les CD4 sont supérieurs à 100/mm^3 depuis plus de 6 mois et sous un traitement antirétroviral efficace depuis au moins 6 mois ;

– une candidose invasive ou une cryptococcose, en traitement d'entretien sous fluconazole. Une cryptococcose neuroméningée justifie un traitement d'entretien systématique après les 8 semaines du traitement d'attaque. Le traitement d'entretien par fluconazole, 200 mg/j per os, sera arrêté si les CD4 sont supérieurs à 200/mm^3 depuis plus de 6 mois et si la durée totale du traitement (curatif + prophylaxie secondaire) a été d'au moins 6 mois ;

– une rétinite à cytomégalovirus en traitement d'entretien. Après 21 jours de traitement d'attaque par voie intraveineuse, le traitement d'entretien par valganciclovir sera poursuivi jusqu'à la présence des critères suivants : rétinite cicatricielle, traitement antirétroviral depuis plus de 6 mois, CD4 supérieurs à 100-150/mm^3 depuis plus de 3 mois, marqueurs de réplication du cytomégalovirus (PCR, virémie, antigènes) négatifs, suivi rigoureux.

Tableau 33-I. Infection selon le type d'immunodépression.

Pathologie	*Site*	*Genre d'agents pathogènes*	*Agents pathogènes*	*Traitement initial de première intention*	*Traitement d'entretien*
VIH	Pulmonaire	Parasite	*Pneumocystis jirovecii*	Triméthroprime 15 mg/kg/j + sulfaméthoxazole 75 mg/kg/j (CTX) IV ou PO (soit CTX IV 12 amp/j) *Alternative* : atovaquone 750 mg × 2/j PO *Durée* : 21 j	CTX forte PO 1 cp/j si prophylaxie combinée avec la toxoplasmose ou CTX adulte 1 cp/j Interruption si CD4 > 200/mm³ (> 15 p. 100) depuis plus de 6 mois
			Toxoplasma gondii	Sulfadiazine-pyriméthamine	Sulfadiazine-pyriméthamine
		Champignons	Cryptococcose	Fluconazole	Fluconazole[1]
			Histoplasmose	Itraconazole	Itraconazole[1]
			Aspergillus	Voriconazole	Voriconazole[1]
			Coccidioïdomycose	Amphotéricine B	Itraconazole[1]
		Bactéries	Pneumocoque	Amoxicilline 50 mg/kg/j en 3 prises	Non
			Hæmophilus influenzæ	Amoxicilline-acide clavulanique 50 mg/kg/j en 3 prises	Non
			Legionella	Lévofloxacine 500 mg × 1ou 2/j + rifampicine 600 mg × 2/j *Durée* : 14 j	Non
			Rhodococcus equi	Vancomycine + rifampicine	Non
			Nocardia	Triméthroprime 15 mg/kg/j + sulfaméthoxazole 75 mg/kg/j IV ou PO *Durée* : 3 mois minimum	CTX[1]

Tableau 33-I. Infection selon le type d'immunodépression. (*suite*)

Pathologie	*Site*	*Genre d'agents pathogènes*	*Agents pathogènes*	*Traitement initial de première intention*	*Traitement d'entretien*
			Mycobacterium tuberculosis	Rifampicine 10 mg/kg/j + isionaside 3-5 mg/kg/j + pyrazinamide 20-30 mg/kg/j + éthambutol 15-20 mg/kg/j *Durée* : quadrithérapie 2 mois, puis bithérapie 4 mois.	Non
			Mycobacterium avium-intracellulare complex	Clarithromycine 1-1,5 g/j + éthambutol 15 mg/kg/j + rifabutine 300-400 mg/j PO *Durée* : 3 à 6 mois	Clarithromycine 1 g/j + éthambutol 15 mg/kg/j Interruption après 1 an de traitement efficace si CD4 > 100/mm^3 depuis plus de 6 mois et traitement antirétroviral efficace depuis plus de 6 mois
		Virus	Cytomégalovirus	Ganciclovir/foscarnet	Valganciclovir 900 mg/j PO[1]
	Digestif	Parasites	*Isospora belli*	Triméthroprime-sulfaméthoxazole 160-800 mg × 4/j *Durée* : 10 j	Demi-dose[1]
			Giardia intestinalis	Tinidazole 2g en prise unique à renouveler à J15	Non
			Microsporidies	Albendazole 400 mg × 2/j, restauration immunitaire sous antirétroviraux	
			Cryptosporidies	Nitazoxanide 500 mg × 2/j, restauration immunitaire sous antirétroviraux	
			Strongyloides stercoralis	Albendazole 400 mg × 2/j *Durée* : 3 j	Non
			Entamœba histolytica	Métronidazole 1,5 g/j + Intétrix® 4 gél/j *Durée* : 10 j	Non
		Champignons	*Candida*	Fluconazole 200 mg/j *Durée* : 14 à 21 j	Non

Tableau 33-I. (*suite*)

Pathologie	*Site*	*Genre d'agents pathogènes*	*Agents pathogènes*	*Traitement initial de première intention*	*Traitement d'entretien*
		Bactéries	*Salmonella* mineur, *Shigella*, *Campylobacter*, *Yersinia*	Fluoroquinolones	Non
			Mycobacterium avium complexe	*Voir* plus haut	*Voir* plus haut
		Virus	Cytomégalovirus Herpès simplex	Aciclovir	Non
	Neurologique	Parasite	*Toxoplasma gondii*	Pyriméthamine 100 mg/j pendant 1 à 3 jours, puis 1 mg/kg/j en 1 prise (+ acide folique 25 mg/j) + sulfadiazine 4-6 g/j en 3 ou 4 prises orales *Durée* : 6 sem	Demi-dose jusqu'à restauration immunitaire[1]
			Cryptococcose	Amphotéricine B 0,7-1 mg/kg/j IV + flucytosine 100 mg/kg/j en prise PO pendant 15 j *Relais* : fluconazole 400-800 mg/j PO	Fluconazole 200 mg/j PO Interruption si CD4 > 200/mm^3 depuis plus de 6 mois et durée de traitement (curatif + prophylaxie secondaire) > 6 mois
		Bactéries	*Mycobacterium tuberculosis*	*Voir* Chapitre 30 *Durée* : 12 mois	Non
			Treponema pallidum	Pénicilline G 24 MUI/j IV *Durée* : 15 j	Non
			Nocardia	*Durée* : 6 mois	CTX[1]
		Virus	Cytomégalovirus	Ganciclovir IV 5 mg/kg × 2/j ou foscarnet IV 90 mg × 2/j Relais oral : valganciclovir 900 mg ×2/j PO *Durée* : 21 j	Valganciclovir 900 mg × 1/j PO Interruption si rétinite cicatricielle, traitement antirétroviral depuis plus de 6 mois, CD4 > 100-150/mm^3 depuis plus de 3 mois, marqueurs de réplication du CMV (PCR, virémie, antigènes) négatifs, suivi rigoureux

Tableau 33-I. Infection selon le type d'immunodépression. (*suite*)

Pathologie	*Site*	*Genre d'agents pathogènes*	*Agents pathogènes*	*Traitement initial de première intention*	*Traitement d'entretien*
Asplénie Splénectomie		Parasites	*Plasmodium*		Non
			Babébiose		Non
		Bactéries	Pneumocoque		Non, vaccination
			Hæmophilus		Non
Corticothérapie au long cours (> 10 mg/j)		Parasites	*Strongyloides stercoralis*		Non
			Pneumocystis jirovecii		
		Champignons	*Candida*		Non
		Bactéries	*Mycobacterium tuberculosis*		Non
		Virus	Virus varicelle-zona	Valaciclovir	Non
Diabète sucré	Pied diabétique	Bactéries	*Voir* Chapitre 23	*Voir* Chapitre 23	Non
	Cutané	Champignons	*Candida*		Non
Cirrhose	Poumon	Bactéries	Streptocoques, pneumocoques		Non
	Ascite	Bactéries	*E. coli*	Céfotaxime 1 g × 4/j *Durée* : 5 j	Norfloxacine 400 mg/j PO si persistance de l'ascite

Tableau 33-I. (*suite*)

Pathologie	*Site*	*Genre d'agents pathogènes*	*Agents pathogènes*	*Traitement initial de première intention*	*Traitement d'entretien*
Traitement anti-TNF-α	Poumon	Bactéries	*Legionella*		Non
			Mycobacterium tuberculosis		Non
			Listeria monocytogenes		Non
		Parasites	*Pneumocystis jirovecii*		Non
		Virus	VZV		Non
	Ostéo-articulaire	Bactéries	*Staphyloccocus aureus*		Non

(1) Durée du traitement d'entretien sur avis spécialisé.

Références

Hépatite chronique B et C et co-infection par le VIH. Conférence de consensus. 2005.

SFHH. Prévention du risque aspergillaire chez l'immunodéprimé. Conférence de consensus. 2000.

SPILF. Pneumocystose au cours de l'infection à HIV. Conférence de consensus. 1990.

SPILF. Toxoplasmose et infection HIV. Conférence de consensus. 1993.

SPILF/SFLS. Prise en charge du VIH en médecine de ville. Consensus formalisé. 2009.

SPILF/SRLF/SFAR. Candidoses et aspergilloses invasives de l'adulte. Conférence de consensus. 2004.

YENI P. Prise en charge des personnes infectées par le VIH. Paris, Flammarion Médecine-Sciences, 2008.

34

ANTIBIOTHÉRAPIE CHEZ LE PATIENT NEUTROPÉNIQUE FÉBRILE

S. DIAMANTIS

RECOMMANDATIONS GÉNÉRALES

Elles sont résumées dans le tableau 34-I.

Tableau 34-I. Recommandations générales pour la prise en charge d'une neutropénie fébrile de courte durée (< 7 jours)[1].

	Contexte	*Traitement*
Prise en charge initiale Définition : neutropénie < 500 PNN/mm^3 ou < 1 000 PNN/mm^3 et diminution attendue dans les 48 heures Urgence thérapeutique : début des antibiotiques dans l'heure Hémoculture (couplée périphérique/cathéter central) et ECBU avant antibiotiques Adapter l'antibiothérapie initiale aux épisodes de neutropénies fébriles antérieurs et aux antibiotiques déjà utilisés (avis de l'infectiologue ou du réanimateur)	*Pas de facteur de gravité* Pas de signe ou de point d'appel digestif ou périnéal, pas de cancer ORL ou digestif Cancer ORL ou digestif, autre signe digestif, cellulite périnéale *Facteurs de gravité* : bithérapie et avis du réanimateur *Suspicion* d'infection d'une voie centrale, veinite périphérique, mucite sévère, choc septique, colonisation à SARM, bactériémie à cocci à Gram positif en attendant l'identification	 Céphalosporine de 3e génération (ceftriaxone 2 g/j ou céfotaxime 2g × 3/j) Pipéracilline + tazobactam Idem + amikacine Idem + vancomycine
Indications des facteurs de croissance		Limités à un antécédent de neutropénie fébrile, la présence de signes de gravité (en dehors de la neutropénie fébrile elle-même), l'existence d'une infection fongique ou une non-réponse au traitement adapté

Tableau 34-I. Recommandations générales pour la prise en charge d'une neutropénie fébrile de courte durée (< 7 jours)[1]. (*suite*)

	Contexte	*Traitement*
Réévalutation à 48-72 heures	*Apyrexie depuis 48 heures (et pas d'aggravation)*	
Sauf aggravation ou documentation clinique et/ou bactériologique, attendre l'efficacité de l'antiobiothérapie au moins 48-72 heures avant modification	Pas de documentation	
	– sortie d'aplasie	Arrêt des antibiotiques
	– pas de sortie d'aplasie	Arrêt de l'aminoside, poursuite de la β-lactamine initiale, puis arrêt après 5-7 jours d'apyrexie
Sortie d'aplasie : PNN > 500/mm^3 2 jours de suite	Documentation clinique et/ou bactériologique	Adaptation, voie orale, durée : avis de l'infectiologue
	Le patient reste fébrile à 72 heures	
	Documentation clinique et/ou bactériologique	Adaptation, voie orale, durée : avis de l'infectiologue
	Absence de documentation	
	– sortie d'aplasie	Répéter hémoculture périphérique et cathéter central, arrêt des antibiotiques après 4-5 jours si pas d'aggravation, poursuite de la surveillance et des explorations en fonction de l'évolution et des symptômes
	– pas de sortie d'aplasie	Avis de l'infectiologue

(1) Agranulocytose médicamenteuse, chimiothérapie des tumeurs solides, lymphomes non agressifs, myélome. En cas de neutropénie prolongée (> 7 jours) et de fièvre : avis de l'infectiologue ou de l'hématologue référent. En cas d'agranulocytose médicamenteuse, il faut signaler l'événement au pharmacien ou au correspondant de pharmacovigilance.

NEUTROPÉNIE FÉBRILE POST-CHIMIOTHÉRAPIE

Le laboratoire de biologie contact votre cabinet pour vous transmettre la découverte d'une neutropénie à 450 PNN/mm^3 sur la formule sanguine de M. N. réalisée une heure plus tôt.

M. N., 58 ans, accompagné de son épouse, consulte alors en urgences suite à votre appel. Le patient a reçu il y a 3 jours sa quatrième perfusion de chimiothérapie en hôpital de jour pour un cancer du côlon. Présentant une hyperthermie, le patient a réalisé, comme recommandé, un bilan biologique en ville avec l'ordonnance prescrite par son oncologue. Le patient est fébrile à 38,5 °C, normotendu, avec un état général conservé. Il ne présente aucun signe fonctionnel. À l'examen, la peau en regard de la chambre implantable est propre, l'ensemble des muqueuses sont saines, l'auscultation pulmonaire et la palpation abdominale sont normales. Vous posez le diagnostic de neutropénie fébrile post-chimiothérapie.

☛ Il s'agit d'une neutropénie fébrile post-chimiothérapie à « faible » risque.

☛ Un bilan biologique et radiologique est nécessaire en urgences.

☛ Une antibiothérapie doit être initiée dans l'heure, dès les prélèvements microbiologiques réalisés.

☛ L'antibiothérapie sera à large spectre, couvrant les cocci à Gram positif et les bacilles à Gram négatif, en prenant en compte le passé d'antibiothérapie du patient, ses antécédents microbiologiques et l'écologie du service.

☛ Une administration intraveineuse en milieu hospitalier de ceftriaxone (2 g/j) en monothérapie sera faite en l'absence de facteurs de gravité ou de signes de localisation.

☛ Une administration par voie orale en ambulatoire est envisageable selon le profil du patient et le protocole du service d'oncologie référent (amoxicilline-acide clavulanique [2g × 3/j] + ciprofloxacine [750 mg × 2/j]).

Diagnostic

La *neutropénie fébrile* est définie par un nombre de polynucléaire neutrophiles inférieur à 500/mm^3 (ou inférieur à 1 000 et avec une diminution attendue dans les 48 heures) associé à une température élevée, supérieure à 38,3 °C une fois ou à 38,0 °C deux fois à une heure d'intervalle.

Les neutropénies post-chimiothérapie sont classées en *durée courte* pour une durée de neutropénie prévisible inférieure à 7 jours ou *longue* si la durée attendue est supérieure à 7 jours :

– les *neutropénies longues post-chimiothérapie* surviennent principalement au cours des traitements de leucémies aiguës ou d'allogreffes de cellules souches hématopoïétiques. La durée et la profondeur de la neutropénie exposent aux risques d'infections fongiques invasives, virales, à germes opportunistes. Ces patients sont particulièrement exposés à l'acquisition de bactéries multirésistantes (BMR) par pression de sélection secondaire à de multiples antibiothérapies ou à la transmission croisée de bactéries multirésistantes au cours de séjours prolongés en milieu hospitalier à forte densité de soins et à prévalence élevée de bactéries multirésistantes ;

– les *neutropénies de durée courte* sont les plus fréquentes. Elles surviennent au cours de chimiothérapies ambulatoires de cancers solides ou de certains myélomes ou lymphomes. Ces patients sont moins exposés aux portages de bactéries multirésistantes et aux agents infectieux opportunistes.

Examens complémentaires

En cas de fièvre chez un patient ayant reçu une chimiothérapie neutropéniante, un bilan biologique doit être réalisé dans les meilleurs délais. Il a pour but d'évaluer la profondeur de la neutropénie attendue et de documenter microbiologiquement les foyers bactériens potentiels avant l'initiation de l'antibiothérapie.

Une ordonnance de bilans biologique et radiologique à réaliser en urgence dès l'apparition d'une fièvre dans les suites d'une chimiothérapie peut être remise aux patients suivis de façon ambulatoire. Cette stratégie proposée par certains centres nécessite une parfaite compréhension du patient et de son entourage ainsi qu'un réseau de soins ambulatoires performant. Dans d'autres circonstances, le patient sera adressé en urgence vers un service d'urgences hospitalier.

Le bilan comprend :

– des examens biologiques standard : NFS, ionogramme sanguin, créatininémie, bilan hépatocellulaire complet ;

– des examens microbiologiques : hémoculture périphérique et sur cathéter, examen cytobactériologique des urines, coproculture si selles sont modifiées, prélèvements locaux selon les symptômes ;

– une radiographie pulmonaire

Épidémiologie

La fréquence des neutropénies post-chimiothérapie dépend des molécules utilisées et de la pathologie traitée :

– tumeurs solides : 13 p. 100 des patients et 3,6 p. 100 des cycles ;

– leucémie, greffe : 70 p. 100 des patients.

La mortalité des bactériémies chez des patients neutropéniques est de 7 p. 100.

Les épisodes de neutropénie fébrile sont classés selon leur documentation clinique et biologique finale :

– *fièvre d'origine indéterminée* (absence de diagnostic clinique ou microbiologique) : 60 p. 100 ;

– *fièvre documentée cliniquement* (diagnostic clinique non documenté microbiologiquement) : 10 p. 100 ;

– *fièvre documentée microbiologiquement* (documentation microbiologique sans porte d'entrée identifiée) : 30 p. 100 ;

Soixante-dix pour cent des épisodes n'ont pas de diagnostic microbiologique.

Les documentations microbiologiques sont pour 95 p. 100 des cas obtenus par des résultats d'hémocultures positives. Les bactéries isolées sont :

– 70 p. 100 de cocci à Gram positif : staphylocoques à coagulase négative, streptocoques ;

– 30 p. 100 de bacilles à Gram négatif : *E. coli* (55 p. 100), *Klebsiella* sp. (25 p. 100), *P. æruginosa* (2 à 5 p. 100).

Les *facteurs de risque* d'infection à bactéries multirésistantes à rechercher sont :

– le passé d'antibiothérapie du patient ;

– les antécédents microbiologiques (prélèvements de dépistage et souches cliniques) ;

– l'écologie du centre d'oncologie où le patient est pris en charge.

Stratégie de prise en charge

L'évaluation du risque de l'épisode de neutropénie peut permettre d'orienter le patient vers une prise en charge ambulatoire pour les risques « faibles » et hospitalière pour les autres situations (Tableau 34-II), où l'hos-

Tableau 34-II. Évaluation du risque de l'épisode neutropénique.

	Faible risque	*Haut risque*
Durée prévisible de la neutropénie	< 7 jours	> 7 jours
Pathologie cancéreuse	Tumeur solide Phase d'entretien d'une leucémie	Phase d'induction Greffe de moelle
Mucite	Absence	Présence
Co-morbidité	Absence	Présence de *facteurs de gravité* : hypotension, altération des fonctions supérieures, apparition de signes neurologiques, insuffisance respiratoire, déshydratation, douleur abdominale, hémorragie, insuffisance cardiaque, arythmie, suspicion d'infection de cathéter veineux central ou suspicion d'infection cutanée extensive, insuffisance rénale ou hépatique
Type d'infection	Fièvre d'origine indéterminée	Fièvre documentée cliniquement Fièvre documentée microbiologiquement

pitalisation en urgence du patient se fera en chambre individuelle avec des précautions d'isolement « protecteur ».

Des *protocoles de prise en charge à domicile* sont pratiqués dans certains centres d'oncologie afin de diminuer les coûts et d'améliorer la qualité de vie des patients. En plus des critères de neutropénie fébrile à « faible risque », ces patients doivent répondre aux critères de *faisabilité ambulatoire* suivantes :

– bonne compréhension du patient ;

– conditions socio-économiques et psychologiques compatibles ;

– bonne coopération entre le service d'oncologie, le médecin traitant et les structures de soins à domicile (infirmière diplômée d'État, laboratoire, radiologie) ;

– ordonnance hospitalière des examens complémentaires et de l'antibiothérapie probabiliste en possession du patient ;

– trajet domicile-hôpital inférieur à 2 heures ;

– contact possible par téléphone 24 heures sur 24 du patient avec le centre hospitalier de référence.

CHOIX DE L'ANTIBIOTHÉRAPIE (Figure 34-1)

L'antibiothérapie intraveineuse, à large spectre, doit couvrir les cocci à Gram positif et les bacilles à Gram négatif, en considérant :

– le type de cancer ;

– le terrain ;

– les facteurs cliniques de gravité ;

– la présence ou non de foyer bactérien identifié cliniquement ;

– la présence de cathéter vasculaire ;

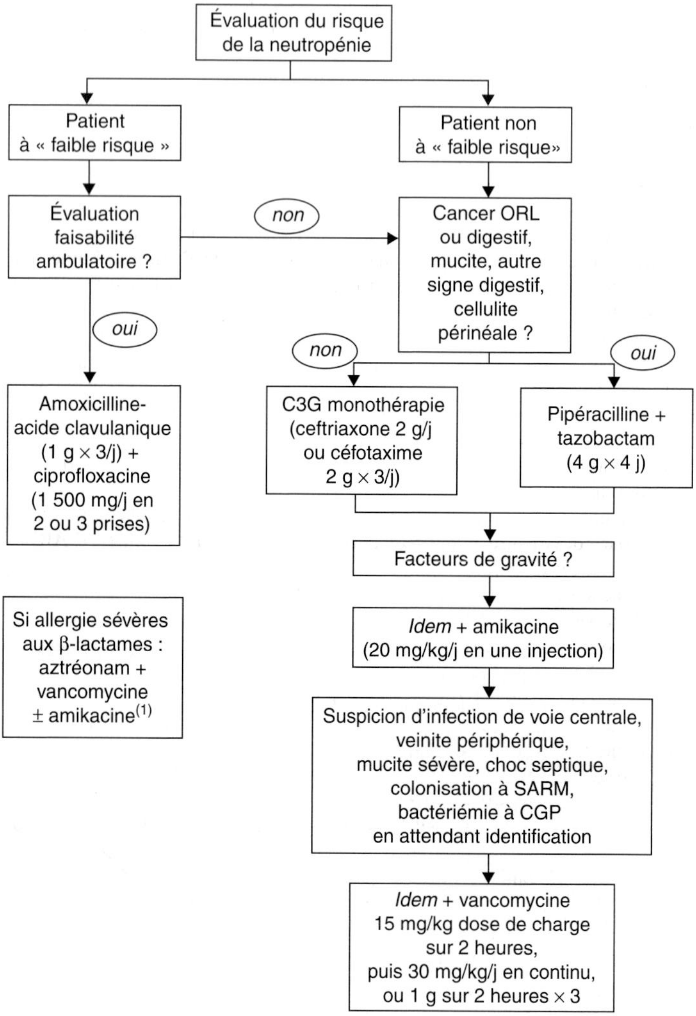

Figure 34-1. Choix de l'antibiothérapie pour un épisode neutropénique. C3G : céphalosporine de 3e génération ; CGP : cocci à Gram positif ; SARM : *S. aureus* résistant à la méticilline. (1) Si allergie : hospitalisation nécessaire.

– les facteurs de risque d'infection à bactéries multirésistantes (antibiothérapie itérative, portage connu de bactéries multirésistantes, écologie du service) ;

– les protocoles en usage dans le service d'oncologie.

En première intention, une monothérapie par une céphalosporine de 3e génération sera utilisée :

– la dose journalière sera le double de la posologie usuelle ;

– en l'absence de critère de gravité ou de pneumopathie, le spectre de l'antibiothérapie ne couvrira pas *P. æruginosa*.

En présence d'un cancer ORL ou digestif, d'une mucite, d'une cellulite périnéale ou d'un point d'appel digestif, le spectre de l'antibiothérapie doit couvrir, en plus des bacilles à Gram négatif et des cocci à Gram positif, les germes anaérobies avec la pipéracilline + tazobactam.

Un aminoside, l'amikacine, sera ajouté devant la présence de facteurs de gravité : hypotension, altération des fonctions supérieures, apparition de signes neurologiques, insuffisance respiratoire, déshydratation, douleur abdominale, hémorragie, insuffisance cardiaque, arythmie, suspicion d'infection de cathéter veineux central ou suspicion d'infection cutanée extensive, insuffisance rénale ou hépatique, fièvre documentée cliniquement, pneumopathie ou colonisation antérieure à *P. æruginosa*.

Un glycopéptide, la vancomycine, sera adjoint à l'antibiothérapie précédente pour couvrir *Staphylococcus aureus* résistant à la méticilline (SARM), soit uniquement en présence :

– d'une suspicion d'infection de voie centrale ;

– d'une veinite périphérique ;

– d'une mucite sévère ;

– d'un choc septique ;

– d'une colonisation à SARM ;

– d'une bactériémie à cocci à Gram positif en attendant l'identification ;

– d'une prophylaxie prolongée par une fluoroquinolone.

En présence d'une allergie sévère aux β-lactamines, l'aztréonam (spectre large sur les bacilles à Gram négatif, y compris *Pseudomonas*, mais sans activité sur les cocci à Gram positif) associé à la vancomycine pourra être proposé.

Les patients à faible risque, ne présentant pas d'obstacle à une prise en charge ambulatoire, et en accord avec le service hospitalier, pourront bénéficier d'une antibiothérapie orale par amoxicilline-acide clavulanique (1 g × 3/j) associés à la ciprofloxacine (750 mg × 2/j).

Durée de l'antibiothérapie

En cas d'infection documentée, l'antibiothérapie sera adaptée selon l'antibiogramme et le site infecté, mais sans diminution du spectre avant la sortie de la neutropénie (PNN > 500/mm^3 deux jours de suite). Le traitement sera poursuivi en sortie de neutropénie en réduisant le spectre pour une durée totale correspondant à la durée recommandée selon le site infecté. En l'absence de diagnostic clinique, mais avec une documentation bactériologique, la durée totale du traitement sera définie par l'espèce identifiée (*S. aureus* et *P. æruginosa* : 14 jours ; entérobactéries : 10 jours, staphylocoques à coagulase négative : 7 jours).

Après une apyrexie de 48 heures, les antibiotiques seront arrêtés en cas de sortie de la neutropénie. Si la neutropénie persiste, l'aminoside sera arrêté et la β-lactamine poursuivie après 5 jours d'apyrexie.

L'indication des facteurs de croissance hématopoïétiques est limitée à :

– un antécédent de neutropénie fébrile ;

– la présence de signes de gravité (en dehors de la neutropénie fébrile elle-même) ;

– l'existence d'une infection fongique ou une non-réponse au traitement adapté.

Les neutropénies à risque non « faible » et la persistance d'une fièvre après 48 à 72 heures d'antibiothérapie relèvent d'une prise en charge en centre hospitalier.

35

UTILISATION DES ANTIBIOTIQUES EN PROPHYLAXIE

É. BOUVET

ENDOCARDITE BACTÉRIENNE

Le risque de survenue de bactériémies lors de certains gestes médicochirurgicaux est bien identifié. Il peut occasionner une greffe bactérienne ou infectieuse sur une valve cardiaque préalablement fragilisée ou porteuse de prothèse. Ces germes sont habituellement sensibles aux antibiotiques et assez prévisibles. Il est donc théoriquement possible d'éviter le risque d'endocardite en administrant un antibiotique à l'occasion de la réalisation de gestes médicochirurgicaux chez des patients ayant une cardiopathie à risque de survenue d'une endocardite infectieuse (EI). Les recommandations françaises sont issues de la conférence de consensus de mars 1992 actualisée en octobre 2002.

On sépare les cardiopathies en deux groupes :

– les cardiopathies à haut risque : prothèse valvulaire, antécédent d'endocardite, cardiopathies congénitales cyanogènes non opérées et dérivations chirurgicales ;

– les cardiopathies à risque moins élevé, pour lesquelles la prophylaxie est exceptionnelle.

Les indications de l'antibioprophylaxie diffèrent selon le groupe d'appartenance. Elles sont résumées dans les tableaux 35-I et 35-II concernant les actes buccodentaires et les actes autres que buccodentaires.

Tableau 35-I. Conduite à tenir en cas de soins dentaires et d'actes portant sur les voies aériennes supérieures en ambulatoire.

Situation	*Produit*	*Posologie*
Pas d'allergie aux β-lactamines	Amoxicilline	3 g 1 heure avant le geste
Allergie aux β-lactamines	Clindamycine, *ou*	600 mg
	Pristinamycine	1 g

Tableau 35-II. Prophylaxie de l'endocardite en cas de soins dentaires et d'actes portant sur les voies aériennes supérieures sous anesthésie générale.

Situation	*Produit*	*Posologie et voie d'administration*	
		Avant, dans l'heure précédant le geste	*6 heures après le geste*
Pas d'allergie aux β-lactamines	Amoxicilline	2 g IV (perfusion de 30 min)	1 g per os
Allergie aux β-lactamines	Vancomycine, *ou*	1 g IV (perfusion ≥ 60 min)	Pas de 2e dose
	Téicoplanine	400 mg IVD	

Tableau 35-III. Prophylaxie de l'endocardite au cours des interventions urogénitales et digestives.

	Produit et posologie	*Après le geste*
Pas d'allergie aux β-lactamines	Amoxicilline : 2 g IV, *puis* Gentamicine : 1,5 mg/kg IV (perfusion de 30 min)	1 g per os Pas de 2e dose
Allergie aux β-lactamines	Vancomycine : 1 g IV (perfusion ≥ 60 min) ou téicoplanine : 400 mg IVD, puis gentamicine : 1,5 mg/kg IV (perfusion de 30 min)	Pas de 2e dose

Les modalités, la nature du produit, la posologie et la durée du traitement sont différentes selon le type d'intervention et l'existence ou non d'une allergie aux β-lactamines (Tableaux 35-I à 35-III).

INFECTION À MÉNINGOCOQUE

La chimioprophylaxie des cas secondaires d'infection à méningocoque repose sur la chimioprophylaxie des sujets contacts. L'objectif de la chimioprophylaxie est d'éliminer un éventuel portage chez les sujets exposés aux sécrétions oropharyngées du patient, de prévenir la diffusion à partir de porteurs sains et d'éviter d'éventuels cas secondaires.

La chimioprophylaxie doit être réalisée dans les plus brefs délais, autant que possible dans les 24 à 48 heures suivant le diagnostic d'un cas d'infection invasive à méningocoque.

Les *indications* de l'antibioprophylaxie sont les sujets contacts définis par la proximité (moins de 1 mètre) avec le cas dans les huit jours précédant le début des symptômes. La probabilité de transmission augmente avec la durée de contact. En cas de contact bouche à bouche, le risque est particulièrement élevé.

La chimioprophylaxie consiste en l'administration de rifampicine par voie orale pendant 48 heures. Chez l'adulte, la posologie est de 600 mg 2 fois par jour ; chez l'enfant de 1 mois à 15 ans ; elle est de 10 mg/kg 2 fois par jour et, chez le nouveau-né, de 5 mg/kg 2 fois par jour.

En cas de contre-indication de la rifampicine, on peut prescrire :

– la ciprofloxacine : 500 mg en dose unique par voie orale chez l'adulte ;

– la ceftriaxone par voie injectable en dose unique de 250 mg chez l'adulte et de 125 mg chez l'enfant et le nourrisson.

La chimioprophylaxie est administrée en association au vaccin antiméningococcique dans le cas de sérogroupe A, C, Y ou W135.

L'antibioprophylaxie s'adresse aux sujets contacts, à savoir les sujets exposés aux sécrétions pharyngées du cas : entourage familial direct ou personnes ayant dormi dans la même pièce que le malade dans les 8 jours précédant l'hospitalisation, enfants et personnels de crèche, dortoirs de collectivités d'enfants, camarades de jeux, d'étude ou de réfectoire, voisins de classe dans les écoles primaires, collèges et lycées. La prophylaxie est étendue à l'ensemble de la classe uniquement devant l'apparition d'un deuxième cas. Elle concerne également le personnel soignant soumis à la contamination oropharyngée (intubation trachéale par exemple). Elle ne doit pas être administrée aux autres personnes de l'équipe hospitalière, ni aux personnels de laboratoire ou aux ambulanciers. Elle doit être réalisée dans les plus brefs délais et au plus tard dans les 8 jours après le dernier contact avec le cas.

MÉNINGITES À *HÆMOPHILUS INFLUENZÆ*

L'épidémiologie des méningites à *Hæmophilus influenzæ* a été profondément modifiée par la vaccination anti-*Hæmophilus* qui est désormais recommandée chez tous les nourrissons à partir de l'âge de 2 mois. Son incidence a spectaculairement diminué. La prophylaxie au sein de l'entourage familial (sujet vivant au domicile ou ayant passé 4 heures ou plus avec le malade au cours de la semaine précédente si des enfants de moins de 4 ans vivent à domicile) et les sujets contact non vaccinés (en crèche ou en école si le contact est de 25 heures ou plus par semaine et si les sujets contact sont âgés de moins de 2 ans) est conseillée.

Elle fait appel à la rifampicine en une fois à la dose de 10 mg/kg avant 1 an, de 20 mg/kg chez l'enfant et de 600 mg chez l'adulte durant 4 jours pour éradiquer le portage nasopharyngé.

Cette prophylaxie doit également être administrée chez l'enfant atteint de méningite après le traitement de celle-ci.

DIPHTÉRIE

Une prophylaxie antibiotique est indiquée chez les sujets contact – vaccinés ou non – d'un cas de diphtérie prouvé ou fortement suspecté. L'antibioprophylaxie doit être prescrite pour les sujets ayant été en contact proche (contact direct avec la bouche du patient à moins de 1 mètre) par soit une dose unique intramusculaire de benzylpénicilline (1,2 MUI), soit l'amoxicilline (3 g/j) ou l'érythromycine en cas d'allergie aux β-lactamines pendant 7 jours. Cette antibioprophylaxie est associée à une dose de vaccin sauf si l'on peut documenter une vaccination d'au moins trois doses avec une dernière injection datant de moins de 1 an.

LÉGIONELLOSE

En cas d'exposition possible par voie orale ou respiratoire à un aérosol contaminé peut se discuter, chez certains sujets fragiles, l'intérêt d'une prophylaxie antibiotique pour limiter le risque de survenue d'une pathologie grave. On utilisera dans ces cas un macrolide, par exemple la roxithromycine (Rulid®) pendant une durée de 10 jours.

STREPTOCOQUE A

On distingue la chimioprophylaxie du rhumatisme articulaire aigu (RAA) et la prophylaxie des sujets contact d'un cas d'infection invasive à streptocoque A afin d'éviter le risque de survenue d'un autre cas de forme grave d'infection à streptocoque A.

Prévention des récidives de rhumatisme articulaire aigu

La meilleure prévention du rhumatisme articulaire aigu est le traitement des angines streptococciques par un antibiotique : pénicilline A ou V ou azithromycine.

Chez les sujets ayant fait un rhumatisme articulaire aigu, une prophylaxie s'impose pour diminuer le risque de nouvelles infections streptococciques et de récidive du rhumatisme articulaire aigu.

La *benzathine pénicilline* en intramusculaire à la dose de 1,2 MUI (tous les 28 jours) est le régime le plus efficace, permettant de plus d'assurer un meilleur suivi et une meilleure adhérence au traitement, l'alternative étant la prise quotidienne de pénicilline V à la dose de 250 000 unités 2 fois par jour.

En cas d'allergie aux pénicillines, l'alternative est représentée par l'érythromycine à la dose de 200 mg/j.

La *durée* de cette prophylaxie est très discutée. Elle doit être poursuivie jusqu'à l'âge de 25 ans. Ultérieurement, l'arrêt est envisagé selon la date de la dernière poussée et le risque de contact avec le streptocoque (contact avec les jeunes enfants en collectivité).

Dans ces situations, toute infection supposée streptococcique doit être traitée le plus rapidement possible. Chez les patients de moins de 25 ans ayant une atteinte cardiaque rhumatismale pour qui la prophylaxie ne peut être arrêtée, il ne faut pas oublier de prévenir les risques d'endocardite en associant une antibioprophylaxie autre que par une pénicilline dans les situations d'exposition au risque (soins dentaires, etc.) (*voir* plus haut, « Endocardite bactérienne).

Chimioprophylaxie autour d'un cas d'infection invasive à streptocoque A

Dans les cas où un ou plusieurs cas d'infection invasive à streptocoque du groupe A sont survenus dans une collectivité ou à l'hôpital, on peut se poser la question de la prophylaxie des sujets contact. Il s'agit de prescrire un traitement antibiotique à visée d'éradication du portage du streptocoque A dans la gorge des personnes exposées. Les recommandations de l'Afssaps proposent la prescription d'une céphalosporine de 2e ou 3e génération par voie orale pendant 8 jours (céfotiam hexétil, cefpodoxime proxétil ou céfuroxime axétil). En cas de contre-indication aux céphalosporines, on peut proposer l'azithromycine per os à la dose de 500 mg chez l'adulte ou de 20 mg/kg en une prise chez l'enfant, ou de clindamycine à la dose de 20 mg/kg chez l'enfant ou l'adulte pendant 10 jours.

En cas de suspicion ou de preuve d'une souche résistante aux macrolides, il faut proposer l'association de pénicilline (10 jours) et de rifampicine (les quatre derniers jours).

COQUELUCHE

Depuis quelques années, on observe une recrudescence des cas de coqueluche chez des adultes, en particulier des adultes jeunes, et notamment des soignants. Cette recrudescence est liée à la perte de l'immunité des jeunes adultes dont la vaccination est ancienne et chez qui l'immunité naturelle n'a pas été entretenue.

Un traitement antibiotique identique au traitement curatif, mais de durée raccourcie à 10 jours, permet d'éviter la transmission de la maladie ou d'atténuer la gravité des symptômes. L'antibioprophylaxie peut être prescrite dans les 14 jours après le premier contact avec le cas, voire jusqu'au 21e jour en milieu familial. Si le sujet exposé est déjà symptomatique, il ne s'agit plus d'une prophylaxie mais d'un traitement curatif précoce qui n'empêchera pas la survenue de quintes, mais qui pourra diminuer la gravité et la durée de la maladie.

L'antibioprophylaxie doit être systématique pour tous les membres de la famille, quels que soient leur âge et leur situation vaccinale. Pour les sujets contact occasionnels, elle n'est indiquée que pour les sujets à risque (nourrissons non ou incomplètement vaccinés, femmes enceintes, malades pulmonaires chroniques). Dans les crèches, l'antibioprophylaxie est systématique pour les nourrissons incomplètement vaccinés et pour le personnel en contact avec le cas, quel que soit leur statut vaccinal. Dans les écoles, la présence d'au moins deux cas de coqueluche dans une classe impose l'antibioprophylaxie des enfants qui ne sont pas à jour de leur vaccination et aux enseignants, quel que soit leur statut vaccinal.

L'antibiotique de choix est l'*érythromycine* à la dose de 50 mg/kg/j chez l'enfant et de 2 g/j chez l'adulte pendant 10 jours. On préfère en général la josamycine ou la roxitromycine, mieux tolérées. En cas de contre-indication aux macrolides, le triméthoprime-sulfaméthoxazole est recommandé.

Le tableau 35-IV résume les principales indications de l'antibioprophylaxie et ses modalités.

Tableau 35-IV. Récapitulatif des principales indications d'antibioprophylaxie.

Agent ou pathologie	*Indications*	*Schémas et molécules*	*Niveaux de preuves*
Méningocoque	Sujets contact dans les 8 jours précédents : domicile, voisins de classe, soignants avec contact étroit avant antibiotique	Rifampicine : 10 mg/kg × 2 pendant 48 heures + vaccination si sérogroupe A ou C ou W135	Recommandations, circulaire ministérielle
Tuberculose (*voir* Chapitre 28)	Post-exposition si immunodéprimé ou nourrisson/nouveau-né	Isoniazide seule (9 mois), *ou* Rifampicine + isoniazide (3 mois)	OMS, CDC
Tuberculose	Infection latente	Isoniazide seule (9 mois), *ou* Rifampicine + isoniazide (3 mois)	OMS, CDC
Anthrax	Post-exposition si doute	Ciprofloxacine	
Endocardite	Cardiopathies à risque avant un geste buccodentaire	Amoxicilline : 3 g par os ou 2 g IV	Conférence de consensus 2002
Endocardite	Cardiopathie à risque avant un geste urodigestif	Amoxicilline + gentamicine, *ou* Vancomycine/teicoplanine + gentamicine	Conférence de consensus 2002
Rhumatisme articulaire aigu	Antécédent de rhumatisme articulaire aigu avant l'âge de 25 ans	Benzylpénicilline IM toutes les 3 semaines	Experts
Infection à streptocoque A	Contact avec un cas d'infection invasive à streptocoque A	C2G ou C3G pendant 8 jours	Afssaps
Diphtérie	Contact proche avec un cas	Benzylpénicilline ou amoxicilline Érythromycine si allergie	Experts
Légionellose	Contact avec une source environnementale	Non recommandé	CSHPF
Coqueluche	Sujets exposés à un cas ; milieu familial ou collectivité d'enfants ou maternité	Macrolide pendant 10 jours	CSHPF
Hæmophilus	Collectivités d'enfants	Rifampicine 48 heures	
IST	Post-exposition	Traitement des partenaires (*voir* Chapitre 26) Comme le cas	
Streptocoque B	Traitement du portage au moment de l'accouchement en prévention de l'infection du nouveau-né	Pénicilline G ou amoxicilline	CDC
Pneumocoque	Prévention des infections invasives à pneumocoque chez les splénectomisés	Pénicilline V ou amoxicilline + vaccination	

Afssaps : Agence française de sécurité sanitaire des produits de santé ; CDC : Center for Disease Control (Atlanta) ; CSHPF : Conseil supérieur d'hygiène publique de France ; OMS : Organisation mondiale de la santé.

RÉFÉRENCES

Circulaire DGS/5C n° 2006-458 du 23 octobre 2006 relative à la prophylaxie des infections invasives à méningocoques.
SPILF. Prophylaxie de l'endocardite infectieuse. Révision de la conférence de consensus de mars 1992. Recommandations. 2002.
SPILF/SPLF/CNR. Légionellose : état des lieux. Recommandations. 2004.

LISTE DES PRINCIPALES ABRÉVIATIONS

ASC	Aire sous la courbe
BAAR	Bacille acido-alcoolo-résistant
BLSE	β-Lactamase à spectre élargi
BMR	Bactérie multirésistante
BPCO	Bronchopneumopathie chronique obstructive
BU	Bandelette urinaire
C1G	Céphalosporine de 1re génération
C2G	Céphalosporine de 2e génération
C3G	Céphalosporine de 3e génération
CAMRSA	*Community acquired meticillin-resistant Staphylococcus aureus*
CLAT	Centre de lutte antituberculeuse
CMB	Concentration minimale bactéricide
CMI	Concentration minimale inhibitrice
CMV	Cytomégalovirus
CPM	Colite pseudo-membraneuse
CRP	Protéine C réactive
CSHPF	Conseil supérieur d'hygiène publique de France
CV	Capacité vitale
DDD	*Defined daily dose*
DDJ	Dose définie journalière
DHB	Dermo-hypodermite bactérienne
ECBC	Examen cytobactériologique des crachats
ECBU	Examen cytobactériologique des urines

EFR	Explorations fonctionnelles respiratoires
EI	Endocardite infectieuse
EM	Érythème migrant
ESAC	European Surveillance of Antimicrobial Consumption
FQAP	Fluoroquinolone antipneumococcique
FTA	*Fluorescent Treponema antibody*
IOA	Infection ostéo-articulaire
IST	Infection sexuellement transmissible
LGV	Lymphogranulomatose vénérienne
MLS	Macrolides, lincosamides, synergistines
NFS	Numération-formule sanguine
NIA	Néphropathie auto-immune
OMA	Otite moyenne aiguë
PAC	Pneumopathie aiguë communautaire
PAC	Pro-anthocyanidines
PAS	Pression artérielle systolique
PBDV	Ponction-biospie discovertébrale
PSDP	Pneumocoque de sensibilité diminuée à la pénicilline
R	Résistant
S	Sensible
SARM	*Staphylococcus aureus* résistant à la méticilline
SASM	*Staphylococcus aureus* sensible à la méticilline
SGA	Streptocoque β-hémolytique du groupe A
SLD	Soins de longue durée
SRIS	*Systemic inflammatory response syndrome* (syndrome de réponse inflammatoire systémique)
SSR	Soins de suite et de réadaptation
TDR	Test de diagnostic rapide
TPHA	*Treponema pallidum hemagglutination assay*
UFC	Unité formant colonie
VDRL	*Venereal disease research laboratory*
VEMS	Volume expiratoire maximal en une seconde
VPN	Valeur prédictive négative
VRE	Entérocoque résistant à la vancomycine
VRS	Virus respiratoire syncytial
VS	Vitesse de sédimentation
VZV	Virus varicelle-zona

INDEX

V

W

Y

Z

IMPRESSION, BROCHAGE

imprimerie CHIRAT

42540 ST-JUST-LA-PENDUE
JUIN 2010
DÉPÔT LÉGAL 2010
N° 201005.0404

IMPRIMÉ EN FRANCE